図説 てんかんの診断と手術

清水弘之 著

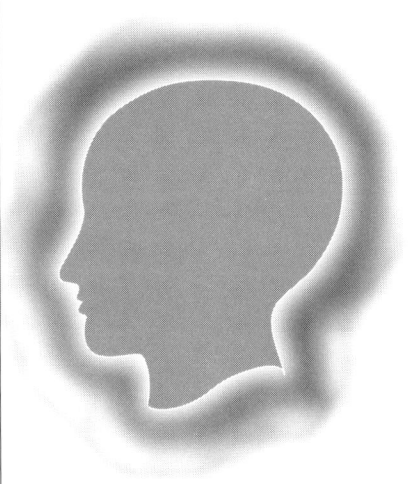

朝倉書店

推薦のことば

　てんかんの外科治療法は古い歴史を持っている．新石器時代の頭蓋骨に残っている穿頭のあとも一部はてんかんの治療として行われたものではないかと推測されている．

　近代の脳神経外科の夜明けを告げた1879年のWilliam Macewen（1848-1924）による脳腫瘍摘出術も，患者が術前に示したてんかん発作により局在決定がなされたものである．

　一般にはてんかんの外科手術はロンドンのVictor Alexander Haden Horsley（1857-1916, 1902年Sir Victorとなる）が1886年に行った3例の脳手術（*British Medical Journal* **2**: 670-675, 1886）すなわち外傷性瘢痕2例，結核腫1例の手術に始まるとされている．

　このあと，Otfrid Foerster（1873-1941），Wilder Penfield（1891-1976）らのすぐれた神経学者，脳神経外科医がてんかんの外科を推進し，てんかんの外科療法は脳神経外科の大きな分野となっている．

　著者の清水弘之博士は昭和45年東京大学医学部を卒業され，脳神経外科の道に進まれ，昭和54年医学博士，昭和54～56年Montreal Neurological Institute（Penfieldが1934年設立し，てんかん研究のメッカといわれている）に留学，てんかん学の研鑽につとめられた．同博士は現在，東京都立神経病院脳神経外科部長として700例近いてんかん外科手術を経験され，すぐれた成績をあげておられる．

　本書は，診断法から適応，手術手技とてんかん外科治療についてあますところなく記述しており，この方面に関心を持つ脳神経外科医，神経科医にはきわめて有用な *vade mecum* であろう．一読を心からおすすめする次第である．

1997年9月

東京大学名誉教授

佐 野 圭 司

序

　1985年頃から少しずつてんかん外科を手がけ始め，13年の月日が経過した．この間，てんかんに関する手術件数は673件となった．内容は，側頭葉切除190件，側頭葉外切除277件，頭蓋内電極留置206件である．てんかん手術は，診断までの過程に多大な労力を要することを考えれば，治療的手術467件は，かなり誇れる数字だと思っている．

　この間，てんかん外科は着実に進歩普及してきた．その原因として，いくつかの事実があげられる．一つは，電気生理学的現象としてのみ把握されていたてんかん焦点が，MRIなどの画像診断の進歩により，明瞭な病巣として視覚的に捉えられるようになったことである．先天性脳腫瘍，血管腫，皮質形成異常，海馬硬化症，グリオーシスなどのてんかん原性病変が，次第に画像上なじみのあるものとなるにつれ，てんかん焦点を外科的に切除することに対して，以前のような違和感が払拭されていった．脳波異常を手術で処理することは一抹の不安を抱かせるが，MRI上にくっきりと映し出されている病変を取り除くことは，医師にとっても一般の人たちにとっても等しく抵抗感が少ないようである．

　次に，ビデオの普及に伴い，患者のてんかん発作を気軽にビデオ記録できるようになったことである．これにより，患者や家族の問診で得ていた間接的情報に代わって，ビデオで直接患者の発作を観察できるようになった．ビデオ発作モニタリングが，てんかん発作の症候学に寄与した度合いは計り知れないものがある．前頭葉てんかんの発作症候学が近年急速に進歩したのも，発作頻度が高いことに加えて，ビデオで発作の状況を容易に捕捉できることが大いに関係していると思われる．

　電気生理学的な側面では，一昔前の深部電極一辺倒のきわめて侵襲の大きい診断法から，硬膜下電極，術中皮質脳波など，より侵襲の少ない柔軟性の高い方法が導入されたことである．硬膜下グリッドを用いて，ベッドサイドでの電気刺激による大脳機能のマッピングは，局所麻酔下での従来のてんかん外科のイメージを大いに変えたといえる．最近では，発作症候，頭皮脳波，画像診断の所見のみの非侵襲的プロトコールに基づく手術も積極的に施行されており，侵襲的電気生理学的検査も特定の状況での補助手段の一つになった．

　最後に，手術手技そのものの進歩も見のがせない．1970年代の手術用顕微鏡の導入により，きわめて微細な処理が可能となった．従来の大胆な切除に代わって，てんかん病巣のみをより選択的に切除する術式が普及してきた．選択的扁桃体海馬切除術などはその代表である．また手術方法にも，MST (multiple subpial transection) という機能温存的手術が導入され，運動野や言語野の焦点でも手術可能という，長年の夢が実現された．

　以上のような時代的背景のなかで，てんかん外科が近年いよいよ発達を続けていることはまことに喜ばしい．脊椎外科とてんかん外科が21世紀の脳外科の主役を担うのではないかという予測もされてい

る．若い脳外科医のなかに，てんかん外科に興味を感じている人も少なくないようである．

　このように，てんかん外科隆盛に対する準備状態は次第にできあがりつつあるのを感じるが，いざ，てんかん外科を始めるとなると，いったいどこから手をつけたらよいのか戸惑っている脳外科医も少なくないと思う．このような医師に対して私が提言したいことは，まず，てんかんに興味のある精神科医，小児科医，神経内科医などとともにカンファレンスをもち，薬物で発作がコントロールされない症例一例一例の検討から始めることをお勧めする．そのような検討をとおして，自分に期待されている課題が次第に明らかになってくることと思う．

　この本は，そうした医師に，外科的治療に必要な診断学的知識，手技，手術方法に関する情報を提供する目的で書かれたものである．まだ臨床実験段階である最先端の診断法は避け，ひたすら，脳波，ビデオモニタリング，MRIの三つの診断法に基づく所見のみに限定した．また，手術法については，できるかぎり簡潔，明瞭，具体的を旨に記載した．てんかん外科を幾度か実地見学すれば，あとは，この本の内容に従って独自に実行できるように配慮した．手術法のなかには，私自身の工夫になるものもいくつか記載してある．いずれも，簡明で，確実な効果が期待できるもののみを紹介したつもりである．

　欧米と異なり日本では，てんかん外科のプロセスにおいて，手術だけでなく，診断，手術方針の決定などに脳外科医が多分に関与せざるをえない．仕事は進歩とともに次第に分担化されていくものと思うが，日本の現況ではいまだしの感がある．逆に，仕事の全過程を把握できる喜びもあるといえようか．私のような一脳外科医が本書を完成できたのは，そんな日本の特殊事情が関係している．てんかん外科に興味のある脳外科医をはじめ，精神科医，小児科医，神経内科医にとって，この本が有用な基礎知識を提供できれば，私にとってはこのうえない喜びである．

　最後に，佐野圭司先生をはじめとする貴重な先輩，苦楽をともにしてきた仕事仲間，患者を紹介してくださった諸先生，病院のスタッフの方々など，多くの人々のおかげで仕事を継続してこられたことに，衷心から感謝の意を表したい．

　1997年9月

清　水　弘　之

目　　　次

1. 手術の適応決定 ·· 1
   （1） 手術適応となる患者 ·· 1
   （2） 小児の手術適応 ··· 2

2. 診断のステップ ·· 4

3. 発作症候と脳波 ·· 6
   A. 側　頭　葉 ··· 6
   （1） 側頭葉内側焦点 ··· 6
   （2） 側頭葉新皮質焦点 ·· 8
   B. 前　頭　葉 ·· 14
   （1） 解剖学的区分 ··· 14
   （2） 発作症候 ·· 14
   （3） 脳　波 ··· 17
   C. 頭　頂　葉 ·· 23
   D. 後　頭　葉 ·· 23

4. 画　像　診　断 ·· 26
   （1） CT スキャン ·· 26
   （2） MRI ·· 26
   （3） SPECT, PET ·· 50

5. 神経心理学テスト―アミタールテスト― ··· 54

6. 頭　蓋　内　電　極 ·· 56
   （1） 概　論 ··· 56
   （2） 適　応 ··· 57
   （3） 手　技 ··· 57

7. 術中皮質脳波 ·· 67

8. てんかんの手術法 ··· 71
   8.1 皮質焦点切除術 ·· 71
   （1） 概　論 ··· 71

（2）　適　応 ··71
　　　（3）　手術手技 ··73
　　　（4）　手術効果と合併症 ···73
　8.2　病巣切除術 ··75
　　　（1）　病巣による刺激 ···75
　　　（2）　病巣周囲のグリオーシス ···75
　　　（3）　てんかん原性病巣 ··75
　　　（4）　複数のてんかん原性病巣 ··75
　8.3　側頭葉切除術 ··80
　　　（1）　概　論 ··80
　　　（2）　適　応 ··80
　　　（3）　解　剖 ··81
　　　（4）　手術手技 ···81
　　　　　1）　Lateral temporal polar approach ···81
　　　　　2）　標準的前側頭葉切除術 ···82
　　　　　3）　選択的扁桃体海馬切除術 ··83
　　　　　4）　Superior temporal approach ···83
　　　（5）　手術効果 ···83
　　　（6）　合併症 ··83
　8.4　脳梁離断術 ··97
　　　（1）　概　要 ··97
　　　（2）　適　応 ··98
　　　（3）　解　剖 ··98
　　　（4）　手術手技 ···98
　　　（5）　手術効果 ···100
　8.5　軟膜下皮質多切術 ··109
　　　（1）　概　要 ··109
　　　（2）　適　応 ··109
　　　（3）　手術手技 ···110
　　　（4）　手術効果 ···115
　　　（5）　合併症と問題点 ··115
　8.6　前頭葉前半部離断術 ··117
　　　（1）　解剖と適応 ··117
　　　（2）　手術手技 ···117
　8.7　後頭葉離断術 ···124
　　　（1）　概論と適応 ··124
　　　（2）　手術手技 ···124
　　　（3）　手術効果 ···124
　8.8　運動野と補足運動野の手術 ··128
　　　（1）　概　論 ··128
　　　（2）　手術手技 ···128

	（3）手術効果	130
8.9	半球切除術	132
	（1）概　論	132
	（2）適　応	133
	（3）手術手技	133
	1）萎縮性半球疾患に対する半球切除術	134
	2）肥大性半球疾患に対する半球切除術	135
	（4）閉頭と術後管理	136
	（5）手術効果	136
	（6）合併症	147
8.10	迷走神経刺激術	149
	（1）概　要	149
	（2）適　応	149
	（3）手術手技	149
	（4）刺激条件と手術効果	150
	（5）合併症と問題点	150

9. 手術後の管理 ... 154
   （1）手術直後の管理 ... 154
   （2）長期的管理 ... 154
   （3）発作の再発 ... 154

10. てんかん焦点の病理 ... 156
   （1）てんかん焦点の病理像 ... 156
   （2）自験例の病理所見 ... 156

11. 参　考　資　料 ... 159
   （1）「てんかん発作」の国際分類 ... 159
   （2）「てんかんとてんかん症候群」の国際分類 ... 160
   （3）脳波の導出法 ... 162
   （4）手術効果の評価法―エンゲルの分類― ... 163
   （5）ブロードマンの脳地図 ... 164

索　引 ... 165

1. 手術の適応決定

（1） 手術適応となる患者

1990年にNIHで，てんかん外科に関する包括的合意を決めるカンファレンスが開かれた（NIH Consensus Conference, 1990）．それによると，てんかん外科の適応を決定するに当たって，以下の4点についての検討が重要であると述べられている．

1. 非てんかん性発作が除外されること： 心臓発作，心因性発作，その他のてんかんに類似した発作が除外される必要がある．
2. てんかんの発作型と症候群が明確にされること： 原発性と2次性てんかん，部分発作，強直間代性発作などは，それぞれ反応する薬剤が異なるし，手術できる場合はその手技も異なってくる．
3. 代謝性または器質的異常が診断されていること．
4. 適切な抗てんかん薬治療が試みられていること．
5. 患者と家族が，発作型，利用できる薬剤の種類と副作用，外科的治療の選択肢などについて十分な説明を受けていること．

以上の検討が十分なされていて，患者の発作が薬剤抵抗性であれば，てんかん外科に対する十分な設備とスタッフを備えた病院に紹介すべきである．薬物療法が無効であると判明したら，なるべく早いうちに外科的治療を検討するのが望ましい．いたずらに無効な薬物療法を継続している間に，患者の社会適応や身体的傷害などの問題が生じる危険性があるからである．

1992年のSecond International Palm Desert Conference（Engel, 1993）によると，1986年から1990年の間に世界の主だったてんかん施設で施行された手術の内訳は，側頭葉切除術（選択的扁桃体海馬切除術を含む）が66％，側頭葉外切除術13％，脳梁離断術10％，病巣切除術5％，半球切除術またはそれに類する多脳葉切除術5％となっている．

このデータから理解できるように，側頭葉てんかんはきわめてよい手術の適応となる．それに反して，側頭葉外の焦点は比較的手術の対象となりにくい．しかし，MST（multiple subpial transection，軟膜下皮質多切術）などの手術法や頭蓋内電極，術中脳波などの進歩により，側頭葉外焦点に対する手術数，およびその成績は飛躍的に向上しつつある．

また，転倒発作を反復するような2次性全般化発作に対しては脳梁離断術がきわめて有効で，小児，成人を問わず広く施行されている．とくに，小児では脳梁離断術により重篤な発作が消失すると，多動の消失，集中力の増大などの副次的効果の大きさも注目されている．さらに，画像診断の進歩により，皮質形成異常などが発見される割合が増加したことから，病巣切除術，機能的半球切除術などの手術も多くなりつつある．

以上より，患者，家族が手術をよく理解して協力できる場合，外科的立場からは，以下のような患者が手術適応となる．

1. 画像上，安全に外科的治療ができる部位に病巣がある例
2. 一側性の側頭葉てんかん例
3. 症状，脳波から脳梁離断術の適応がある例
4. 一側半球が機能を喪失しており，かつ広範囲なてんかん原性をもつ半球切除術適応例
5. 脳波上，発作症候に対応する限局した部位に異常波が見られる新皮質てんかん例（表1.1）

以上，一般的手術適応について述べたが，小児期のてんかんでは，反復するてんかん発作が発育

表 1.1　難治てんかんの手術対象

1. MRI上切除可能な器質的疾患
2. 一側性側頭葉てんかん
3. 症状・脳波から脳梁離断適応例
4. 一側半球が病巣となった機能的半球切除適応例
5. 異常波が限局した新皮質てんかん

期の脳に与える悪影響を考慮することが非常に大切である．すなわち，脳の健常部分を保護するためのてんかん外科という観点が，今後とくに重要視されるようになると思われる．そこで，小児の手術適応について，以下に述べることにする．

（2）小児の手術適応

画像診断の進歩に伴い，乳幼児期のごく早期にてんかんの原因疾患が発見されることが多くなった．乳幼児の難治てんかん患者に画像上病巣が発見された場合，直接外科的治療を考慮するか，まず可能な限りの内科的療法をやってみるべきかは，意見の分かれるところであろう．

筆者の経験では，早期に外科的治療を行えば予防できたかもしれない精神運動発達の遅延が，いたずらに内科的治療に時間を要したために，後になって回復不可能な脳障害を残した例に遭遇する機会がきわめて多い（Ogunmekanら，1989；Vigevano, Di Rocco, 1990；Tahaら，1994）．

新生児の脳は，生後1年の間に急速に容量を増し，ほぼ2倍に達する．この間に，外界からの刺激により神経線維の連絡が密になっていく．外界からの適切な刺激の代わりに，てんかん性異常波が常に雑音を与えていると，有効な神経線維の連絡網形成が障害され，精神運動発達が著しく障害される．

一方，1歳以下の乳幼児期は，脳の可塑性が高く，それぞれの半球がともに優位半球となりうる潜在的能力を備えている（Byrne, Gates, 1987）．また，運動神経も片側支配が確立する前であるから，一側の運動野が障害されても，片側半球の両側支配により高度の代償が可能である（Adelson, 1996）．

したがって，外科的に治療可能な病巣が発見された場合は，発作が薬物で比較的容易にコントロール可能な場合を除いては，早期の外科的治療を考慮すべきであろう．手術時期の年齢が低いほど後遺症が出にくいし，成長発達にも好影響が期待できる（Duchowny, 1989；Duchownyら，1990；Mizrahiら，1990；Maeharaら，1996；Wyllieら，1996）．これを放置して3歳以上に達すると，手術により発作が消失しても，大脳機能の著明な改善は期待しにくくなる．また，病巣が運動野や言語野などに及んでいると，重篤な後遺症が残る可能性が高い．

もちろん，年齢が低いと手術侵襲も大きいし，全身の免疫力が低下して感染に抵抗性の弱い時期もある．したがって，手術の時期をいつに設定するかは，発作の重篤度とそれに伴う精神運動発達遅延の程度，予定する手術の内容と患者の全身状態，小児の麻酔，手術，術後管理に熟練したスタッフの有無などに基づいて，慎重に決定されるべきであろう．

文献

Adelson PD: The surgical management of epilepsy in children: a review. *Neurosurg Q* **6**: 1-20, 1996.

Byrne J, Gates R: Single-case study of left cerebral hemispherectomy: development in the first five years of life. *J Clin Exp Neuropsychol* **9**: 423-434, 1987.

Duchowny M: Surgery for intractable epilepsy: issues and outcome. *Pediatrics* **84**: 886-894, 1989.

Duchowny M, Resnick T, Alvarez L, Morrison G: Focal resection for malignant partial seizures in infancy. *Neurology* **40**: 980-984, 1990.

Engel J Jr : Update on surgical treatment of the epilepsies. Summary of the Second International Palm Desert Conference on the Surgical Treatment of the Epilepsies (1992). *Neurology* **43** : 1612-1617, 1993.

Maehara T, Shimizu H, Oda M, Arai N : Surgical treatment of children with medically intractable epilepsy—Outcome of various surgical procedures—. *Neurol Med Chir* **36** : 305-309, 1996.

Mizrahi E, Kellaway P, Grossman R, Rutecki P, Armstrong D, Rettig G, Loewen S : Anterior temporal lobectomy and medically refractroy temporal lobe epilepsy of childhood. *Epilepsia* **31** : 302-312, 1990.

NIH Consensus Conference : Surgery for epielpsy. *JAMA* **264** : 729-733, 1990.

Ogunmekan A, Hwang P, Hoffman H : Sturge-Weber-Dimitri disease : role of hemispherectomy in prognosis. *Can J Neurol Sci* **16** : 78-80, 1989.

Taha J, Crone K, Berger T : The role of hemispherectomy in the treatment of holohemispheric hemimegaloencephaly. *J Neurosurg* **81** : 37-42, 1994.

Vigevano F, Di Rocco C : Effectiveness of hemispherectomy in hemimegalencephaly with intractable seizures. *Neuropediatrics* **21** : 222-223, 1990.

Wyllie E, Comair Y, Kotagal P, Raja S, Ruggieri P : Epilepsy surgery in infants. *Epilepsia* **37** : 625-637, 1996.

2. 診断のステップ

　てんかんの手術までの診断ステップは図2.1のようになる．まず，発作内容の解析，脳波，画像診断などの非侵襲的検査で焦点の局在診断を試みる．これらの3本柱となる検査がすべて同一焦点を示しているようであれば，頭蓋内電極を留置することなく，直接治療的手術に進むことができる（Sperlingら，1990；Thadaniら，1995）．

　しかし，非侵襲的検査で確定的な結果が得られない場合は，頭蓋内電極留置が必要となる．この場合，MRIの画像所見はとくに重要である．脳波，発作症状は他の部位からのてんかん波の伝播などによる修飾が加わるため，常に絶対的な所見とはいいがたい．これに反して，MRIで焦点に対応する部位に異常所見が確認されれば，きわめて確実性の高い所見といえる．同じ画像所見でも，SPECTやPETは空間的解像力に乏しいので，あくまでも補助的に解釈すべきである．

　例えば，側頭葉てんかんの患者で脳波所見とSPECTが同一の焦点側を示していても，MRIでそれに対応する海馬の萎縮が証明されない場合は，頭蓋内電極を留置する必要がある．これは，側頭葉てんかんの場合，純粋に内側構造からのてんかん発射は，たとえ発作時記録や蝶形骨誘導に基づいても，100％確実な側方性の診断は困難だか

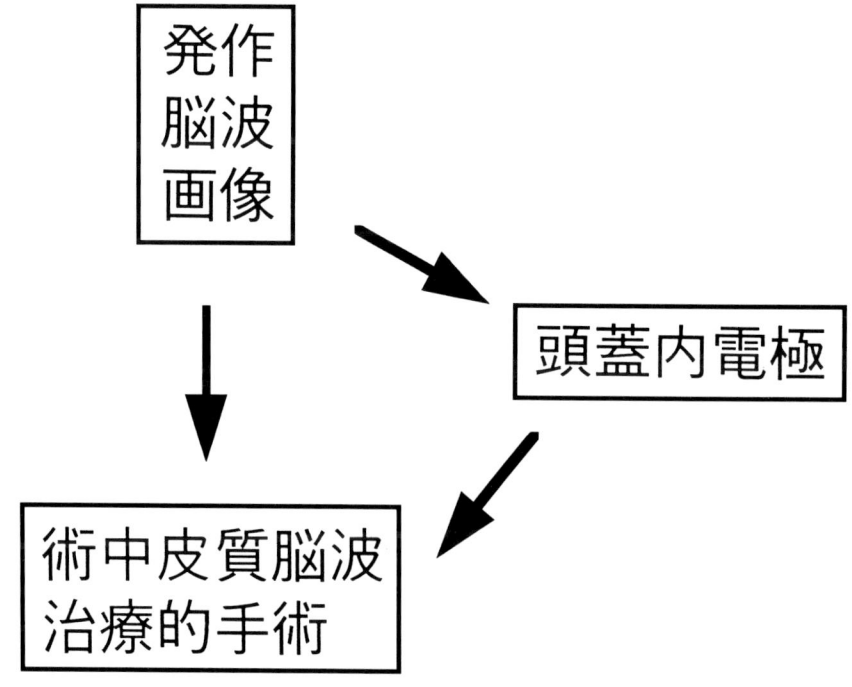

図 2.1 てんかんの焦点診断には，発作症候の解析，反復頭皮脳波，画像診断がまず行われる．これらの非侵襲的検査がすべて同一の焦点を示している場合は，頭蓋内電極を留置することなく治療的手術が可能である．しかし，画像とくにMRI所見を欠いている場合は，多くの場合頭蓋内電極による確認が必要である．

らである（Liebら，1976；Spencerら，1982；Spencerら，1985；Sammaritanoら，1987；Wylerら，1989）．

最近は術中皮質脳波記録が進歩してきたので，前頭葉てんかんなどのように左右を同一開頭野で観察できる場合は，前頭葉焦点であることさえ確実であれば，側方性の診断が不十分でも術中脳波で解決できる．しかし，疑われる焦点部位が運動野や言語野などに関連している場合は，硬膜下グリッド電極を留置して，術前に大脳機能のマッピング（extraoperative functional mapping）（Lüdersら，1988）が必要となる場合がある．

ちなみに，筆者らの側頭葉てんかんシリーズでみると，最近5年間では，109例の治療的手術の中で，術前に頭蓋内電極を留置したのは42例（39％）に過ぎず，それ以前の72例中64例（89％）と比較すると，頭蓋内電極留置例が急速に減少していることが理解できる．この理由は，MRIなどの画像診断の進歩が大きな要因となっている．

焦点診断とは別に，術前術後の神経心理学テストもてんかん外科のような機能的手術には重要である．焦点部位が言語機能に関係する場合は，アミタールテスト（Wada, Rasmussen, 1960）による言語優位半球の決定も重要となる．また，術後，視野障害の恐れが少しでもあれば，術前に視野の検査も忘れずに行う必要がある．

文 献

Lieb J, Walsh G, Babb T, Walter R, Crandall P : A comparison of EEG seizure patterns recorded with surface and depth electorodes in patients with temporal lobe eilepsy. *Epilepsia* **17** : 137-160, 1976.

Lüders H, Lesser R, Dinner D, Morris H, Wyllie E, Godoy J : Localization of cortical function : new information from extraoperative monitoring of patients with epilepsy. *Epilepsia* **29**(Suppl 2) : S 56-S 65, 1988.

Sammaritano M, de Lotbinize A, Andermann F, Olivier A, Gloor P, Quesney L : False lateralization by surface EEG of seizure onset in patients with temporal lobe epilepsy and gross focal cerebral lesions. *Ann Neurol* **21** : 361-369, 1987.

Spencer S, Spencer D, Williamson P : The localizing value of depth electroencephalography in 32 patients with refractory epilepsy. *Ann Neurol* **12** : 248-253, 1982.

Spencer S, Williamson P, Bridgers S, Mattson R, Cicchetti D, Spencer D : Reliability and accuracy of localization by scalp ictal EEG. *Neurology* **35** : 1567-1575, 1985.

Sperling M, O'Connor M, Morrell M, Phillips C, Bridgman P, Tatum W, French J : A noninvasive protocol for anterior temporal lobectomy. *Epilepsia* **31** : 637, 1990.

Thadani V, Williamson P, Berger R, Spencer S, Spencer D, Novelly R, Sass K, Kim J, Mattson R : Successful epilepsy surgery without intracranial EEG recording : criteria for patient selection. *Epilepsia* **36** : 7-15, 1995.

Wada J, Rasmussen T : Intracarotid injection of sodium amytal for the lateralization of cerebral speech dominance : experimental and clinical observations. *J Neurosurg* **17** : 266-282, 1960.

Wyler A, Richey E, Hermann B : Comparison of scalp to subdural recordings for localizing epileptogenic foci. *J Epilepsy* **2** : 91-96, 1989.

3. 発作症候と脳波

　てんかんの焦点診断において，発作症候学（semiology）と脳波は最も基本的なものであり，不可分の関係にある．発作ビデオ記録を頭皮脳波または頭蓋内電極誘導皮質脳波と同時モニタリングし，その結果を術中皮質脳波と対比させることにより，特定の発作内容と脳の解剖学的部位を関連づけることができる．またこの知識が，脳波所見と患者の発作内容の相関を予測させる知識をもたらし，より正確な焦点の局在診断へとつながる．この項では，脳の解剖学的部位に応じて，これまでに明らかにされてきた発作症候と脳波所見について述べることにする．なお，てんかん発作と症候学の分類についての概観を把握するには，Commission on Classification and Terminology of the International League Against Epilepsy のてんかん発作の分類（1981）とてんかん及びてんかん症候群の分類（1989）を参照されることをお勧めする．

A. 側 頭 葉

　側頭葉から起始するてんかん発作を，例えば Wieser のように，temporobasal-limbic, temporal polar, opercular, posterior temporal neocortical など，いくつかの解剖学的領域に分けて論じている文献もあるが（佐野，喜多村，1954；Wieser, 1983），真柳と Walker の実験（1974, 1976）にも示されているように，発作波はいろいろな方向に伝播するために，症状そのものから側頭葉の解剖学的区分を推測するのには限界がある．そこで，ここでは側頭葉内側の辺縁系から発生するタイプと，外側の新皮質から起始するものの2つに大別する．

（1） 側頭葉内側焦点
a． 発作症候
　側頭葉内側底部の辺縁系とは，側副溝（collateral sulcus）より内側，すなわち海馬傍回，鉤，扁桃体，海馬などから構成される．とくに海馬は焦点の首座となり，その発作症候学はきわめて特徴的である．

　側頭葉複雑部分発作の初発より1年かそれ以上前に，全身けいれんが先行することはしばしばみられることである（Lennox, 1951）．しかし，体性運動発作そのものは側頭葉発作に直接関連するものではなく，顔面や上肢の発作は，発作波の伝播の結果であり（Bossi ら，1984），全身けいれんは2次性全般化に起因することが多い（Mayanagi, Walker, 1974）．

　側頭葉複雑部分発作の前兆として，上腹部の不快感（epigastric uprising sensation），フワーッと意識がなくなりそうな感じ，恐怖感，いやな臭いなどが代表的であるが，まったく前兆がない場合もある．

　発作は，まず動作を停止し，虚空を凝視すること（initial motionless staring）からしばしば始まる．その後，最も典型的な場合は，口をペチャペチャさせたり舌をツパッツパッと鳴らしたり，喉をものを飲み込むようにごくごくさせたりなどの口部食餌性自動症（oroalimentary automatism）がみられる．それ以外に，衣服をまさぐったり，同じ動作を反復したり（gestrual automatism），歩き出したり（ambulatory automatism）など，いろいろなタイプの自動症がみられることがある（Delgado-Escueta ら，1982；Williamson ら，1987；Maldonado ら，1988）．しかし，側頭葉起始の複雑部分発作に必発の発作型はなく，initial motionless staring でも，側頭葉発作の全例

に伴うものでもなく，特異的なものでもない（日吉ら，1985；Williamsら，1987）．Maldonadoら（1988）によれば，側頭葉発作患者の全体で，虚空凝視が約40％，口部自動症が20％にみられるに過ぎない．また，小児と成人の間でも，発作症候に本質的な差はないという（Holmes, 1984）．

発作内容から焦点の側方性を診断するのは一般に困難であるが，識別できる言語を発するときは非優位半球起始が多いとされている．これに反して，発作後に失語症状が残存するのは優位半球起始が多い（Koerner, Laxer, 1988；Gabrら，1989）．しかし，これも側方性を決定する絶対的な所見ではない．

また，言語ほど多い症状ではないが，嘔吐発作（ictus emeticus）も側頭葉や島に関連し，右側頭葉切除で軽快する例が多いという報告がみられる（Fiolら，1988；Krammerら，1988）．

発作は通常1分以上（平均86秒）継続し（Quesney, 1988），発作後はしばらくぼんやりした状態（postictal confusion）が残り，徐々に回復してくる．側頭葉内側焦点の特徴は，前兆を除いては，患者は発作内容をまったく記憶していないことである．したがって，前兆が欠如する例では，患者は発作があったことすら認識できないので，家族や周囲の人間から指摘されることがないと，極端に病識を欠いていることがある．

患者が意識減損を伴わない前兆のみに終わる場合は単純部分発作に属するが，意識減損を伴うそれ以後の発作は複雑部分発作に分類する．複雑部分発作には，側頭葉起始と前頭葉起始の2種類があり，その症候はそれぞれに特徴的であるので，対比させて記憶しておくとよい（Williamsonら，1987）．

側頭葉てんかん患者は，てんかん発作以外に独特の性格変化を伴うことが多い．細部にこだわる執着性が目立ち，些細なことに激しく怒ったり攻撃的態度をとったりする．とくに，発作が起きる前に攻撃性（interictal aggression）が顕著となる傾向がある．これらの性格変化は，側頭葉てんかんの症状としてみられるもので，外科的治療により発作が消失すれば攻撃性は消失し，その人本来の性格に復帰する．また，粘着性は攻撃性ほど顕著ではないが，術後発作が消失すれば，徐々に緩和されてくる．

また，最初の景色や初対面の人間が前に見たような気がする既視感（déjà-vu）や，初めてのことを前に体験したように感じる既経験感（déjà-vécu）などの時間的錯覚を訴えることもある．患者に話をしていると，「先生は私が思っていたとおりに話した」などということがある．

患者の中には，被害妄想，幻覚などの分裂病様症状や，うつ症状を呈していることもある（久郷，1996）．このような場合は，てんかん学に精通した精神科医と十分に相談して，外科的治療の適応を検討する必要がある．一般に分裂病様症状は，攻撃性などと異なり，術後発作が消失しても残存するし，ときには手術後に出現することもありうる（Jensen, Vaernet, 1977）．

b．脳波

側頭葉内側焦点を脳波で診断するには，以下の点が重要である．

1．単極誘導ではAV（average）を不関電極とする．

2．必ず睡眠脳波を記録する．

3．蝶形骨誘導（sphenoidal lead）（Rovitら，1961；Kingら，1986；Wyllieら，1990）を併せ行う．

不関電極をAVにする理由は，側頭葉てんかんでは耳朶が活性化されているので，これを不関電極にすると，本来棘波の出ていない部位から陽性棘波が記録され，肝心の側頭葉の異常波は相殺されてしまうからである（図3.1）．

また，一般的に側頭葉てんかんの異常波は，小さな棘波や振幅の低い徐波などの形で表現されることが多く，それも覚醒時にみられるのは少なく，たいがいは入眠期のうとうとした時期に観察される（Delgado-Escueta, 1979）．したがって，脳波記録に際しては，通常より早く起床するなどして，記録中に自然に睡眠がとれるよう努力する．自然睡眠が困難な場合は，小児ではトリクロリールシロップ（トリクロホスナトリウム），あるいは抱水クロラールの単シロップ溶解液，または坐薬，成

人ではラボナ錠（ペントバルビタール塩）2～3錠（100～150 mg）を服用させる．

側頭葉内側焦点の特徴は，側頭前部で最も強い異常波がみられ，これが前頭極，側頭中部に波及する前側頭優位のパターンである（Gibbsら，1948）（図3.2）．さらに，蝶形骨誘導で記録すると，この異常波が蝶形骨誘導で最も強調され，続いて前側頭，中側頭，前頭極へと波及する（図3.3）．発作時の脳波が記録されると，初期の基礎律動の抑制後，前側頭部を中心に連続した高振幅律動的徐波が観察されることが多い（Delgado-Escueta，1979；日吉ら，1985）（図3.4）．

しかし，頭蓋内電極と比較すると，蝶形骨誘導を用いても，頭皮脳波にはその診断精度には限界がある（Liebら，1976；Spencerら，1985；Wylerら，1989）．蝶形骨誘導は，厳密には側頭葉底面から鉤にかけての電気的活動を反映するものであるから，焦点がまったく海馬に限局されていると，たとえ発作時脳波を記録しても，完全に正確な側方性を診断することは困難である（Risingerら，1989）．

[蝶形骨電極の刺入法]（Kingら，1986；Wyllieら，1990）

電極としては，先端だけを露出させ，残りをコーティングした細いステンレス線を用いる．患者を仰向けに寝かせ，対側に頭を軽くひねる．頬骨弓の下縁で，下顎骨の関節突起と筋突起の間の隙間から，翼状突起（processus pterygoideus）の外側板（lamina lateralis）のつけ根を目指して針を刺入する（図3.5）．まず，カテラン針で予測される通路に局所麻酔薬を十分浸潤させる．次にテフロン針を目標に向けて刺入する．翼状突起，外側板の起始部に当たったら内筒を抜き，蝶形骨電極を挿入し，外筒を電極が移動しないように注意しながら抜いてくる．針の方向は，後方から前方へ，下から上へ八の字型となるようにするのがコツである．これは，針が後方へずれて卵円孔や破裂孔の方向へ行き，三叉神経第3枝や内頸動脈を損傷するのを防ぐためである．針が前上方に向かっている限りは，危険性は少ない．

留置された電極は，頬の皮膚の上で，絆創膏でしっかりと固定する．電極を留置した直後は，筋電図が混入しやすいので，数時間後または翌日などに脳波記録をすると安定した記録が得られる．蝶形骨電極は満足のいく脳波結果が得られるまで数日間留置しておくことも可能である．

(2) 側頭葉新皮質焦点

側頭葉底部の側副溝より外側が新皮質となる．側頭葉てんかんの大部分は内側の辺縁系から起始するが，中には外側新皮質が焦点となる場合もある．内側焦点と比較して発作症候学も脳波も異なってくるが，てんかん波が内側に波及すれば発作症状が内側型と区別困難な場合もある．

a．発作症候

外側新皮質に関連する前兆として，耳鳴（高音の金属音が多い），周囲と隔絶した感じ，他人の話していることが理解できない，物がゆがんで見える（焦点が後頭葉寄り），何となくボーッとする，めまい感などの症状がみられる（Wieser，1983）．

発作としては，内側に波及して側頭葉てんかん特有の複雑部分発作に移行することもあるが，外側に広がると，顔面のけいれん，呼吸性の自律神経発作，姿勢発作から全身けいれんに移行したりする（Mayanagi，Walker，1974；Bossiら，1984）．

b．脳波

外側新皮質に焦点があると中側頭部を中心に異常波がみられ，前側頭，後側頭，前頭，中心部などに波及する（図3.6）．外側皮質焦点が側頭葉先端部を含んでいる場合，内側焦点との鑑別が困難な場合がある．このような場合は，蝶形骨誘導を記録すると鑑別できる．蝶形骨誘導のスパイクの電位が最大であれば，少なくとも側頭葉底面か内側構造の焦点が主体であり，前側頭部の電位のほうが高ければ，より外側の要素が強いと判定される．外側新皮質の焦点が後方寄りであれば，後側頭から中側頭，頭頂，後頭部などへてんかん波が波及する．しかし，側頭葉新皮質焦点の場合は，同時に側頭葉底面や内側辺縁系を巻き込んでいたり，前頭葉外側まで広範囲に焦点が及んでいることが少なくないので，頭蓋内電極や術中脳波によ

3. 発作症候と脳波

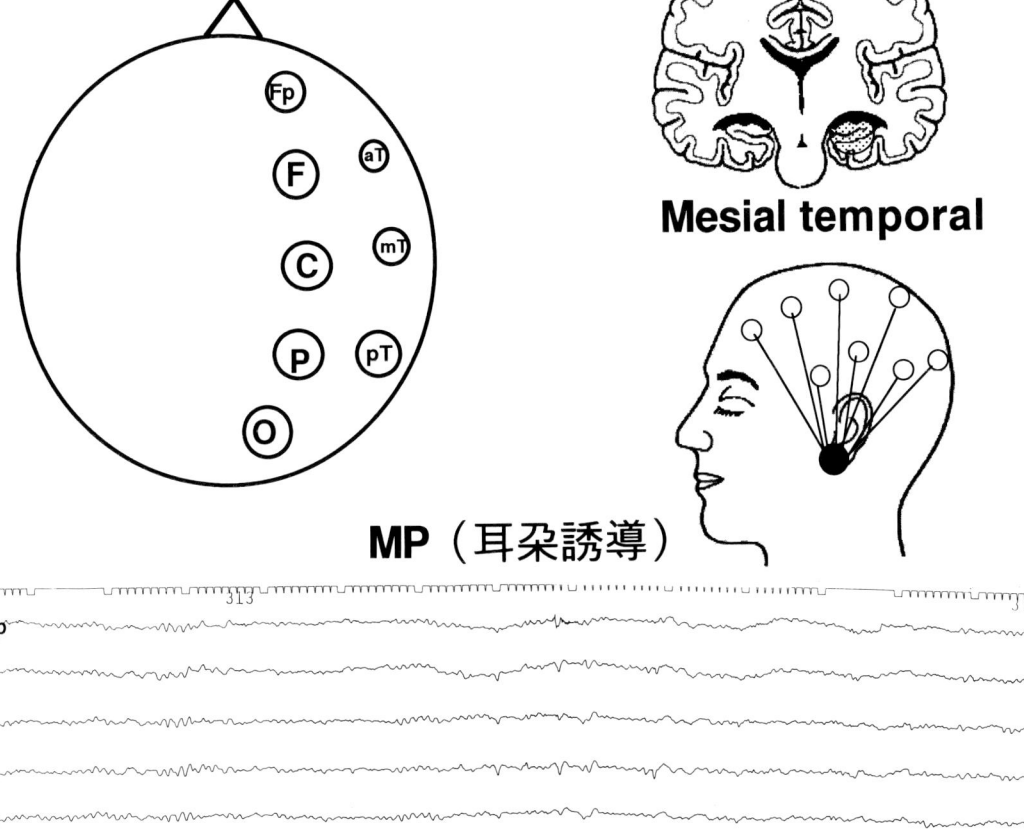

図 3.1 不関電極を耳朶とした場合の側頭葉てんかん脳波．右耳朶が活性化しているために，側頭前部では相殺しあってスパイクがほとんど見られず，最もスパイクの出現していない前頭（F），中心（C），頭頂（P），後頭（O），側頭後部（pT）などに陽性スパイクが顕著となる．

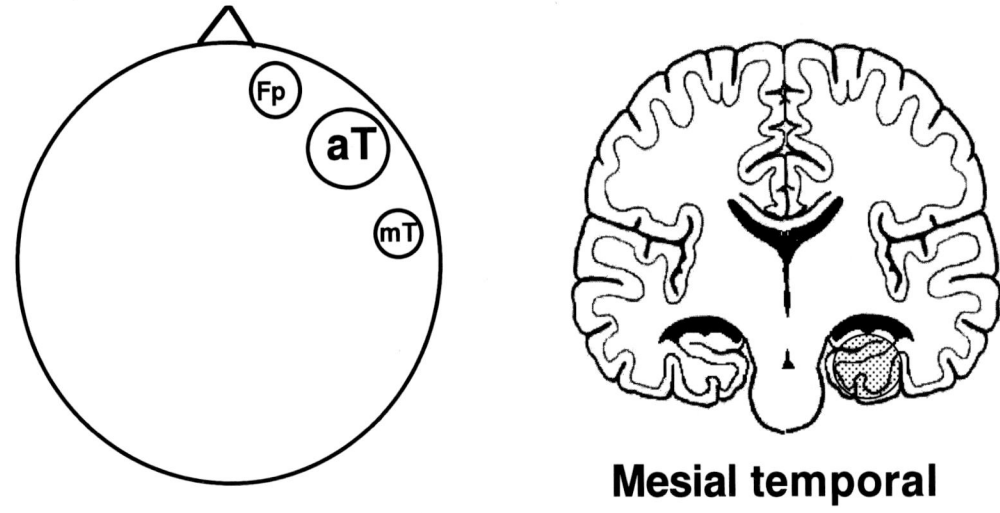

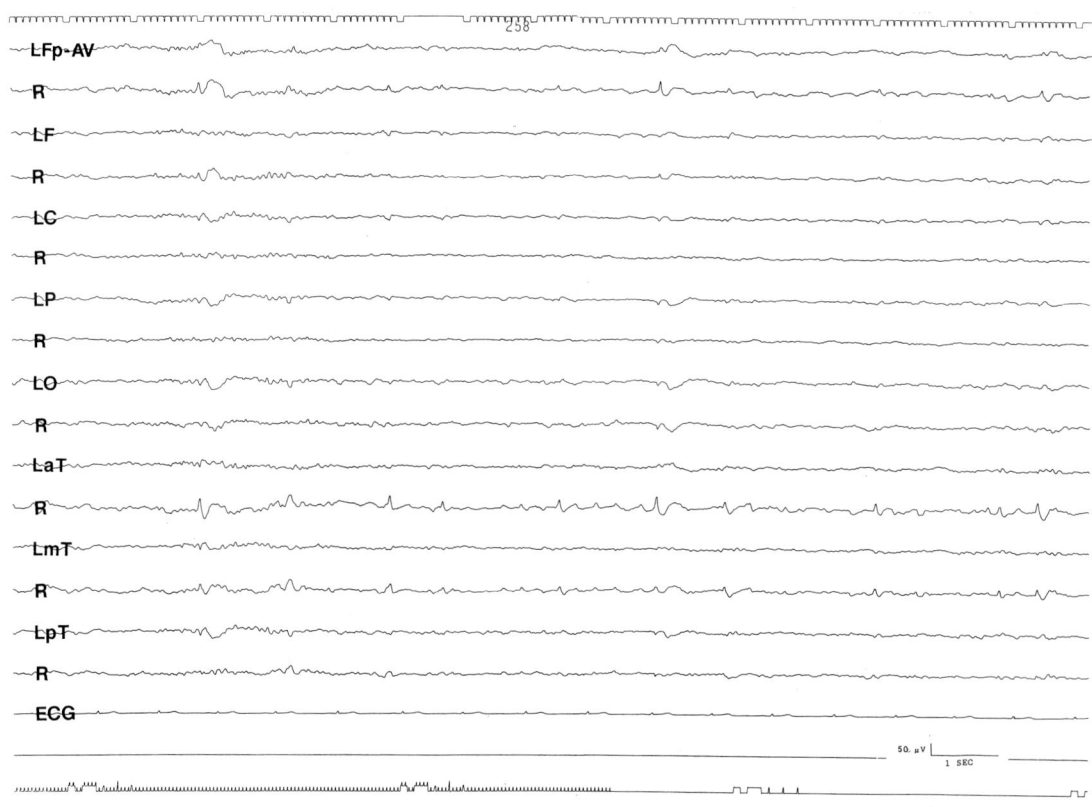

図 3.2 側頭葉内側焦点では，不関電極を AV（全誘導の平均）とすると，前側頭（aT）に最大のスパイクが記録され，前頭極（Fp），中側頭（mT）へ伝播する．

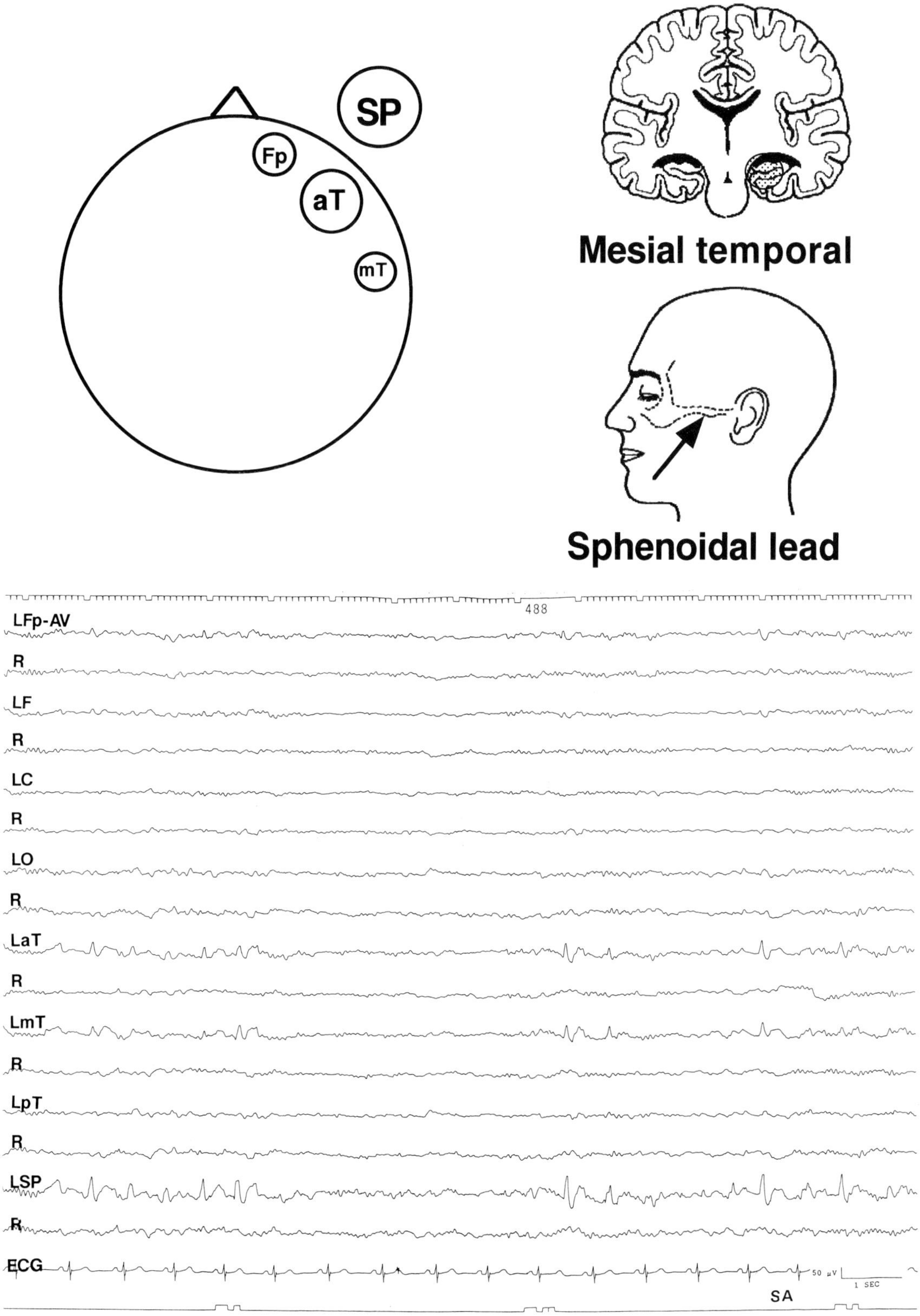

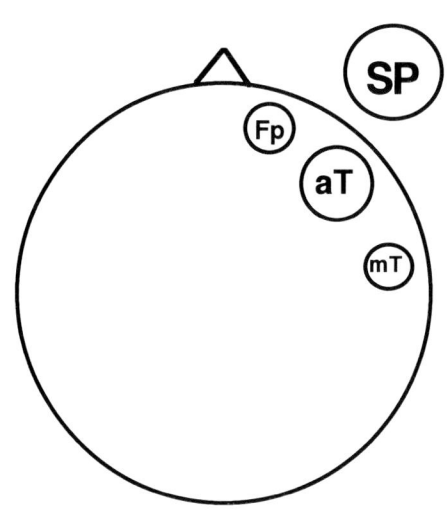
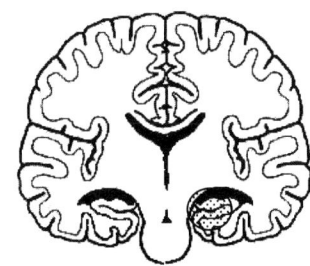
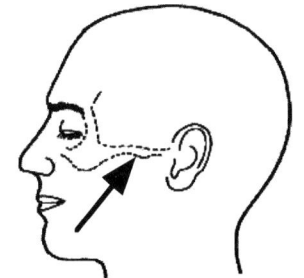

図 3.3 蝶形骨誘導を記録すると，側頭葉内側焦点では，蝶形骨誘導 (SP) が最大のスパイクで，続いて前側頭 (aT)＞中側頭 (mT)，前頭極 (Fp) の電位をとる．

3. 発作症候と脳波

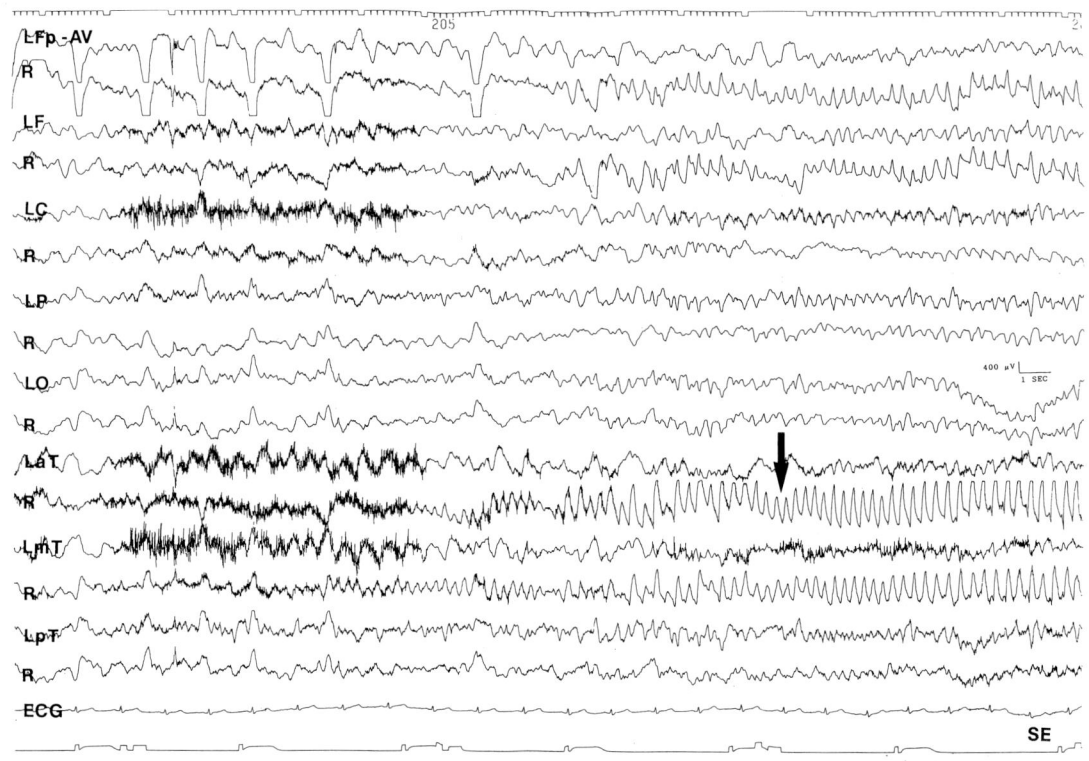

図 3.4 側頭葉内側焦点の発作時記録では，前側頭部（aT）を中心に振幅の高い律動的な連続した θ 波（矢印）が見られる．

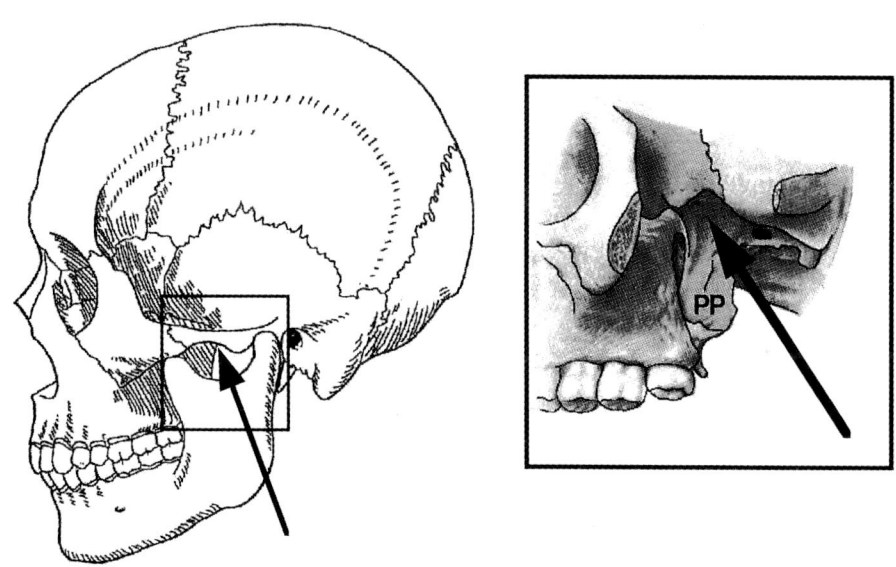

図 3.5 蝶形骨電極の挿入．局所麻酔の後，電極は頬骨弓中央下縁の窪みから，前上方に向けて刺入する．電極の先が翼状突起の外側板（PP）基部に達するようにすると安全である．

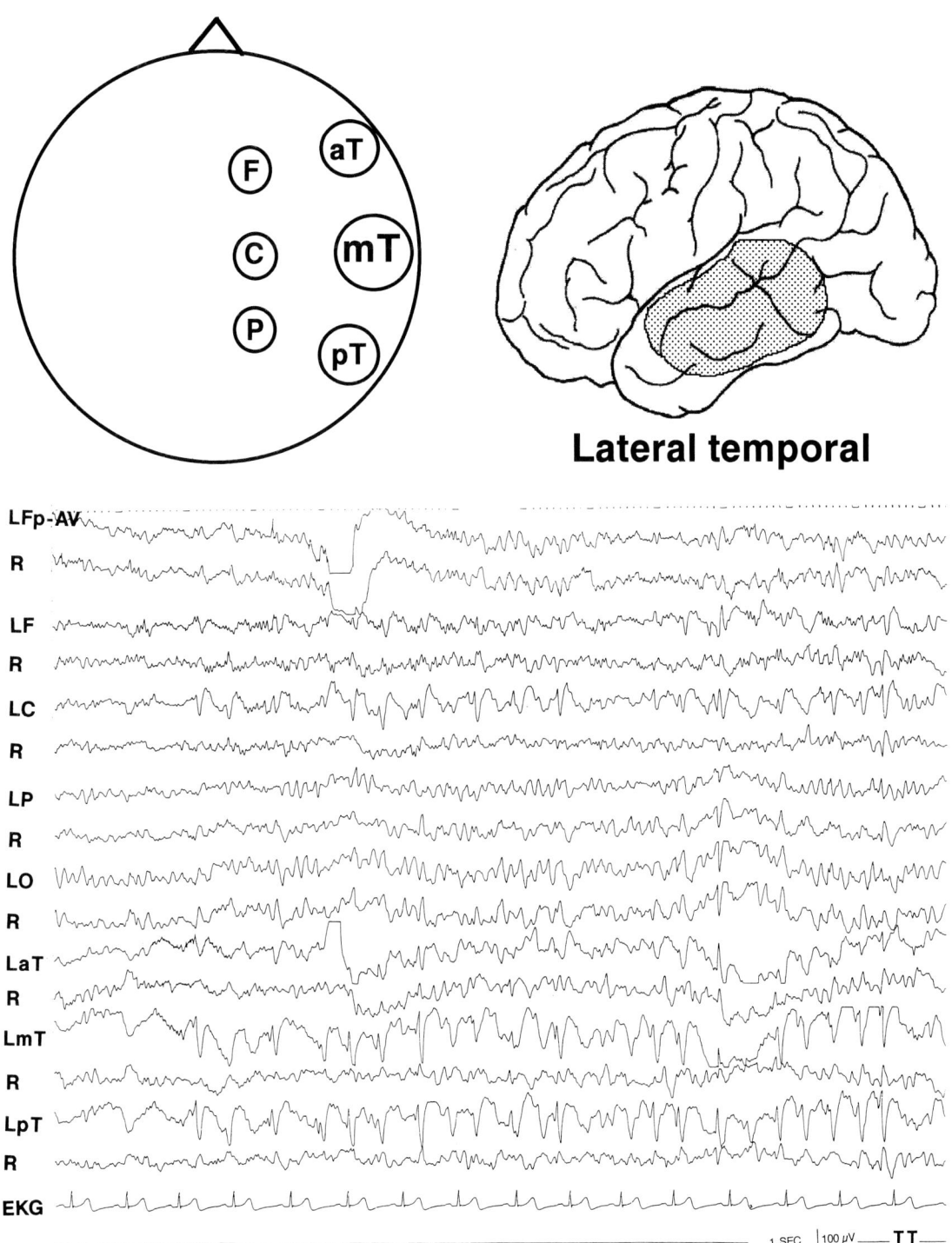

図 3.6 側頭葉新皮質焦点では，中側頭部 (mT) に最大電位をもつてんかん性異常波が，前側頭 (aT), 後側頭 (pT), 中心部 (C) などに波及する．

B. 前　頭　葉

　頭蓋内電極や脳波発作同時ビデオモニタリング，臨床治験などによるデータの蓄積から，前頭葉てんかんの発作症候学は次第に確立されてきた．1987年にパリで開かれた A NATO International Advanced Research Workshop on Frontal Lobe Seizure and Epilepsies (Organizing Committee Chairmen：Delgado-Escueta ら，1988) の研究報告を基礎にまとめられた，Advances in Neurology, vol 57 の Frontal lobe seizures and epilepsies (Chauvel ら編，1992) を読むと，現在の前頭葉てんかんに対する包括的知識を効率よく把握できるので，是非一読をお勧めしたい．

　側頭葉てんかんと比較して，前頭葉てんかんの外科的治療の成績は一般にきわめて不良である (Rasmussen, 1991；Rougier ら, 1992；Fisch ら, 1993；Salanova ら, 1993)．その理由として，側頭葉の海馬に対応するような一定したてんかん焦点の首座が存在しない，てんかん性異常波が正確に頭皮脳波に反映されがたい (Quesney, Olivier, 1988)，てんかん性発射は容易に反対側に伝播し側方性の診断が困難，側頭葉内側焦点ではしばしば全般てんかん様の脳波，発作症候を呈することがある (Tükel, Jasper, 1952；Bancaud ら, 1974)，発作症候が多彩で必ずしも特定の解剖学的部位と対応しない，前頭葉は脳内で最大容積の脳葉であり頭蓋内電極による sampling error が生じやすい (Williamson, 1988；Morris, 1991；Quesney ら, 1992)，などがあげられる．また，てんかん焦点の分布は両側であったり，広範囲に分布したりしていることが多い．焦点と思われる部位を切除しても，術後，周辺から発作が再発し，外科的に発作を完全に抑制することが困難である．このような前頭葉てんかんの焦点分布に対して，前頭葉の焦点は同心円状に分布しているとか (Ajmone-Marsan, 1991)，primary focus の周囲に secondary, tertiary focus が存在する (Rasmussen, 1991) などと指摘されてきた．

　このような前頭葉てんかんの外科的治療の困難性は，とくに画像上異常所見が発見されず，電気生理学的所見のみに基づいて外科的治療を施行する場合に顕著となる (Lorenzo ら，1995)．

　しかし，このような種々の困難な要因にもかかわらず，前頭葉の解剖，発作症候，頭皮脳波の特徴 (反映される場合も反映されない可能性も含めて)，電気生理学的特性を十分に認識すれば，たとえ器質的異常を伴わない前頭葉てんかんでも，側頭葉てんかんに近い良好な手術成績を上げうると筆者は信じている．

　そこで，このような前頭葉の発作症候学，脳波的特徴をなるべく簡潔明瞭に理解するために，前頭葉の解剖学的区分，代表的な発作症候とそれに関連する解剖学的部位，最後に各部位の脳波的特徴の順序で述べることにする．

（1）　解剖学的区分

　Bancaud, Talairach (1992) の論文を参考に前頭葉を以下の8つに区分する (図3.7)．彼らの区分では，intermediate dorsolateral と operculo-insular regions の間に inferior frontal gyrus が区分されているが，本稿では，この部位は operculo-insular region に含めることにする．

1. Area 4, 6
2. Supplementary motor
3. Intermediate dorsolateral
4. Intermediate medial
5. Polar
6. Orbitofrontal
7. Anterior cingulate
8. Operculo-insular

（2）　発　作　症　候

　前頭葉てんかんの一般的特徴として，発作が反復して cluster を形成しやすい，睡眠に関連する発作が多く，夜間，起床時などに目立つ，発作に運動性要素が強く (Veilleux ら, 1992)，容易に2次性全般化をしやすいなどがあげられる．また，非定型欠神，転倒発作，prolonged confusion なども前頭葉に関連する発作である．以下，前頭葉て

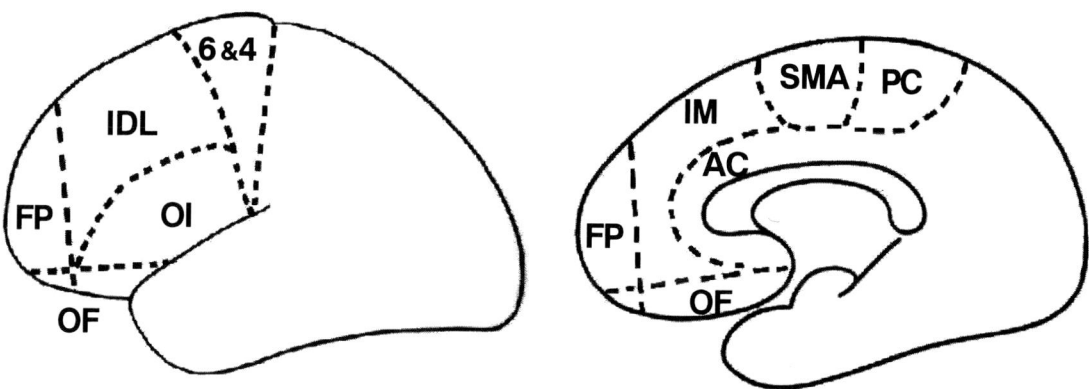

図 3.7 前頭葉は，解剖学的に，1. area 4 と 6, 2. supplementary motor (SMA), 3. intermediate dorsolateral (IDL), 4. intermediate medial (IM), 5. frontal polar (FP), 6. orbitofrontal (OF), 7. anterior cingulate (AC), 8. operculo-insular (OI) の 8 つの領域に分けて発作症候を把握すると理解しやすい．
PC: paracentral lobulus.

表 3.1 複雑部分発作鑑別表

	側頭葉	前頭葉
前 兆	上腹部不快感，ボーッとなる 恐怖感，ないこともある	明瞭な前兆を欠く
開 始	虚空を凝視	突然始まる
時 間	1〜数分	短い，多くは 30 秒以内
頻 度	週，月の単位	しばしば日に数回以上の群発
回 復	発作後混迷， 回復に時間を要する	すぐに回復
自動症	口部自動症が最も特徴的， その他全体に動きが穏やかな 自動症	両手，両足，体軸性の自動症 動きが激しい，ときに性的要素あり ヒステリーと間違いやすい
発 声	ときに単純な言葉の反復	大声で叫ぶ，うなる
発作の記憶	まったく記憶していない	少し記憶していることがある
記憶力低下 (間欠時)	左（優位半球）側の焦点で 言語性記憶低下	なし

んかんの症候学を把握するために，複雑部分発作，運動性発作，両側性発作，自律神経発作の4つに分けて検討することにする．

a．複雑部分発作

前頭葉の辺縁系としては，眼窩面，帯状回とその周辺が属する．これらの部位から発する発作は，前頭葉特有の複雑部分発作を呈することが多い．前頭葉起始の複雑部分発作の特徴としては，発作が短時間（平均30秒）（Quesney, 1988），突然始まり突然終わり発作後の朦朧状態を欠く，発作はしばしば cluster を形成し，短時間に反復する，体軸性運動（head-nodding, sitting up, crawling），上肢または下肢の両側協調性運動 bimanual, bipedal movement がしばしばみられる（cheer-leader posture, bicycling movements），発作の最中に患者は呻いたり，叫び声をあげたりすることがある，患者は発作をかすかに記憶していることもあるしまったく憶えていないこともある，などの特徴があげられる（Williamson ら，1985；Rougier, Loiseau, 1988；Wada, 1988）．また，陰部に手をやったり，骨盤を突き出したり（pelvic thrusting）などの性的要素もときにみられる（Spencer ら，1983；Waterman ら，1987）．

前頭葉起始の複雑部分発作を最も特徴づけるのは，患者はあたかも心理的に強制されたかのように同じ動作を反復する．ある程度意識が保たれている場合は，とにかくそうせざるをえない，そうしないとおかしくなりそうだなどと表現することがある．このようなステレオタイプの行動は一見奇異な印象を与えることから，ヒステリーとか偽発作（pseudoseizure）などと誤診されることがある（Stores ら，1991）．

複雑部分発作の場合，症候学から側頭葉起始か前頭葉起始かを鑑別することは非常に重要である（Salanova ら，1995 a）．筆者らは，鑑別表を用いてどちらの要素が強いかをチェックして，そのポイントを合計することで判断の参考にしている（表3.1）．症例によっては，側頭葉内側から眼窩面に焦点が広がっており，側頭葉・前頭葉両方の要素をもっている場合もあるので，慎重な判定が必要である．前頭葉てんかんは発作頻度も高いので，発作をビデオで記録して発作症候を細かく検討することは不可欠である．

前頭葉の複雑部分発作の場合は，側頭葉てんかんのような粘着性はみられないが，帯状回に病巣が存在すると非社交的になり，敵意をもった行動をとりがちで，ときに爆発的攻撃性を示すこともある（Mazars, 1970）．

b．運動性発作

てんかん焦点が運動野に存在すると，単純部分性運動発作をきたしやすい．しばしば顔面や手の領域から肩，下肢などに波及して半身けいれんへと発展するジャクソンてんかん（Jacksonian epilepsy）はよく知られている．また，部分てんかん重積状態（status epilepticus partialis）に移行することも少なくない．このような難治な部分発作は，ラスムッセン脳炎や皮質形成異常などに伴うことがある．

てんかん焦点が area 6 に存在すると，単純な twitching にとどまることが多いが，内側の補足運動野（supplementary motor area）に焦点があると四肢の tonic posturing をとりやすい（Morris ら，1988；Bass ら，1995）．よく知られた向反発作（adversive seizure）は，患者は焦点と対側の上肢を挙上外転させ，この上肢を捜すように首を捻転し眼球を偏位させる．向反発作は2次性全般化に伴って出現する．また，発作が全般化しない限り，患者の意識は保たれていることが多い（Morris ら，1988）．Penfield と Welch（1951）は，補足運動野焦点では，向反発作よりも抑制型の発作，すなわち返事ができない，発語の停止，眼球の偏位などが最も頻度が高いという．

焦点が外側の dorsolateral area に及ぶと，発作は全般化して全身けいれんをきたしやすく，患者は発作の早期から意識を消失する（Wieser, 1988）．

c．両側性発作

前頭葉の内側に焦点があると，てんかん波が容易に反対側に伝播し，両側同期性の異常波を呈したり，全般性てんかんと鑑別困難な症状を呈したりする（Tükel, Jasper, 1952；Bancaud ら，1974）．とくに，前頭極（frontal polar region）の焦点は，

しばしば転倒発作を伴う（Bancaud, Talairach, 1992）．転倒発作は，脳梁を介する広範囲な左右大脳皮質の発作波の急激な同期化によって生じるので，大脳皮質の広範囲の病巣であれば，前頭極以外のどの部位でも転倒発作の可能性はある．

左右の同期化が転倒をきたすほど爆発的でないと，患者は数秒間意識が途絶してボーッとなる非定型欠神（atypical absence）をきたす．非定型欠神よりも時間が長く，数十分からときに数時間に及んで患者の意識が混濁することもある．この間，患者は一見普通に反応するが，その反応は緩慢であり，この間のことを部分的に記憶していることもあるし，まったく記憶していないこともある．これは prolonged confusion と呼ばれ，やはり前頭葉が関連すると考えられている（Geier ら，1977；Niedermeyer ら，1979；Williamson ら，1985）．一側前頭葉のみからも生じうるが，てんかん波が両側前頭葉を巻き込むと，患者は外界と接触が完全に閉ざされる（Geier ら，1977）．

d．自律神経発作

前頭葉で自律神経発作に関連する部位としては，前頭葉眼窩面，島-弁蓋部などがあげられる．しかし，弁蓋-島-扁桃体-眼窩面-海馬などの密接な線維連絡があるので，個々の自律神経症状をすぐ特定の解剖学的区分に関連づけるのは難しい．自律神経症状は，消化器，循環器，呼吸器系など多様な症状を起こしうる．代表的なものとして，上腹部の不快感，頻脈，動悸，呼吸促迫，呼吸緩徐，呼吸停止，流涎，排尿，顔面の紅潮やチアノーゼ，鳥肌などの症状がある．

Penfield と Faulk（1955）は，局所麻酔下のてんかん手術で，島を刺激した結果，胃壁の筋肉に対して抑制的に作用する場合と強く緊張を促進する場合があることを報告している．

以上より，前頭葉の自律神経症状は，島-弁蓋の領域か眼窩面が関連しているが，その近傍からのてんかん波の伝播による可能性もありうることを常に考慮する必要がある．

（3）脳　　波

前頭葉の脳波に関して重要なことは，必ずしも頭皮脳波に反映されず，ときに誤った判定をしかねないこと（Quesney ら，1992），容易に反対側に波及し焦点の側方性の診断が困難なこと（Quesney ら，1988），一見全般性てんかんのような両側同期性の広範囲なてんかん性異常波がとくに前頭葉内側焦点で出現しやすいこと（Tükel, Jasper, 1952；Bancaud ら，1974）などがあげられる．しかし，このような診断の困難性にもかかわらず，焦点部位によりある程度特徴のある異常波の分布がみられることも少なくない．以下，代表的な異常波の分布パターンを示す．

a．前頭葉眼窩面

異常波の最大振幅は前頭極にみられ，これが前頭，側頭前部に波及する（図 3.8）．また，しばしば反対側に伝播するのも特徴的で，異常波が活発になると，左右差が判断できないほどに両側性となる．

また，この部位の焦点で頭皮脳波にはほとんど反映されないこともしばしばある．したがって，発作型が前頭葉複雑部分発作を疑わせる場合は，眼窩面から帯状回にかけての前頭葉辺縁系を疑う必要がある．

b．前頭葉内側面

前頭葉間裂面の焦点は，しばしば診断が困難である．脳波にほとんど反映されないことが少なくないが，左右に横断する双極誘導のモンタージュで正中で異常波の位相の逆転が観察されることもある．また，古くから知られているように，両側同期性の棘徐波がみられることもあるので注意を要する（Tükel, Jasper, 1952）（図 3.9）．

c．前頭葉外側面

Intermediate dorsolateral の領域は，比較的側方性が明瞭な異常波が観察される．また，部位が表面であることから，前頭葉てんかんでは頭皮脳波に最も反映されやすい部位といえる．典型的な場合は，前頭部に最大の振幅をもつ異常波が出現し，これが前頭極，頭頂，あるいは側頭部などに波及する（図 3.10）．対側に波及する場合もあるが，側方性の診断が困難なほど左右対称性の異常波とはならないのが通例である．

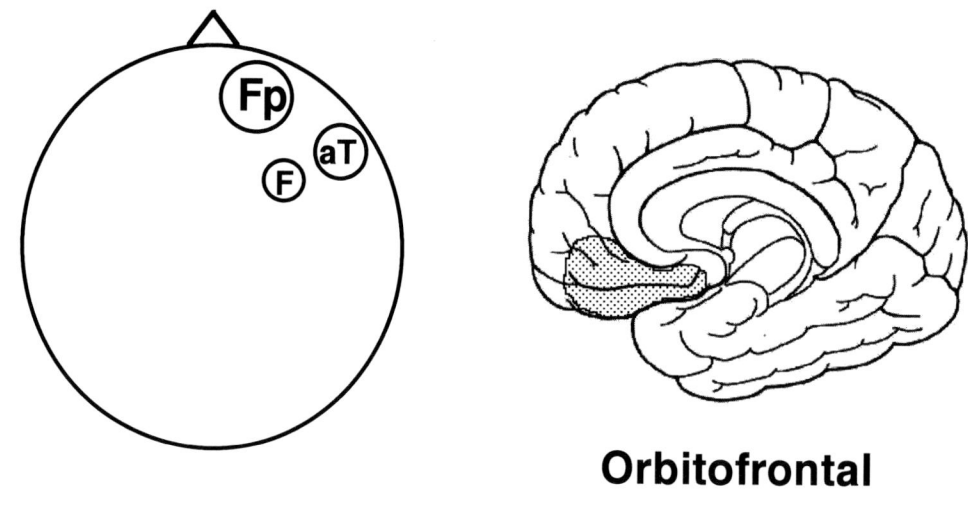

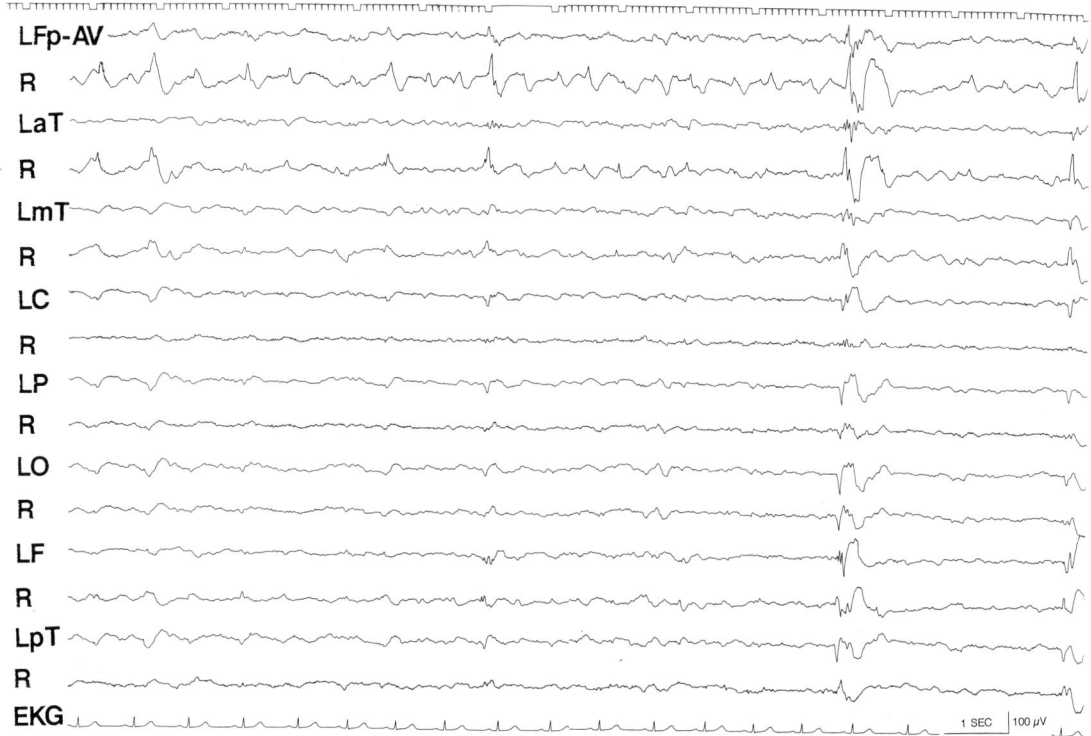

図 3.8 眼窩面(orbitofrontal)焦点では，前頭極(Fp)に最大振幅をもつスパイクが出現し，これが前側頭(aT)，前頭(F)へと波及する．ときに両側性に伝播することもあるが，逆に頭皮脳波にほとんど反映されないこともあるので注意を要する．

3. 発作症候と脳波

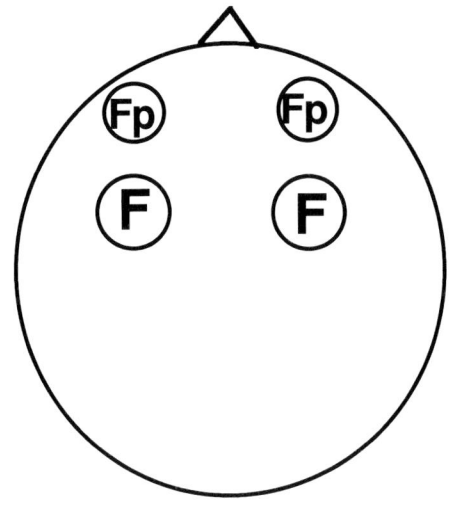
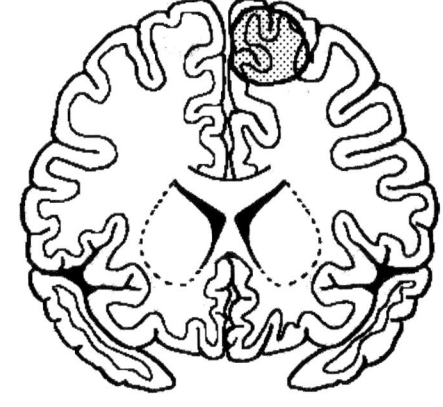

Intermediate medial frontal

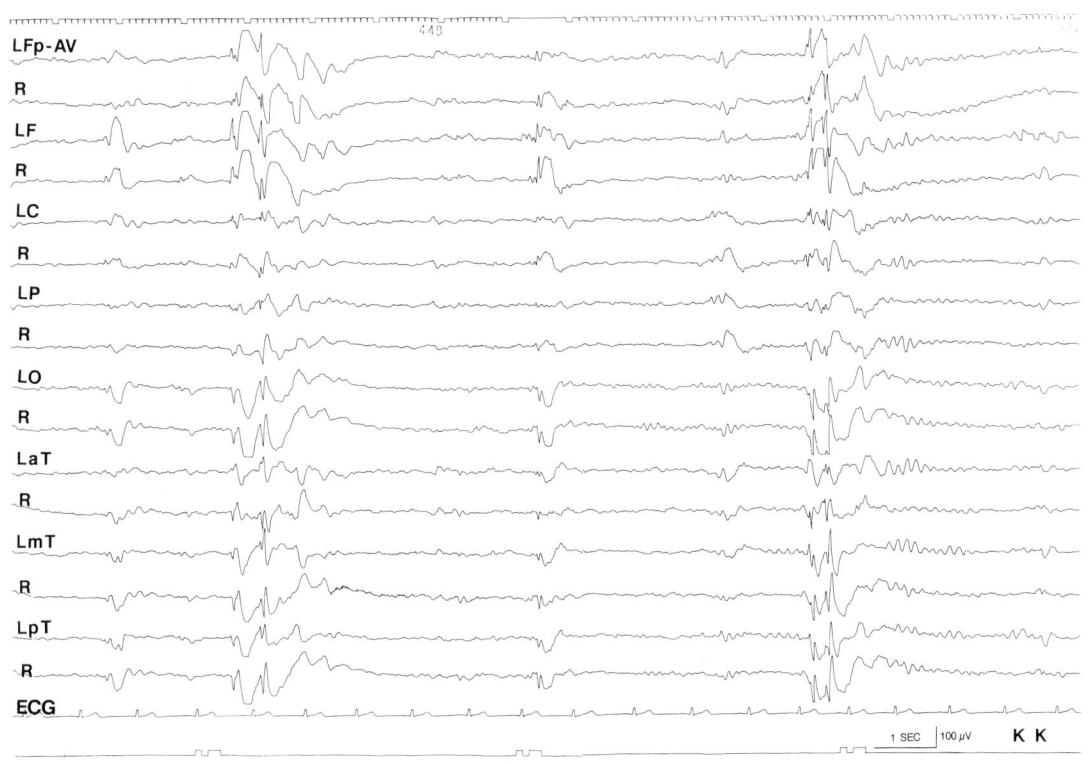

図 3.9 前頭葉内側（intermediate medial frontal）焦点では，しばしば前頭(F)，前頭極(Fp)を中心に両側性にてんかん性異常波が出現する．本例は左前頭葉内側の low grade glioma であったが，左右ほとんど同振幅の異常波が見られる．

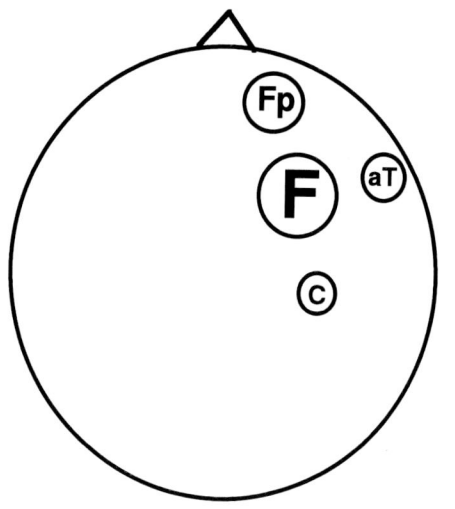
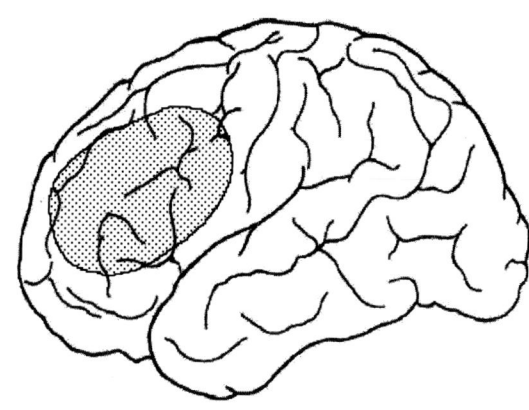
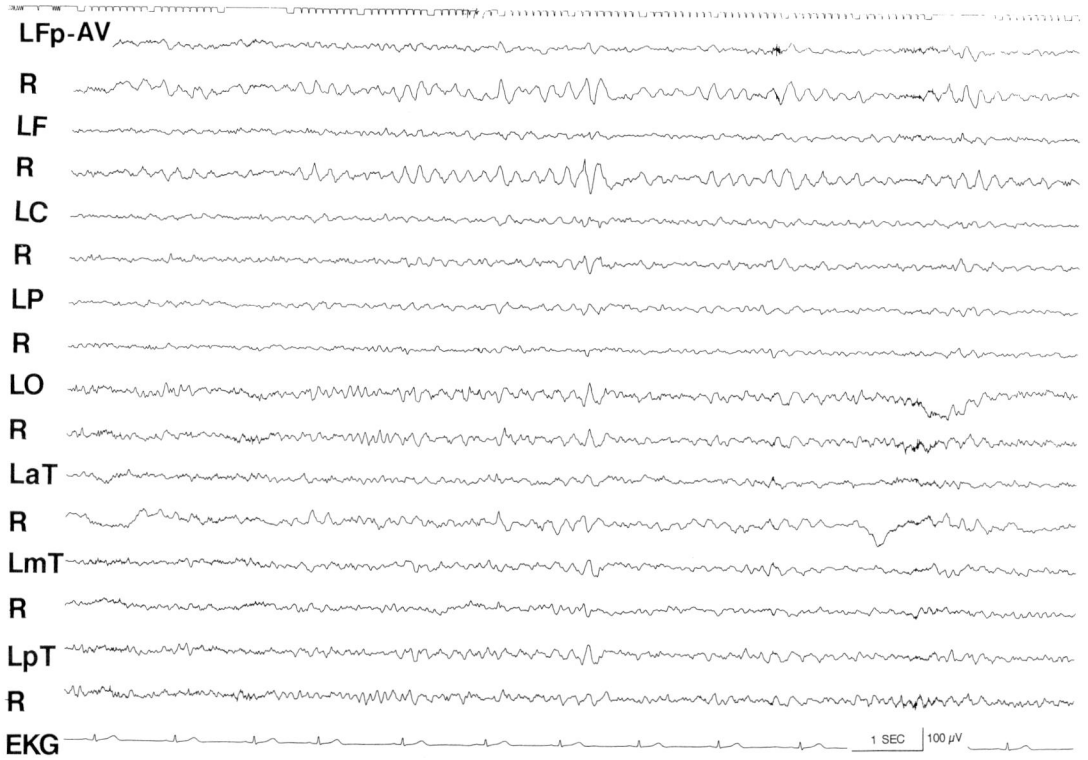

図 3.10 前頭葉外側（intermediate dorsolateral frontal）焦点では，比較的側方化された異常波が前頭部（F）中心に出現し，周囲に波及する．

3. 発作症候と脳波

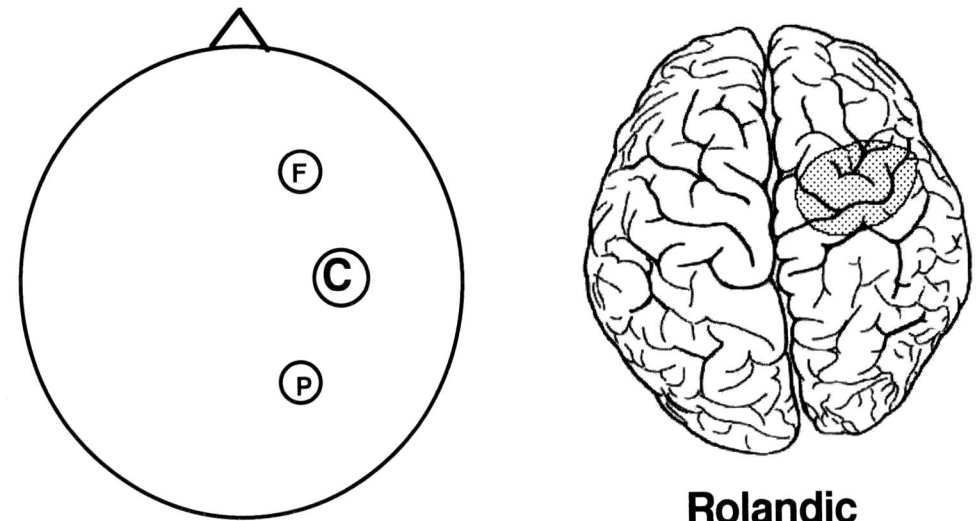

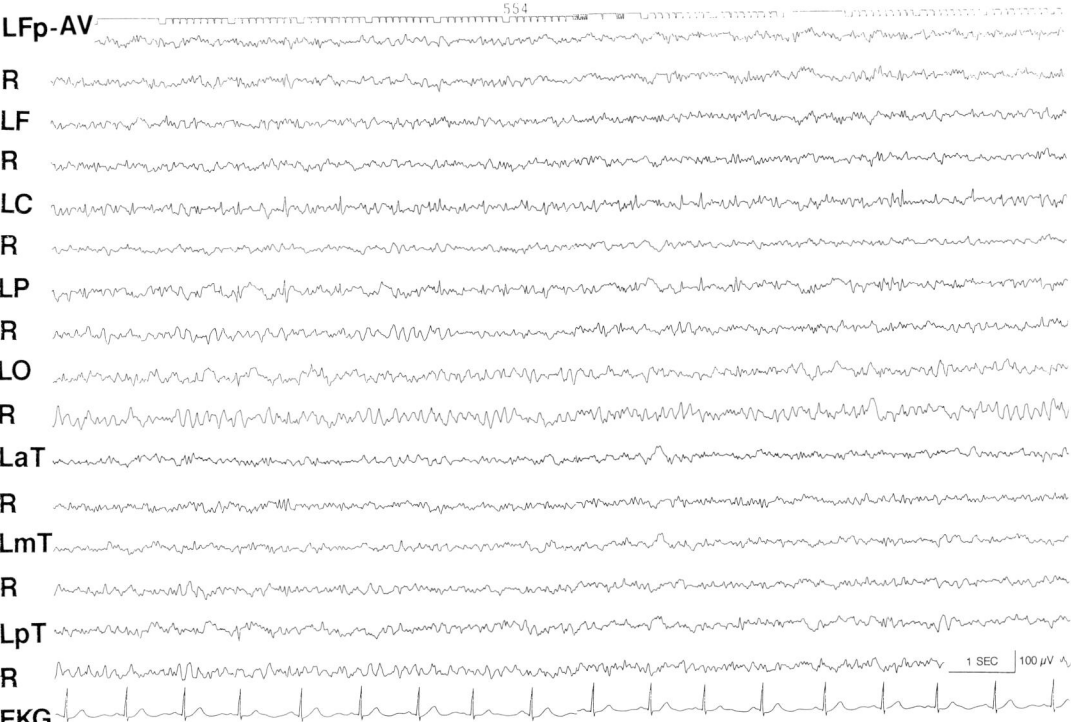

図 3.11 運動野の焦点では，中心部(C)のスパイクが前頭(F)，頭頂(P)に波及するが，ときに頭皮脳波にまったく反映されないこともある．

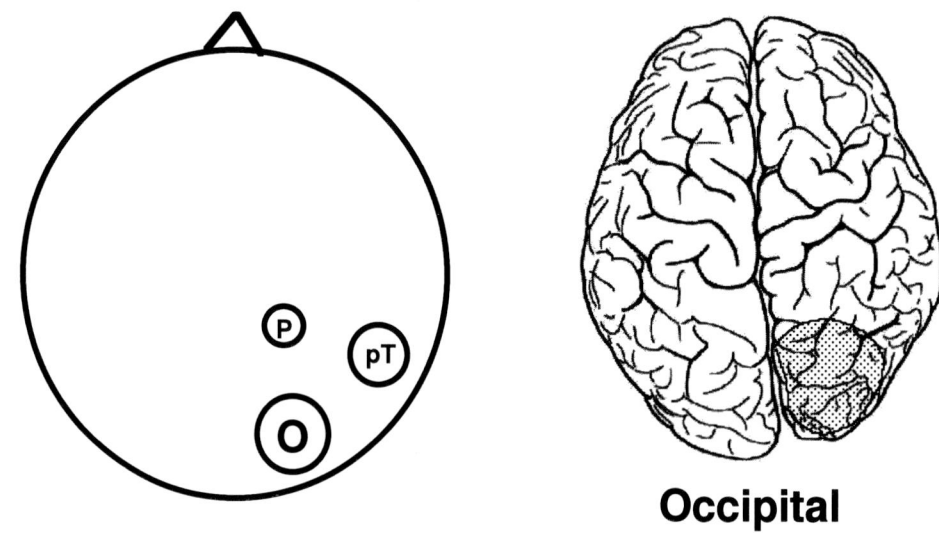

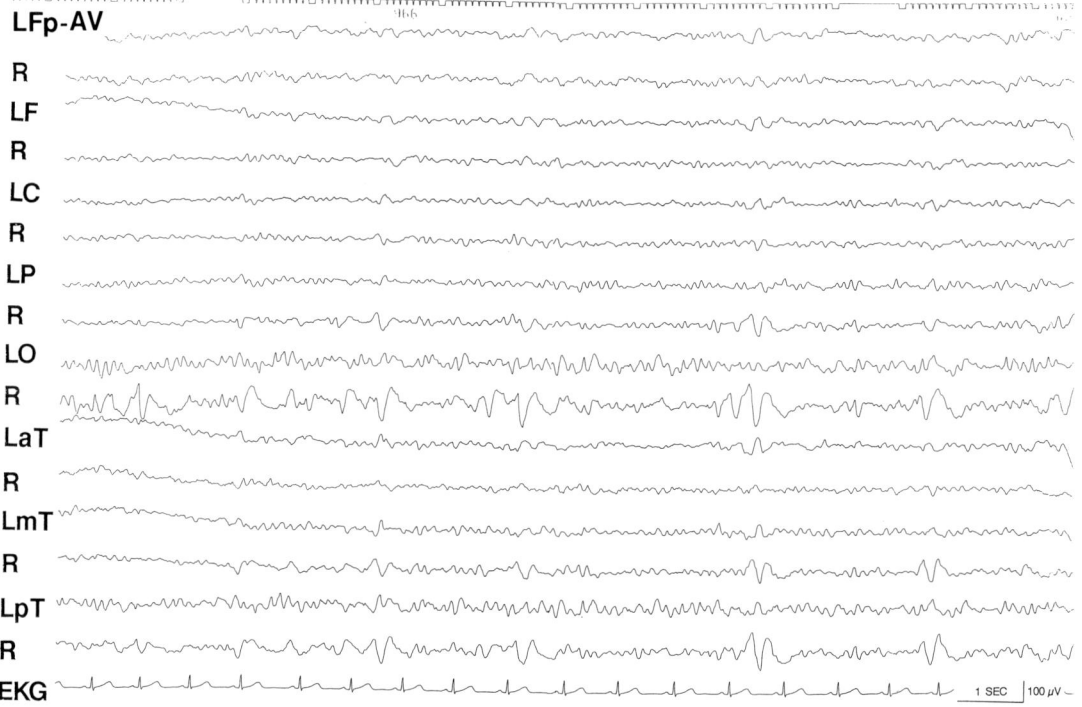

図 3.12 後頭葉焦点は，典型的な場合は後頭部(O)が最大で，次に側頭後部(pT)に顕著なスパイクが見られる．ときに頭頂(P)にも伝播する．一般に後頭葉てんかんの焦点は広範囲に分散していることが多い．

d．運動野とその近傍

運動野はてんかん閾値が低いので比較的小さなスパイクでもてんかん発作につながる．したがって，典型的な場合はやや振幅の低いスパイクが中心部優位に記録されるが(図3.11)，ときには頭皮脳波にはまったく反映されない場合もあるので注意を要する．

C．頭　頂　葉

頭頂葉の発作は，まず体性感覚発作が主体をなし，ときに痛みを伴うこともある（Salanovaら，1995 b）．それ以外に頭頂葉起始のてんかん発作としては，四肢の強直性姿勢発作（tonic posturing of the extremities），複雑部分発作に伴う自動症，間代性単純運動発作などが知られている（Cascinoら，1993；Salanovaら，1995 c）．

頭頂葉の脳波所見は，所見を欠いたり，他の部位に波及して，焦点の局在判断を誤ったりする可能性が高い（Sveinbjornsdottir, Duncan, 1993）．Williamsonら（1992）は，頭頂葉に限局性病変を有するてんかん患者のうち，11人中1人でしか脳波による正確な診断はできなかったと報告している．しかし，典型的な場合は，運動野と同様に頭頂葉に限局した棘波が出現することもある．

D．後　頭　葉

後頭葉てんかんは，1つ以上の発作型を示す例がしばしばみられる（Salanovaら，1992）．始めは視覚性発作から開始することが多く，その内容としては，対側の視野に光や色がチカチカ点滅したり，目の前が真っ暗になったり（ictal amaurosis），目の前が白くなったり，特定の色が見えたりなどの種々のタイプがみられる．しばしば他の脳葉に波及しやすく，側頭葉に伝播すれば複雑部分発作，前頭葉のほうに広がると眼球や頭位を偏位する発作が観察される．しかし，前頭葉の場合と異なり，眼球を偏位する場合でも，眼球が一方に引っ張られる感じ，瞬き，眼球の動揺などの要素をしばしば伴う（Williamson, Spencer, 1986）．

脳波は，多くの場合，陽性所見が得られるが，純粋に後頭葉に限局する例は少なく，側頭後部や頭頂葉に波及することが少なくない（図3.12）．

文　献

Ajmone-Marsan C: Preoperative electroencephalographic localization of large epileptogenic zones in the frontal and temporal lobes. *Can J Neurol Sci* **18**: 564-565, 1991.

Bancaud J, Talairach J, Morel P, et al: "Generalized" epileptic seizures elicited by electrical stimulaitn of the frontal lobe in man. *Electroencephalogr Clin Neurophysiol* **37**: 275-282, 1974.

Bancaud J, Talairach J: Clinical semiology of frontal lobe seizures. In: Advances in Neurology (Chauvel P, Delgado-Escueta A, Halgren E, Bancaud J, ed), Raven Press, New York, 1992, pp 3-58.

Bass N, Wyllie E, Comair Y, Cotagal P, Ruggieri P, Holthausen H: Supplementary sensorimotor area seizures in children and adolescents. *J Pediatr* **126**: 537-544, 1995.

Bossi L, Munari C, Stoffels C, Bonis A, Bacia T, Talairach J, Bancaud J: Somatomotor manifestations in temporal lobe seizures. *Epilepsia* **25**: 70-76, 1984.

Cascino G, Hulihan J, Sharbrough F, Kelly P: Prietal lobe lesional epilepsy: electroclinical correlation and operative outcome. *Epilepsia* **34**: 522-527, 1993.

Chauvel P, Delgado-Escueta A, Halgren E, Bancaud J: Frontal lobe seizures and epilepsies. Advances in Neurology, Raven Press, New York, 1992, vol 57.

Commission on Classification and Terminology of the International League Against Epilepsy: Proposal for revised clinical and electroencephalographic classification of epileptic seizures. *Epilepsia* **22**: 489-501, 1981.

Commission on Classification and Terminology of the International League Against Epilepsy: Proposal for revised classification of epielpsies and epileptic syndromes. *Epilepsia* **30**: 389-399, 1989.

Delgado-Escueta A: Epileptogenic paroxysms: modern approaches and clinical correlations. *Neurology* **29**: 1014-1022, 1979.

Delgado-Escueta A, Bacsal F, Treiman D: Complex partial seizures on closed-circuit television and EEG: a study of 691 attacks in 79 patients. *Ann Neurol* **11**: 292-300, 1982.

Fiol M, Leppik I, Mireles R, Maxwell R: Ictus emeticus and the insular cortex. *Epilepsy Res* **2**: 127-131, 1988.

Fish D, Smith S, Quesney L, Andermann F, Rasmussen T: Surgical treatment of children with medically intractable frontal or temporal lobe epilepsy: results and highlights of 40 years' experience.

Epilepsia **34** : 244-247, 1993.

Gabr M, Lüders H, Dinner D, Morris H, Wyllie E : Speech manifestations in lateralization of temporal lobe seizures. *Ann Neurol* **25** : 82-87, 1989.

Geier S, Bancaud J, Talairach J, Bonis A, Szikla GM : The seizures of frontal lobe epilepsy. *Neurology* **27** : 951-958, 1977.

Gibbs E, Gibbs F, Fuster B : Psychomotor epilepsy. *Arch Neurol Psychiatry* **60** : 331-339, 1948.

日吉俊雄, 宮越雅子, 八木和一, 清野昌一 : 側頭葉てんかんの自動症. 発作症状・脳波関連からみた症候論. てんかん研究 **3** : 97-107, 1985.

Holmes G : Partial complex seizures in children : an analysis of 69 seizures in 24 patients using EEF FM radiotelemetry and videotape recording. *Electroencephalogr Clin Neurophysiol* **57** : 13-20, 1984.

Jensen I, Vaernet K : Temporal lobe epilepsy. Follow-up investigation of 74 temporal lobe resected patients. *Acta Neurochir* **37** : 173-200, 1977.

King D, So E, Marcus R, Gallagher B : Technique and applications of sphenoidal recording. *J Clin Neurophysiol* **3** : 51-65, 1986.

Koerner M, Laxer K : Ictal speech, postictal language dysfunction, and seizure lateralization. *Neurology* **38** : 634-636, 1988.

Krammer R, Lüders H, Goldstick L, Dinner D, Morris H, Lesser R, Wyllie E : Ictus emeticus : an electro-clincial analysis. *Neurology* **38** : 1048-1052, 1988.

久郷敏明 : てんかん学の臨床, 星和書店, 東京, 1996.

Lennox W : Phenomena and correlates of the psychomotor triad. *Neurology* **1** : 357-371, 1951.

Lieb J, Walsh G, Babb T, Walter R, Crandall P : A comparison of EEG seizure patterns recorded with surface and depth electorodes in patients with temporal lobe eilepsy. *Epilepsia* **17** : 137-160, 1976.

Lorenzo N, Parisi J, Cascino G, Jack CJ, Marsh W, Hirschorn K : Intractable frontal lobe epilepsy : pathological and MRI features. *Epilepsy Res* **20** : 171-178, 1995.

Maldonado H, Delgado-Escueta A, Walsh G, Swartz B, Rand R : Complex partial seizures of hippocampal and amygdalar origin. *Epilepsia* **29** : 420-433, 1988.

Mayanagi Y, Walker A : Experimental temporal lobe epilepsy. *Brain* **97** : 423-446, 1974.

真柳佳昭, Walker A : サルにおける側頭葉てんかんの実験的研究. 神経外科 **16** : 255-263, 1976.

Mazars G : Criteria for identifying cingulate epilepsies. *Epilepsia* **11** : 41-47, 1970.

Morris H III, Dinner D, Lüders H, Wyllie E, Kramer R : Supplementary motor seizures : clinical and electroencephalographic findings. *Neurology* **38** : 1075-1082, 1988.

Morris H III : Frontal lobe epilepsy. In : Epilepsy Surgery (Lüders H, ed), Raven Press, New York, 1991, pp 157-165.

Niedermeyer E, Fineyre F, Riley T, Uematsu S : Absence status (petit mal status) with focal characteristics. *Arch Neurol* **36** : 417-421, 1979.

Organizing Committee (Chairmen : Delgado-Escueta A, Chauvel P, Halgren E, Bancaud J) : A NATO Internatioanl Advanced Reasearch Workshop on Frontal Lobe Seizures and Epilepsies. *Epilepsia* **29** : 204-221, 1988.

Penfield W, Welch K : The supplementary motor area of the cerebral cortex. A clinical and experimental study. *Arch Neurol Psychiatry* **66** : 289-317, 1951.

Penfield W, Faulk M : The insula. Further observations on its function. *Brain* **78** : 445-470, 1955.

Quesney L : Electroencephalographic and clinical manifestations of frontal and temporal lobe epilepsia. *Epilepsia* **29** : 210, 1988.

Quesney L, Olivier A : Pre-operative EEG evaluation in frontal lobe epilepsy. *Acta Neurol Scand* (Suppl) **117** : 61-72, 1988.

Quesney L, Constain M, Rasmussen T, Stefan H, Olivier A : How large are frontal lobe epileptogenic zones? EEG, ECoG, and SEEG evidence. In : Advances in Neurology (Chauvel P, Delgado-Escueta A, Halgren E, Bancaud J, ed), Raven Press, New York, 1992, pp 707-732.

Rasmussen T : Tailoring of cortical excisions for frontal lobe epilepsy. *Can J Neruol Sci* **18** : 606-610, 1991.

Rasmussen T : How large are frontal lobe epileptogenic zones? Surgical aspects. In : Advances in Neurology (Chauvel P, Delgado-Escueta A, Halgren E, Bancaud J, ed), Raven Press, New York, 1992, pp 325-330.

Risinger M, Engel J Jr, Van Ness P, Henry T, Crandall P : Ictal localization of temporal lobe seizures with scalp/sphenoidal recordings. *Neurology* **39** : 1288-1293, 1989.

Rougier A, Loiseau, P : Orbital frontal epilepsy : a case report. *J Neurol Neurosurg Psychiatry* **51** : 146-157, 1988.

Rougier A, Dartigues J, Commenges D, Claverie B, Loiseau P, Cohadon F : A longitudinal assessment of seizure outcome and overall benefit from 100 cortectomies for epilepsy. *J Neurol Neurosurg Psychiatry* **55** : 762-767, 1992.

Rovit R, Gloor P, Rasmussen T : Sphenoidal electrodes in the elelctrographic study of patients with temporal lobe epilepsy. An evaluation. *J Neursurg* **18** : 151-158, 1961.

Salanova V, Andermann F, Olivier A, Rasmussen T,

Quesney F : Occipital lobe epilepsy : electroclinical manifestations, electrocorticography, cortical stimulaiton and outcome in 42 patietns treated between 1930 and 1991. *Brain* **115** : 1655-1680, 1992.

Salanova V, Morris H III, Van Ness P, Lüders H, Dinner D, Wyllie E : Comparison of scalp electroencephalogram with subdural electrocorticogram recordings and functional mapping in frontal lobe epilepsy. *Arch Neurol* **50** : 294-299, 1993.

Salanova V, Morris H, Van-Ness P, Wyllie E, Lüders H : Frontal lobe seizures : electroclinical syndromes. *Epilepsia* **36** : 16-24, 1995 a.

Salanova V, Andermann F, Rasmussen T, Olivier A, Quesney L : Parietal lobe epilepsy. Clinical manifestations and outcome in 82 patients treated surgically between 1929 and 1988. *Brain* **118** : 607-627, 1995 b.

Salanova V, Andermann F, Rasmussen T, Olivier A, Quesney L : Tumoural parietal lobe epilepsy. Clinical manifestations and outcome in 34 patients treated between 1934 and 1988. *Brain* **118** : 1289-1304, 1995 c.

佐野圭司, 喜多村孝一 : 精神運動発作の焦点. 脳神経 **6** : 247-272, 1954.

Spencer S, Spencer D, Williamson P, Mattson R : Sexual automatisms in complex partial seizures. *Neurology* **33** : 527-533, 1983.

Spencer S, Williamson P, Bridgers S, Mattson R, Cicchetti D, Spencer D : Reliability and accuracy of localization by scalp ictal EEG. *Neurology* **35** : 1567-1575, 1985.

Stores G, Zaiwalla Z, Bergel N : Frontal lobe complex partial seizures in children : a form of eilepsy at particular risk of misdiagnosis. *Develop Med Child Neurol* **33** : 998-1009, 1991.

Sveinbjornsdottir S, Duncan J : Parietal and occipital lobe epilepsy : a review. *Epilepsia* **34** : 493-521, 1993.

Tükel K, Jasper H : The electroencephalogram in parasagittal lesions. *Electroencephalogr Clin Neurophysiol* **4** : 481-494, 1952.

Veilleux F, Saint-Hilaire J, Giard N, Turmel A, Bernier G, Rouleau I, Mercier M, Bouvier G : Seizures of the human medial frontal lobe. In : Frontal Lobe Seizures and Epilepsies (Chauvel P, Delgado-Escueta A, Halgren E, Bancaud J, ed), Raven Press, New York, 1992, pp 245-255.

Wada J : Nocturnal recurrence of brief, intensely affective vocal and facial expression with powerful bimanual, axial, and pelvic activity with rapid recovery as manifestations of mesial frontal lobe seizuure. *Epilepsia* **29** : 209, 1988.

Waterman K, Purves S, Kosaka B, Wada J : An epileptic syndrome caused by mesial frontal lobe seizure foci. *Neurology* **37** : 577-582, 1987.

Wieser H : Electroclinical Features of the Psychomotor Seizure, Gustav Fischer, Butterworths, Stuttgart, London, 1983.

Wieser H : Differentiating frontal from temporal lobe seizures. *Epilepsia* **29** : 208-209, 1988.

Williams L, Thompson E, Lewis D : Intractable complex partial seizures : the 'initial motionless stare' and surgical outcome following temporal lobectomy. *Neurology* **37** : 1255-1258, 1987.

Williamson P, Spencer D, Spencer S, Novelly R, Mattson R : Complex partial seizures of frontal lobe origin. *Ann Neurol* **18** : 497-504, 1985.

Williamson P, Spencer S : Clinical and EEG features of complex partial seizures of extratemporal origin. *Eplepsia* **27** (Suppl 2) : S 46-S 63, 1986.

Williamson P, Wieser H, Delgado-Escueta A : Clinical characteristics of partial seizures. In : Surgical Treatment of the Epilepsies (Engel J Jr, ed), Raven Press, New York, 1987, pp 101-120.

Williamson P : Frontal lobe seizures : problems with diagnosis and localization. *Epilepsia* **29** : 207, 1988.

Williamson P, Boon P, Thadani V, Darcey T, Spencer D, Spencer S, Novelly R, Mattson R : Parietal lobe epilepsy : diagnostic considerations and results of surgery. *Ann Neurol* **31** : 193-201, 1992.

Wyler A, Richey E, Hermann B : Comparison of scalp to subdural recordings for localizing epileptogenic foci. *J Epilepsy* **2** : 91-96, 1989.

Wyllie E, Wyllie R, Kotagal P, Lüders H, Kanner A : Comfortable insertion of sphenoidal electrodes in children. *Epilepsia* **31** : 521-523, 1990.

4. 画像診断

　てんかんの画像診断には，頭部単純X線写真，CTスキャン，MRI，SPECT，PETなどいろいろな手段が用いられる．CT，MRIは，形態学的な異常を診断するものであり，SPECT，PETは脳代謝の観点からてんかん焦点の広がりを診断する方法である．頭部X線写真は手術に際して，骨の厚さを見たり，乳突蜂巣や前頭洞の発達具合を確認しておくためにもぜひ必要である．

（1） CTスキャン

　てんかんの焦点診断において，CTスキャンの有用性としては2つの点があげられる．1つは，脳全体の形態の観察である．両側半球，一側半球，あるいは2つの脳葉にまたがる広範囲な萎縮（図4.1）は，MRIの細部の診断にのみ注意を奪われていると，えてして見逃しがちである．いきなりMRIで脳の細部を検討するのではなく，まず，CTスキャンで脳全体をよく観察する習慣をつけておくことが大切である．

　CTスキャンがMRIにまさる第2の点は石灰化の診断である．てんかん原性病変の中には，血管腫（図4.2），ganglioglioma（図4.3），結節性硬化症（図4.4）など石灰化を伴うものが少なくない．石灰化が発見されれば，てんかんの責任病巣の発見につながるので，小さな石灰化も見逃さないように注意深い読影が必要である．

（2） MRI

　MRIの登場により，てんかん外科の可能性は大きく開かれたといえる（森竹，1990）．MRIの利点は，3次元的に，いろいろな断層面で脳を観察できることである．とくに，最近はMRIの精度が非常に向上しているので，脳溝の1つ1つまで正確にたどることができる．このことは逆に，MRIを判読する側に正確な解剖学的知識が要求されることにもなる．MRIを解剖学的に正確に判読するためには，いくつかの基本となるスライスがある．これらのkey sliceの解剖をしっかり頭に入れておけば，その他のスライスはその応用により，容易に判読可能となる．

a．解　剖
Rolandic cortex 近傍

　OML（orbitomeatal line）から8～10cmくらい上方のMRI水平断像でrolandic cortexを確認するには，中心前溝，中心溝，中心後溝の明瞭な3本の脳溝に，前方から上前頭溝，後方から頭頂間溝がこの3本線に直交するパターンを確認すればよい．とくに中心溝は，3本の脳溝の中でもひときわ溝が深く幅が広い（図4.5）．

　次に正中面に近い矢状断面（図4.6）では，まず脳梁を確認する．脳梁の上縁に沿って帯状回が見られる．帯状回の上方の境界は帯状溝であるが，これを後方にたどっていくと，急に上方に屈曲する．この屈曲部分が帯状溝辺縁枝で，その前方の上にコの字型の脳回が傍正中小葉（lobulus paracentralis）である．帯状溝辺縁枝と頭頂後頭溝の間が頭頂葉の楔前部，頭頂後頭溝と鳥距溝の間の明瞭な三角形が後頭葉楔部になる．

基底核

　OMLから上方5cmくらいの水平断面で最もよく基底核が観察できる（図4.7）．側脳室前角の外側に接する灰白質が尾状核である．また，側脳室体部の後半に接するのが視床である．外側にくの字型に走る白質が内包に相当する．このくの字に包まれている外側の内側に凸の三角形の灰白質の内側部分が淡蒼球，外側部分が被殻になる．被殻の外側の薄い白質を越えると島に達し，その表面はシルヴィウス裂である．

4. 画 像 診 断

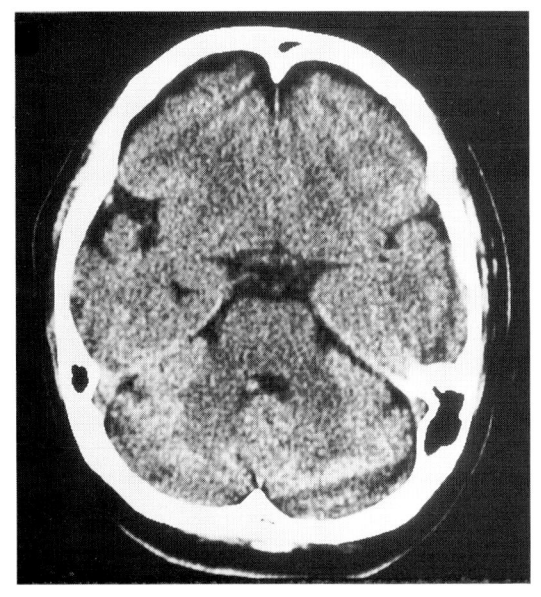

図 4.1 右前頭葉から側頭葉にかけて，びまん性の萎縮が存在するのがわかる．このように，CT は，脳全体の形態を把握するのには，MRI より有力なことがある．

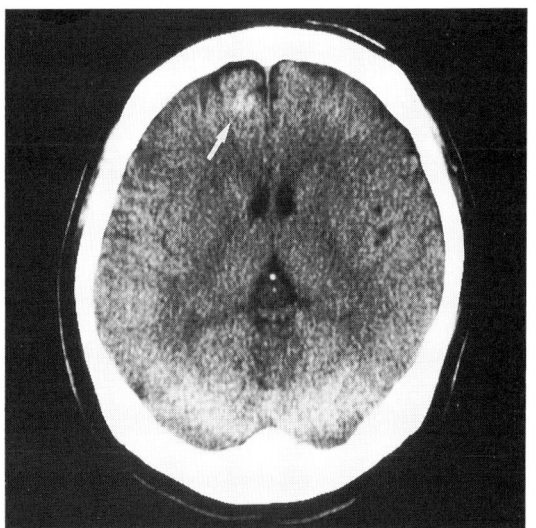

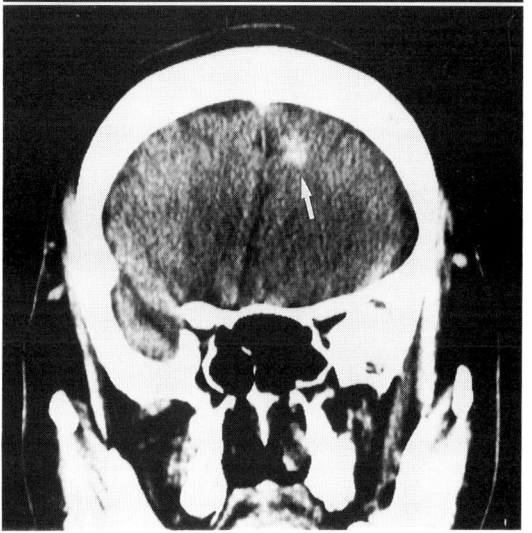

図 4.2 CT で発見された右前頭葉先端部の海綿状血管腫の石灰化（上下とも矢印）．水平断像と冠状断像から，石灰化は前頭葉の先端内側で，脳実質内にもぐっていることがわかる．

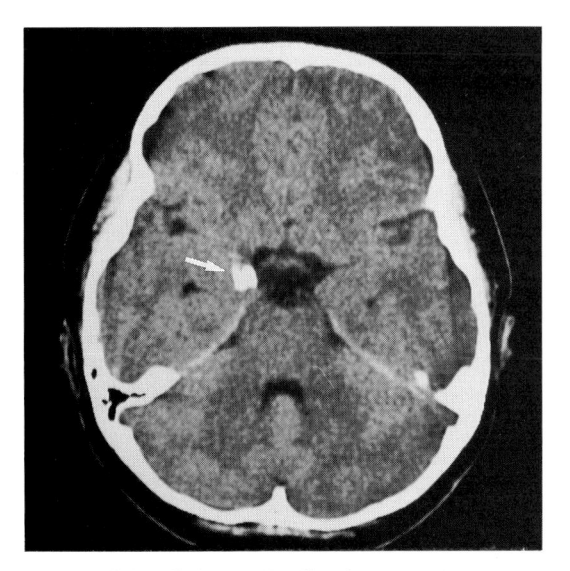

図 4.3 右側頭葉鈎の石灰化（矢印）．手術の結果，病理組織は ganglioglioma であった．Ganglioglioma は約 40％で，CT で石灰化が見られる．

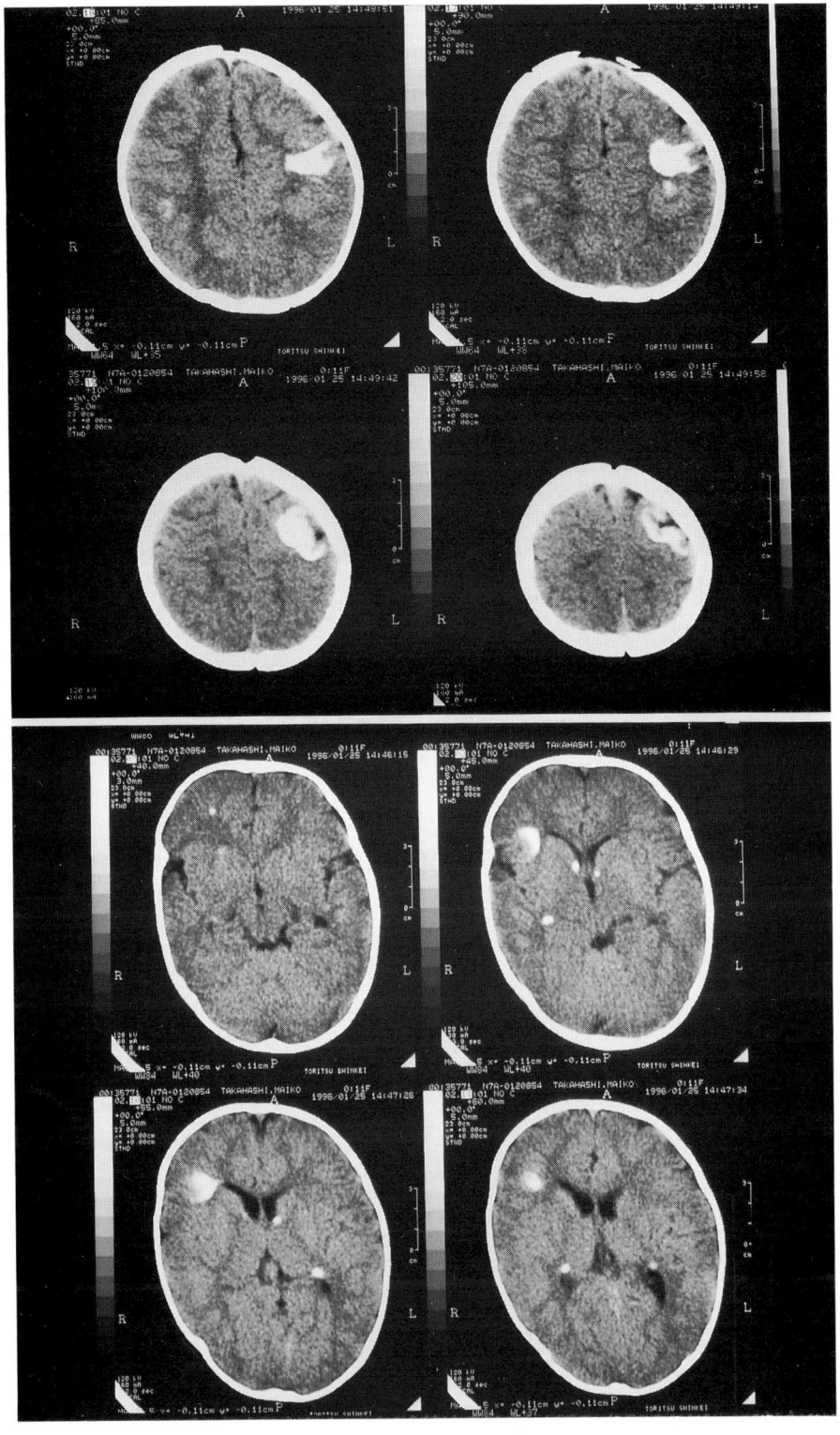

図 4.4 結節性硬化症における皮質結節の石灰化．左頭頂部と右前頭部に大きな石灰化があるが，それ以外にも脳室周辺や脳実質内に多数の小石灰化を認める．

4. 画像診断

[MRI 診断に必要な解剖]（図 4.5-4.8）

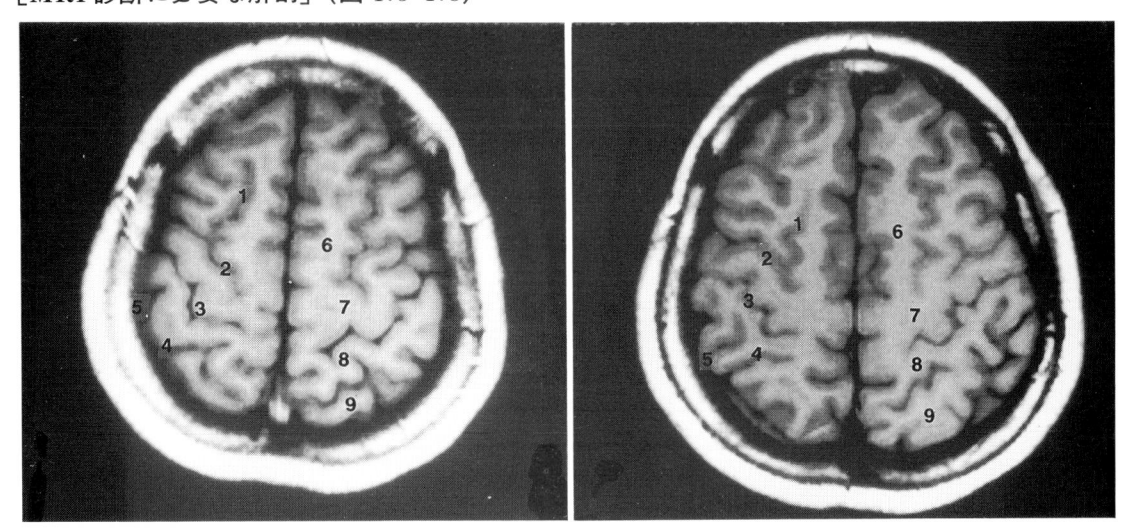

図 4.5 MRI T₁ 強調像の水平断像．このレベルでは，中心溝前後の解剖を確認しやすい．中心溝に平行に中心前溝，中心後溝の 3 本の脳溝があり，前方では上前頭溝がこれに直交し，後方では頭頂間溝がやや下方で同様に直交する特徴的なパターンを示す．
1：上前頭溝（superior frontal sulcus），2：中心前溝（precentral sulcus），3：中心溝（central sulcus），4：中心後溝（postcentral sulcus），5：頭頂間溝（intraparietal sulcus），6：上前頭回（superior frontal gyrus），7：中心前回（precentral gyrus），8：中心後回（postcentral gyrus），9：上頭頂小葉（superior parietal lobule）．

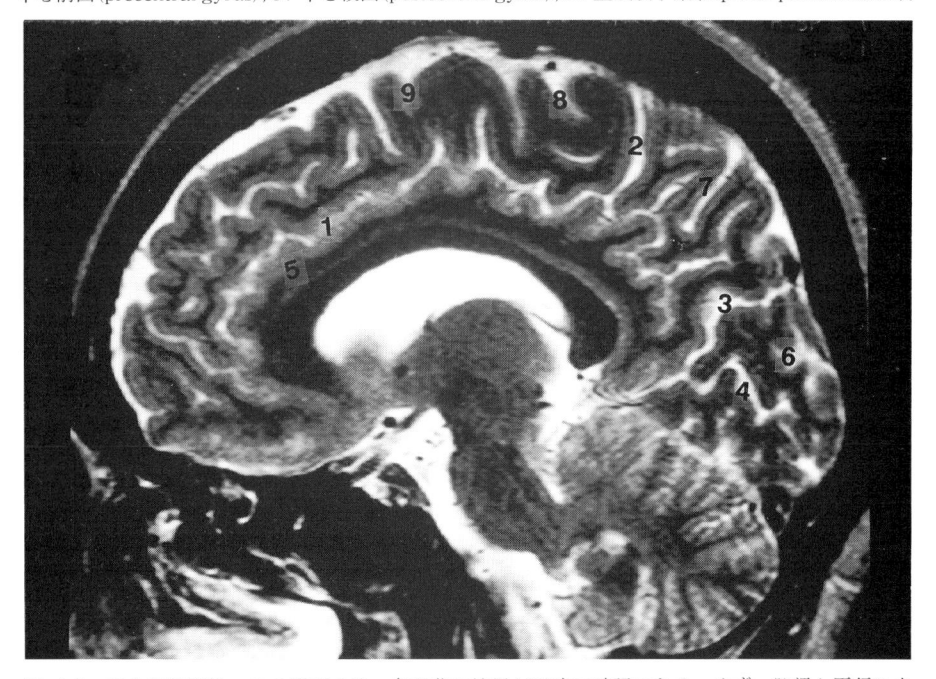

図 4.6 正中矢状断像．この断面では，各脳葉の境界が明瞭に確認できる．まず，脳梁と平行に走る帯状溝を後方にたどると，途中で急角度に上方に折れ曲がる．この枝が帯状溝辺縁枝で，この前方が中心傍小葉となる．この後方は楔前部と楔部が頭頂後頭溝で境されている．楔部の下端の深い脳溝は鳥距溝である．
1：帯状溝（cingulate sulcus），2：帯状溝辺縁枝（marginal branch of cingulate sulcus），3：頭頂後頭溝（parietooccipital sulcus），4：鳥距溝（calcarine sulcus），5：帯状回（cingulate gyrus），6：楔部（cuneus），7：楔前部（precuneus），8：中心傍小葉（paracentral lobule），9：上前頭回（superior frontal gyrus）．

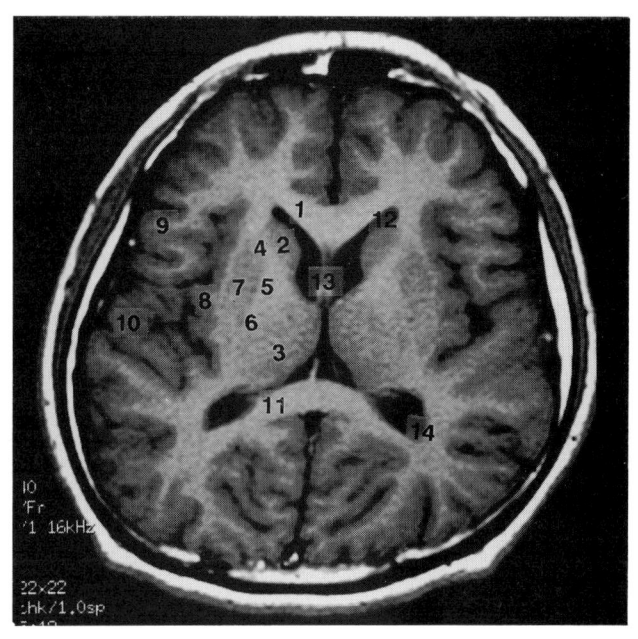

図 4.7 OMLから5cmぐらい上方の水平断像は，基底核の構造が最も明瞭に識別できる．
1：脳梁小鉗子（forceps minor of corpus callosum），2：尾状核頭（head of caudate nucleus），3：視床（thalamus），4：内包前肢（anterior limb of internal capsule），5：内包膝（genu of internal capsule），6：内包後肢（posterior limb of internal capsule），7：被殻（putamen），8：島（insula），9：前頭弁蓋（frontal operculum），10：頭頂弁蓋（parietal operculum），11：脳梁大鉗子（forceps major of corpus callosum），12：側脳室前角（anterior horn of lateral ventricle），13：透明中隔（septum pellucidum），14：側脳室後角（posterior horn of lateral ventricle）．

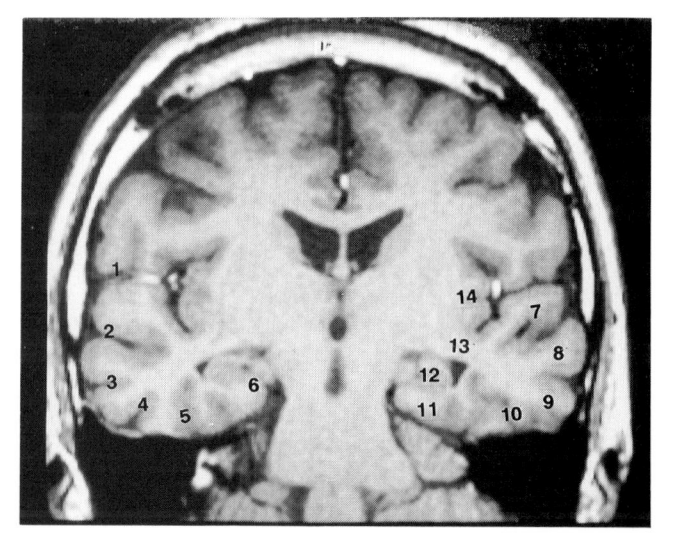

図 4.8 海馬頭が出現する冠状断像．この面では側頭葉の構造がよく識別できる．
1：シルヴィウス裂（sylvian fissure），2：上側頭溝（superior temporal gyrus），3：中側頭回（middle temporal gyrus），4：下側頭溝（inferior temporal gyrus），5：側副溝（collateral sulcus），6：海馬溝（hippocampal sulcus），7：上側頭回（superior temporal gyrus），8：中側頭回（middle temporal gyrus），9：下側頭回（inferior temporal gyrus），10：紡錘状回（fusiform temporal gyrus），11：海馬傍回（parahippocampal gyrus），12：海馬（hippocampus），13：側頭幹（temporal stem），14：島（insula）．

側頭葉

　脳前頭極の7〜8cm後方の冠状断面で海馬頭が出現する（図4.8）．これは側頭極から約4cm後方となる．シルヴィウス裂から下方に，上側頭回，中側頭回，下側頭回，紡錘状回と続き，紡錘状回と海馬傍回の間に側副溝（collateral suclus）と呼ばれる深い脳溝がある．この脳溝より外側が新皮質，内側が側頭葉の辺縁系となる．側副溝は側脳室下角に向かって陥入しており，脳室内で側副隆起（collateral eminence）と呼ばれる高まりとなっている．海馬頭の内側は海馬采となり，脳室内壁を構成する菲薄な部分は海馬采ヒモと称し，側脳室脈絡叢が付着する．下角の天井を形成する白質は側頭幹（temporal stem）で，側頭葉てんかんの手術では重要な構造である．

　以上の解剖を念頭におきながら，MRI上で観察されるてんかん原性病変を見ていくことにしよう．MRIで診断可能なてんかん原性病変には，腫瘍，皮質形成異常，海馬硬化症，血管奇形，グリオーシスなどがあげられる（Jack, 1995）．以下，疾患別にこれらのMRI画像の特徴を見てみよう．

b．腫瘍，血管腫，グリオーシスなど

　長期治療を受けているてんかん患者や若年のてんかん患者で，low grade glioma（Ceddiaら，1993）（図4.9），ganglioglioma（Zentnerら，1994）（図4.10），dysembryoplastic neuroepithelial tumor（DNT）（Daumas-Duportら，1988）（図4.11）などが，てんかんの原因として発見されることは珍しくない．

　Zentnerらの51例のganglioglimaの手術例の報告によると，84％が側頭葉，10％が前頭葉に発生している．MRI画像上では，腫瘍の実質部分はT_2強調像よりプロトン密度像のほうが高信号域に描出されやすく，T_1強調像では，実質部分は等信号となる．嚢胞部分は57％で観察された．また，CTスキャンを施行した17例中7例（41％）で，石灰化がみられた．

　DNTは，側頭葉と前頭葉に2対1の割合で好発し，石灰化が20％に，CT上の造影効果が30％に認められる．また，血管奇形では，海綿状血管腫，静脈性血管腫，動静脈奇形などがてんかんの原因となる．海綿状血管腫はローランド野近傍に好発するが，側頭葉に見られることもある．脳血管撮影ではまれに毛細血管相で淡いblushが見られるが，一般にはCTやMRIで診断が可能である（図4.12）（Lechevalier, Houtteville, 1992）．静脈性血管腫は，脳血管撮影で拡張した髄内静脈が脳表の導出静脈に集まっている所見が見られ，MRIではflow voidとしてみられる（安藤ら，1994）．この血管腫は発達過程における一種の奇形で，灌流静脈として重要な役割を果たしていることが多いので，安易な切除は慎む必要がある（Cheong, Tan, 1993）．動静脈奇形は最も頻度の高い血管奇形で，出血やけいれん発作で発症する．血管撮影で拡張した栄養動脈，巣状部（nidus），怒張した導出静脈などが描出される．MRI T_2強調像で，病巣周辺に高信号域が広がるものはグリオーシスを伴っている可能性が高く，手術に際しては，周辺のてんかん原性領域を取り残さないようにする配慮が要求される．動静脈奇形の摘出後に難治てんかんが残存することは，日常臨床でしばしば遭遇することである．これは，病巣周辺に取り残されたグリオーシスが関与しているものと思われる．

　大脳皮質のグリオーシスについては，必ずしもMRIで診断可能なわけではないが，限局性の脳萎縮や，T_2強調像で高信号域で描出されれば診断可能となる（図4.13）．

　その他，脳梗塞巣（図4.14）や脳回の瘢痕形成（ulegyria）（図4.15）がてんかん原性病変となることもある．

c．海馬硬化症

　海馬などの側頭葉内側構造を正確に描出するには，側頭葉長軸に垂直（ほぼ斜台に平行）に，3〜5mm間隔の冠状断層撮影が有効である（Jacksonら，1990）（図4.16）．T_1強調像，T_2強調像，プロトン密度強調像，FLAIR（fluid attenuated inversion recovery）（Berginら，1995；Wieshmannら，1996）などの撮像法を併用すると，海馬硬化症の診断がより確実になるばかりでなく，腫瘍や皮質形成異常などを見逃す危険性も減少

[MRI上の器質的病巣]（図4.9-4.14）

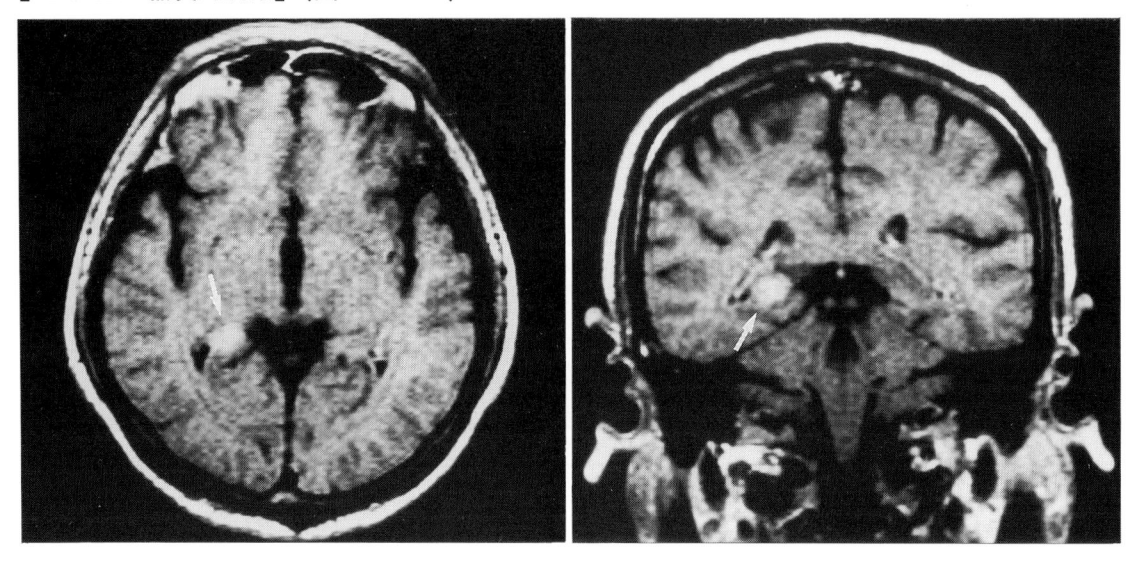

図4.9 海馬体後部から海馬尾部を占拠するグリオーマ．Gd-DTPAで造影されている（左右とも矢印）．

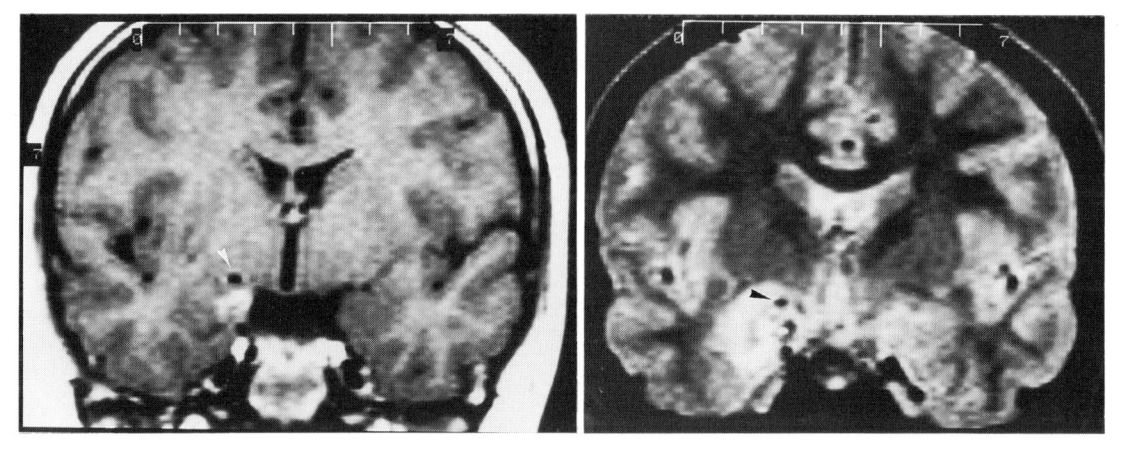

図4.10 側頭葉鉤のganglioglioma．T_1強調像，T_2強調像とも，石灰化の部分（矢尻印）が低信号域となっている．

4. 画 像 診 断

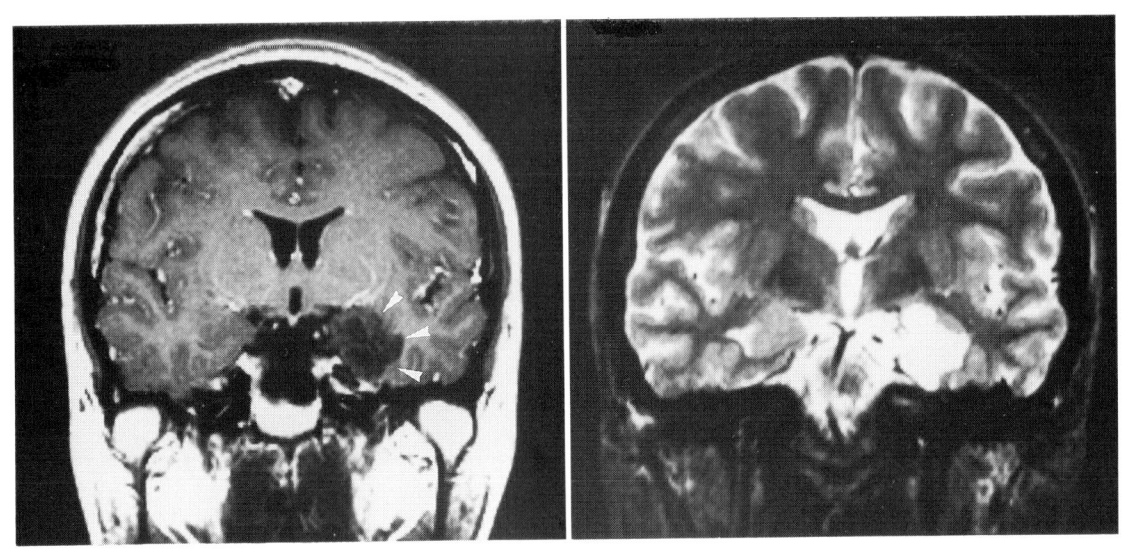

図 4.11 Dysembryoplastic neuroepithelial tumor（DNT）の MRI 像. Gd-DTPA では造影されず，不均一な低信号域となっている（左，矢尻印）. T_2 強調像では，腫瘍全体が高信号域として描出されている.

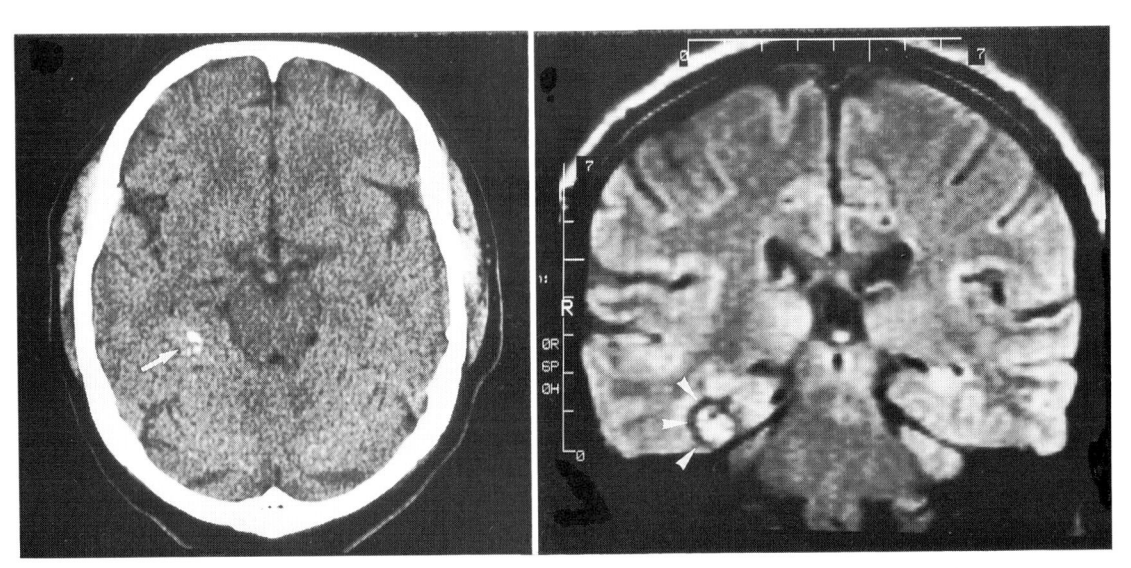

図 4.12 CT スキャンで側頭葉深部に小石灰化（左図矢印）が認められ，プロトン密度強調像で血管腫が高信号域で描出され，その周囲に陳旧性の出血が低信号域で認められる.

34　　　　　　　　　　　　　　　　4．画像診断

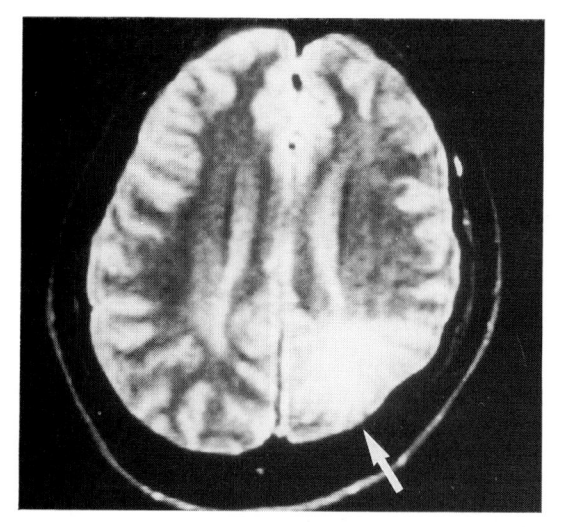

図 4.13 グリオーシスが T_2 強調像で高信号域に描出されている．高信号域の部位は全体に萎縮している．

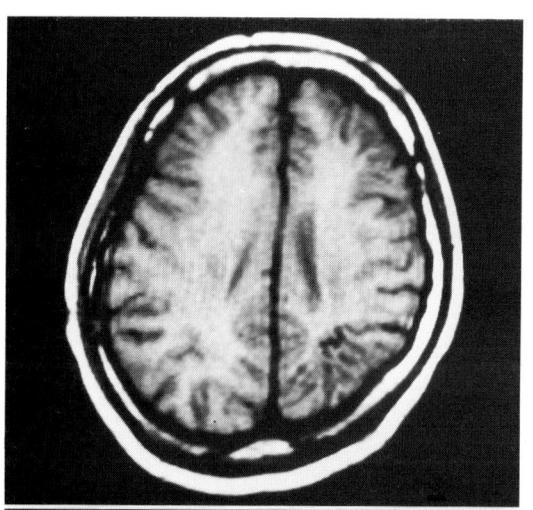

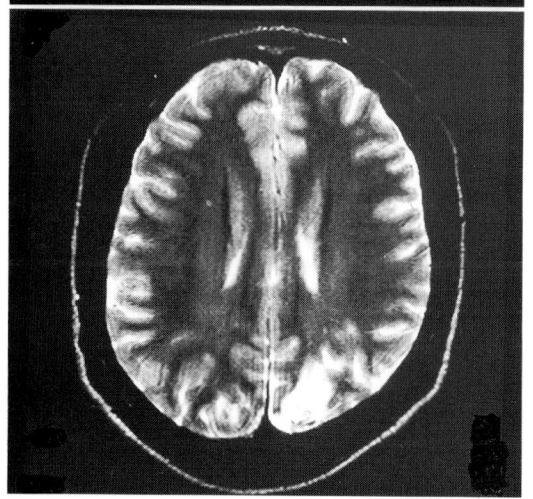

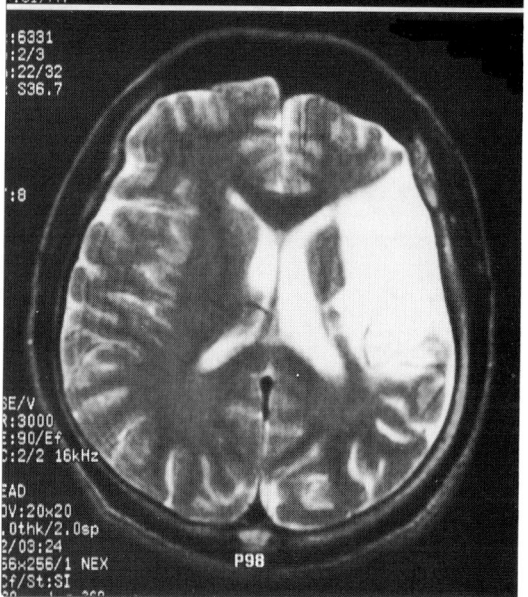

図 4.14 古い梗塞巣のてんかん原性病巣．T_1 強調像（上）で低信号域，T_2 強調像（下）で高信号域として描出されている．

図 4.15 瘢痕脳（ulegyria）のMRI像．T_1 強調像（上）で極端に萎縮し変形した組織が，T_2 強調像（下）で不規則な高信号域として描出されている．

する．

まず，精度の高い T_1 強調像の拡大像で側頭葉内側構造を解剖学的に正確に把握しなければならない．側頭葉前方から，側頭葉先端部，扁桃体，扁桃体と海馬頭，海馬頭，海馬体，海馬尾部が主体となる6つの断面（図4.17～4.22）を意識して観察する習慣をつけておくとよい．このとき重要なことは，扁桃体と海馬の位置関係である．扁桃体は側脳室下角の天井を構成するので，扁桃体の下方に下角がくることになる．一方，海馬は下角の床を形づくるので，下角は海馬の上縁をかたちどる．側頭極から3～4cmの間で，1つの冠状断面に扁桃体と海馬が同時に出現する．このときは扁桃体と海馬頭の外側に下角が現れる．このように，下角の位置により，内側構造を正確に判断できる．

さて，側頭葉てんかんの最大の原因である海馬硬化症は海馬そのものの変化であるが，海馬だけの萎縮にとどまる場合と，海馬の周辺にまで変化が及んでいる場合とがある．患側の側頭葉そのものが萎縮している small temporal lobe では，個々の脳回が小さく，脳溝が拡大している（図4.23）．また，乳幼児期の脳炎から後年になって側頭葉てんかんを発症した例では，患側の半球全体が萎縮していることも珍しくない（図4.24）．萎縮が海馬のみに限局する例ではきわめて軽微なことも多いので，注意深い観察が要求される（図4.25）．海馬の萎縮が疑われたら，T_2 強調像（図4.26），プロトン密度像，FLAIR などで，海馬が高信号域に描出されていないかを検討する．Bronen ら（1995）によれば，海馬の萎縮が MRI 画像上で認められる頻度は，海馬体，海馬尾部，海馬頭の順番であり，T_2 強調像による高信号域もこの順番で出現しやすいという．したがって，FLAIR 冠状断像の観察では，海馬頭だけに注目せず，海馬全体を子細に観察する必要がある（図4.27～4.29）．

海馬の容積を測定して左右差を比較する定量的方法も広く行われており，他の検査法と併用して用いれば独自の有効性が期待できる（Jack ら，1992；Watson ら，1992；Cendes ら，1993）．

d．皮質形成異常

皮質形成異常の診断には，MRI がきわめて有力である．しかし，中には MRI では診断不可能で，手術標本の組織診断で初めて形成異常と判明する場合も少なくない（Kuzniecky ら，1991）．また，組織学的に microdysgenesis（Meencke, Janz, 1984；Hardiman ら，1988）の範疇に属するものは，MRI では診断困難である．したがって，一般に皮質形成異常による難治てんかんの場合，MRI 画像で示される形態学的異常の範囲より，実際のてんかん原性領域が広い場合が多い．

Chugani ら（1990）は，PET で発作間欠期にブドウ糖代謝の局所的低下が観察され，MRI では明瞭な異常が確認されなかった点頭てんかんを外科的に治療し，組織学的に形成異常がみられた例を報告している．また，きわめて難治な焦点性発作の場合背景に皮質形成異常が存在する例が報告されており（Desbiens ら，1993），SPECT，PET などの代謝検査を併せて行うことが重要である．

皮質形成異常は，形態学的には polymicrogyria（多小脳回症），pachygyria（厚脳症），heterotopic gray matter（異所性灰白質），hemimegalencephaly（片側巨脳症），lissencephaly（滑脳症），schizencephaly（裂脳症），tuberous sclerosis（結節性硬化症）などに分類される（柳下ら，1993；Raymond ら，1995，Barkovich, 1996）．

一般に，皮質形成異常を MRI で診断するには，T_2 強調像のほうが有力である．皮質形成異常の脳表は，健側と比較して皮質と白質の境界が不明瞭である（Otsubo ら，1993）．この原因としては，病理学的に異所性神経細胞の存在，髄鞘化の異常，有髄線維の病巣部での減少などが関係していると推測される（Yagishita ら，1997）．したがって，皮質形成異常を診断するには，T_1 強調像のみでは不十分で，精度の高い T_2 強調像で，種々の断層面で綿密に検討する必要性がある（図4.30）．

外科的治療の観点からみると，皮質形成異常の分布様式が重要である．孤立性に限局するもの（図4.31），複数の脳回に及ぶもの（図4.32），一側の脳葉を占拠するもの（図4.33），複数の脳葉に及ぶもの（図4.34），一側半球全体がびまん性に形

[海馬硬化症の診断]（図 4.16-4.29）

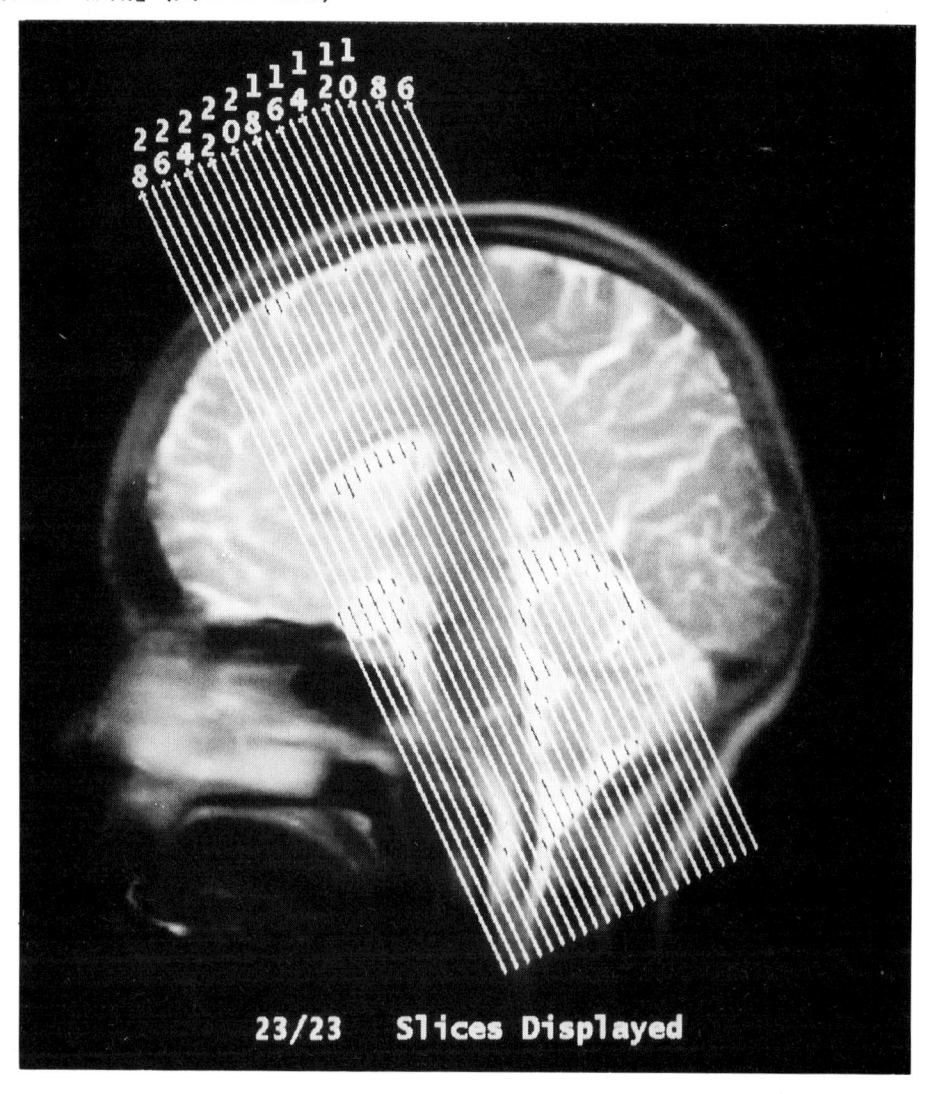

図 4.16　側頭葉てんかんの MRI 撮像法．側頭葉の長軸に平行（斜台に平行）に 3〜5 mm 間隔で，冠状断の撮像を行う．通常，T_1 強調像，T_2 強調像，FLAIR の 3 種類を施行する．

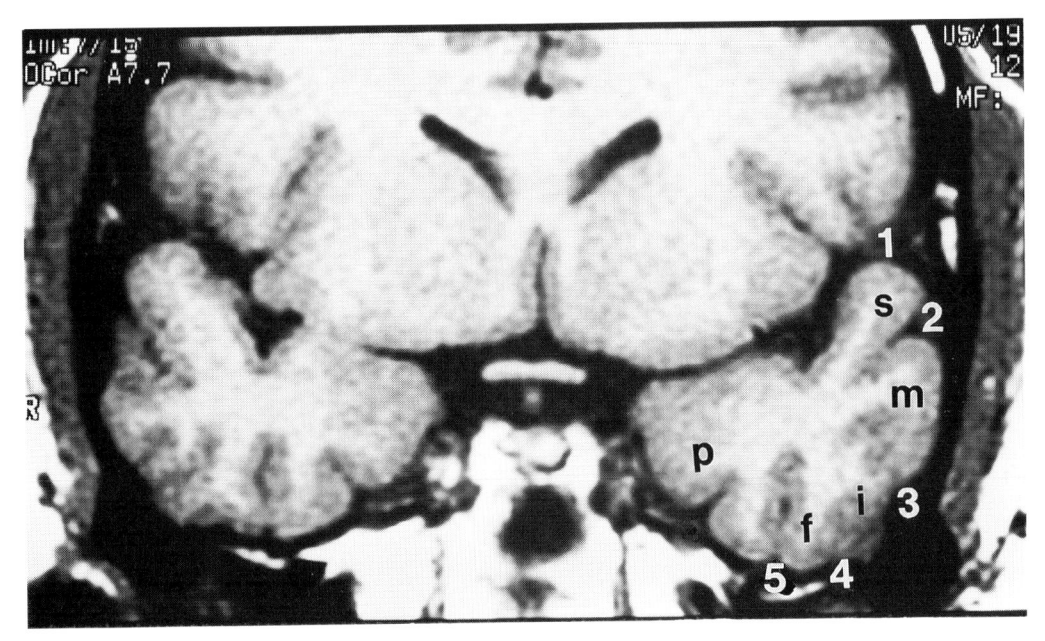

図 4.17 側頭葉の最先端部．まだ扁桃体は出現していない．
1：シルヴィウス裂(sylvian fissure), 2：上側頭溝(superior temporal sulcus), 3：中側頭溝(middle temporal sulcus), 4：下側頭溝(inferior temporal sulcus), 5：側副溝(collateral sulcus), s：上側頭回(superior) temporal gyrus), m：中側頭回(middle temporal gyrus), i：下側頭回(inferior temporal gyrus), f：紡錘状回(fusiform gyrus), p：海馬傍回(parahippocampal gyrus).

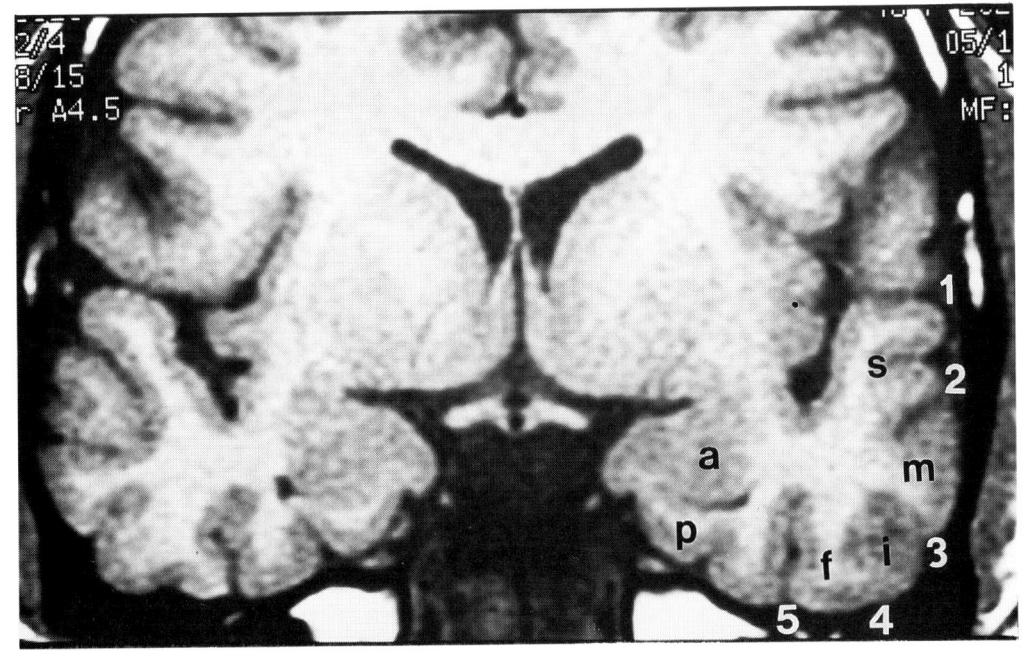

図 4.18 扁桃体が最大に描出される断面．下角が扁桃体の下方にあることに注意．
1：シルヴィウス裂(sylvian fissure), 2：上側頭溝(superior temporal sulcus), 3：中側頭溝(middle temporal sulcus), 4：下側頭溝(inferior temporal sulcus), 5：側副溝(collateral sulcus), s：上側頭回(superior temporal gyrus), m：中側頭回(middle temporal gyrus), i：下側頭回(inferior temporal gyrus), f：紡錘状回(fusiform gyrus), p：海馬傍回(parahippocampal gyrus), a：扁桃体(amygdala).

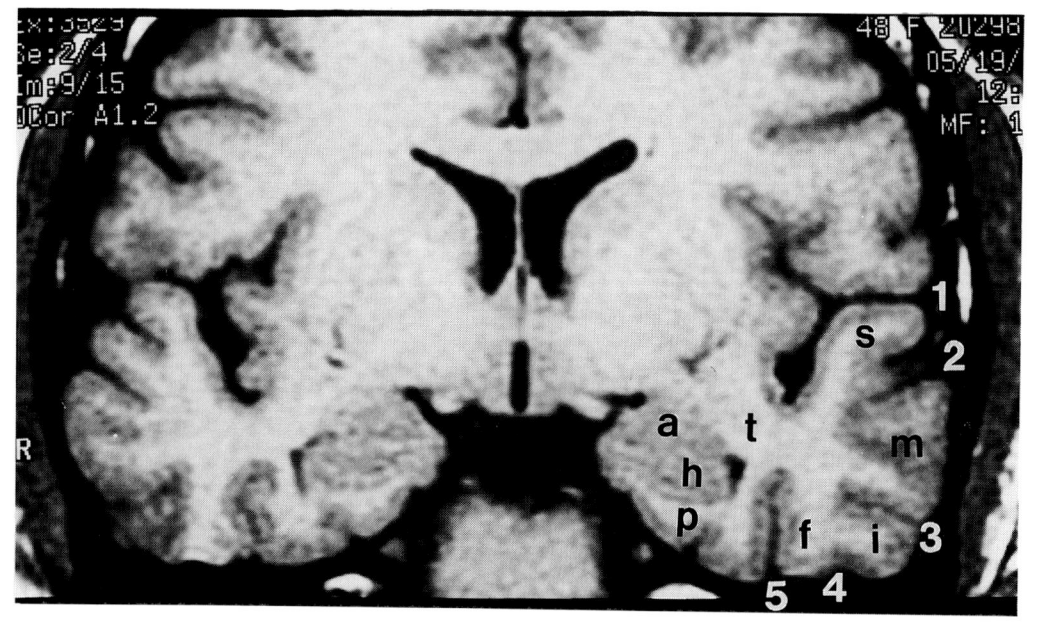

図 4.19 扁桃体と海馬頭の一部が同時に描出される断面．下角が扁桃体と海馬頭の側方にくることに注意．
1：シルヴィウス裂（sylvian fissure），2：上側頭溝（superior temporal sulcus），3：中側頭溝（middle temporal sulcus），4：下側頭溝（inferior temporal sulcus），5：側副溝（collateral sulcus），s：上側頭回（superior temporal gyrus），m：中側頭回（middle temporal gyrus），i：下側頭回（inferior temporal gyrus），f：紡錘状回（fusiform gyrus），p：海馬傍回（parahippocampal gyrus），a：扁桃体（amygdala），h：海馬頭（hippocampal head），t：側頭幹（temporal stem）．

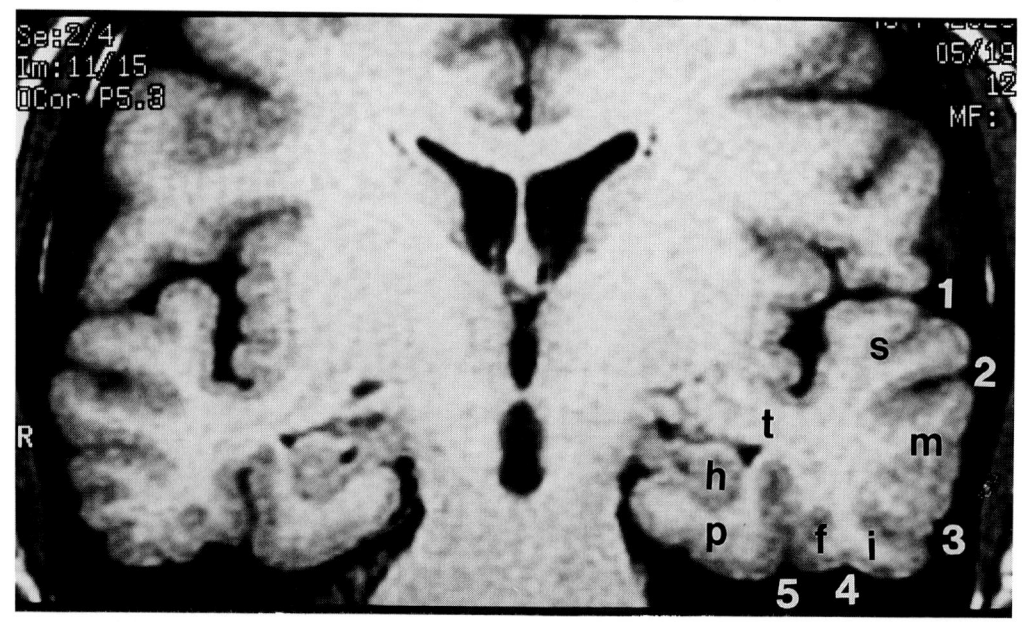

図 4.20 海馬頭が最大に描出される断面．下角が海馬頭の上方にあることに注意．
1：シルヴィウス裂（sylvian fissure），2：上側頭溝（superior temporal sulcus），3：中側頭溝（middle temporal sulcus），4：下側頭溝（inferior temporal sulcus），5：側副溝（collateral sulcus），s：上側頭回（superior temporal gyrus），m：中側頭回（middle temporal gyrus），i：下側頭回（inferior temporal gyrus），f：紡錘状回（fusiform gyrus），p：海馬傍回（parahippocampal gyrus），h：海馬頭（hippocampal head），t：側頭幹（temporal stem）．

4. 画像診断

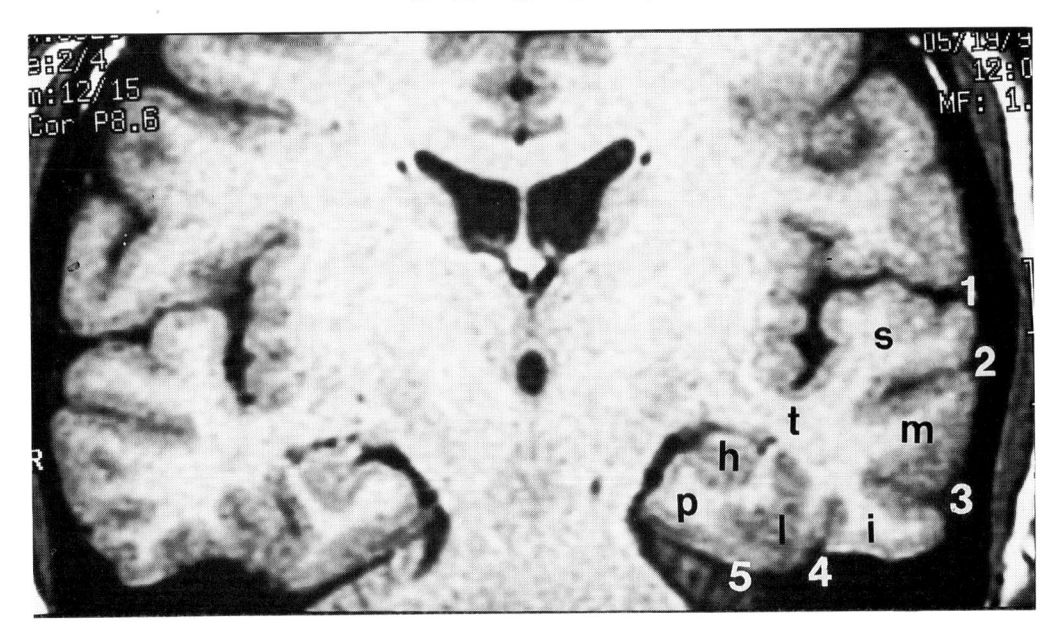

図 4.21 海馬体が現れる断面.
1: シルヴィウス裂 (sylvian fissure), 2: 上側頭溝 (superior temporal sulcus), 3: 中側頭溝 (middle temporal sulcus), 4: 下側頭溝 (inferior temporal sulcus), 5: 側副溝 (collateral sulcus), s: 上側頭回 (superior temporal gyrus), m: 中側頭回 (middle temporal gyrus), i: 下側頭回 (inferior temporal gyrus), l: 外側後頭側頭回 (lateral occipitotemporal gyrus), p: 海馬傍回 (parahippocampal gyrus), h: 海馬体 (hippocampal body), t: 側頭幹 (temporal stem).

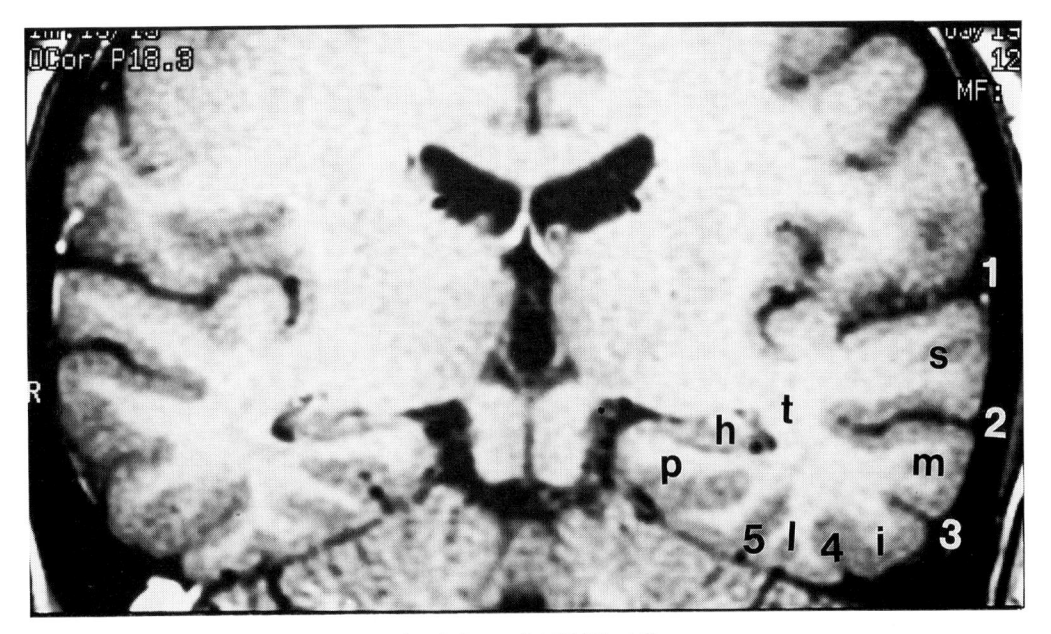

図 4.22 下角が側脳室三角部に移行する部位で, 海馬尾部が出現.
1: シルヴィウス裂 (sylvian fissure), 2: 上側頭溝 (superior temporal sulcus), 3: 中側頭溝 (middle temporal sulcus), 4: 下側頭溝 (inferior temporal sulcus), 5: 側副溝 (collateral sulcus), s: 上側頭回 (superior temporal gyrus), m: 中側頭回 (middle temporal gyrus), i: 下側頭回 (inferior temporal gyrus), l: 外側後頭側頭回 (lateral occipitotemporal gyrus), p: 海馬傍回 (parahippocampal gyrus), h: 海馬尾 (hippocampal tail), t: 側頭幹 (temporal stem).

4. 画像診断

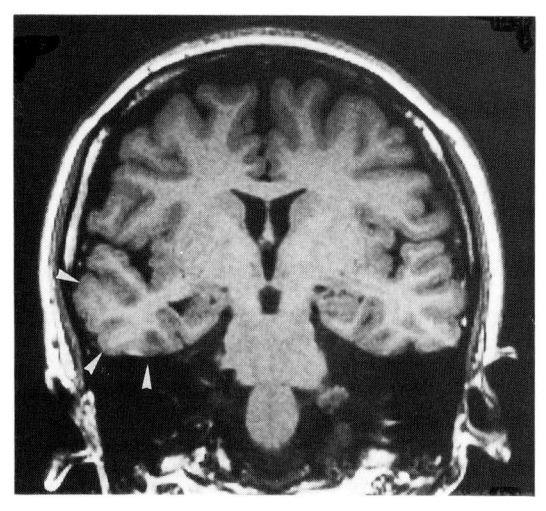

図 4.23 右海馬の萎縮が見られるが，同時に，右側頭葉（矢尻印）が全般的に萎縮していることにも注意する．海馬の左右差が微妙なとき，このような側頭葉の片側性萎縮が焦点側方性の決定の一助になることがある．

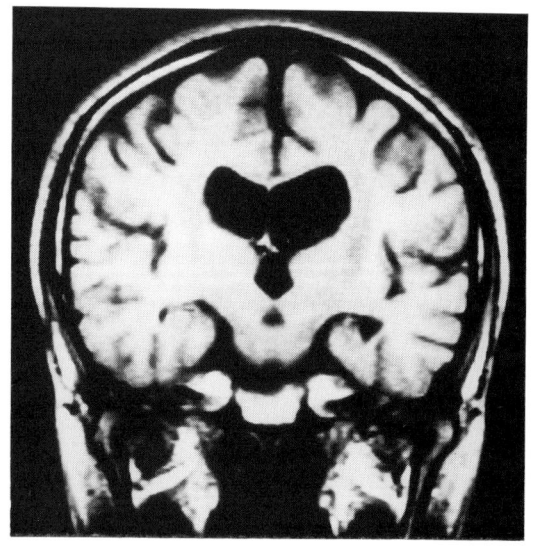

図 4.24 幼児期の脳炎により側頭葉てんかんが発症した例．左大脳半球が海馬，外側側頭葉を含めて全般的に萎縮している．

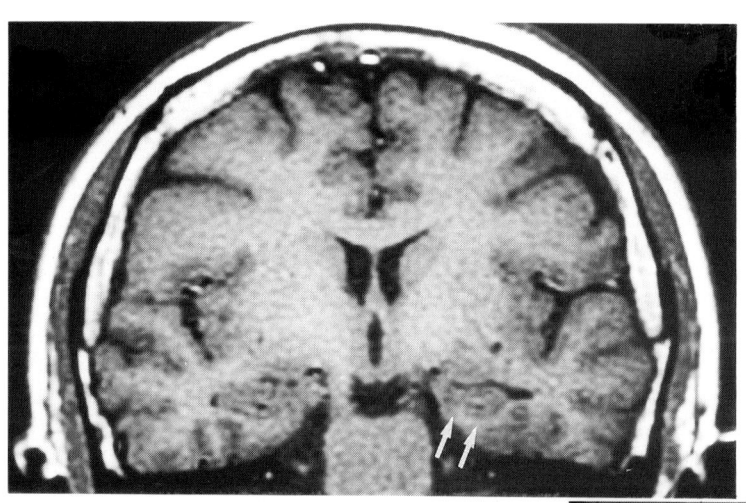

図 4.25 左海馬がわずかに萎縮している．このように，側頭葉てんかんにおける海馬の萎縮は，きわめて微細であることが少なくない．

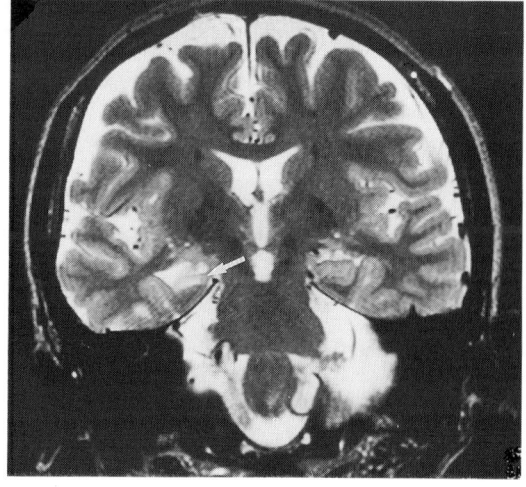

図 4.26 T_2 強調像で観察された中等度に萎縮した海馬の高信号域化．T_2 強調像では，髄液も高信号域となるので，拡大した下角と海馬の高信号域（矢印）を鑑別する必要がある．

4. 画 像 診 断

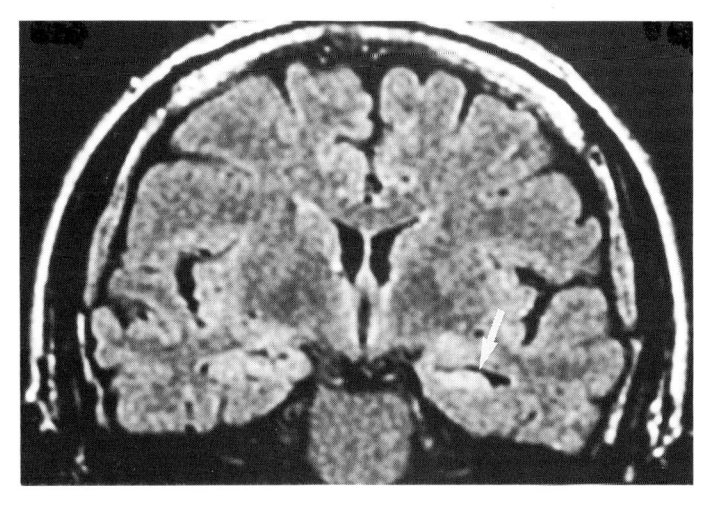

図 4.27 FLAIR による左海馬頭の高信号域化(矢印).

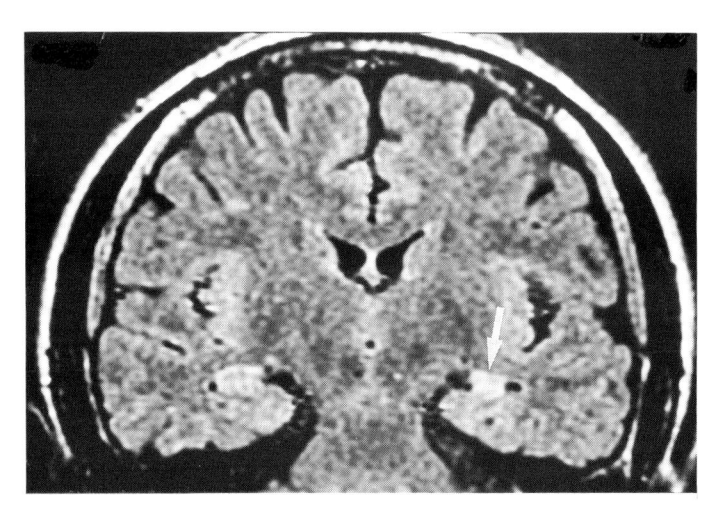

図 4.28 FLAIR による左海馬体の高信号域化(矢印).

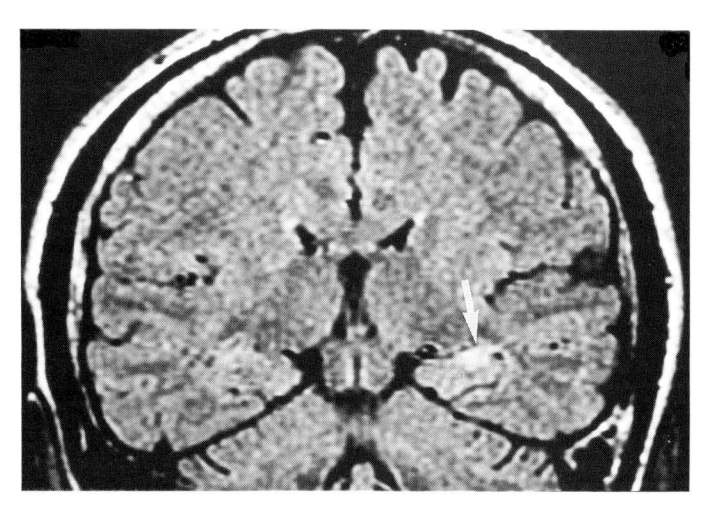

図 4.29 FLAIR による左海馬尾の高信号域化(矢印).

[皮質形成異常の診断]（図 4.30-4.45）

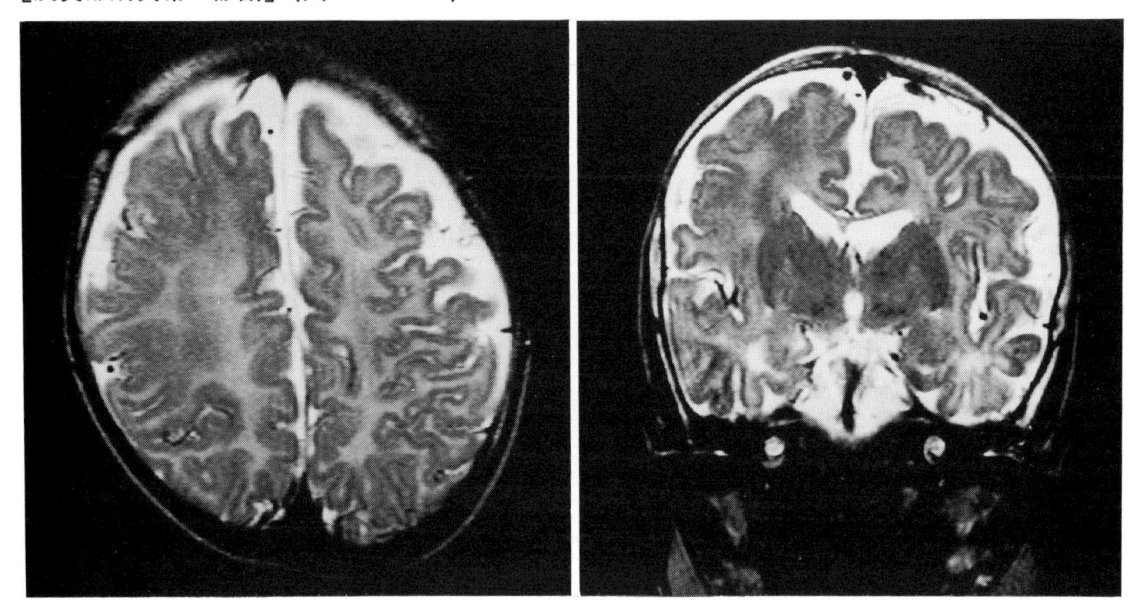

図 4.30 皮質形成異常の MRI T₂ 強調像．このように，皮質形成異常は，T₂ 強調像で皮質と白質の境界が不明瞭となることにより診断されることが多い．

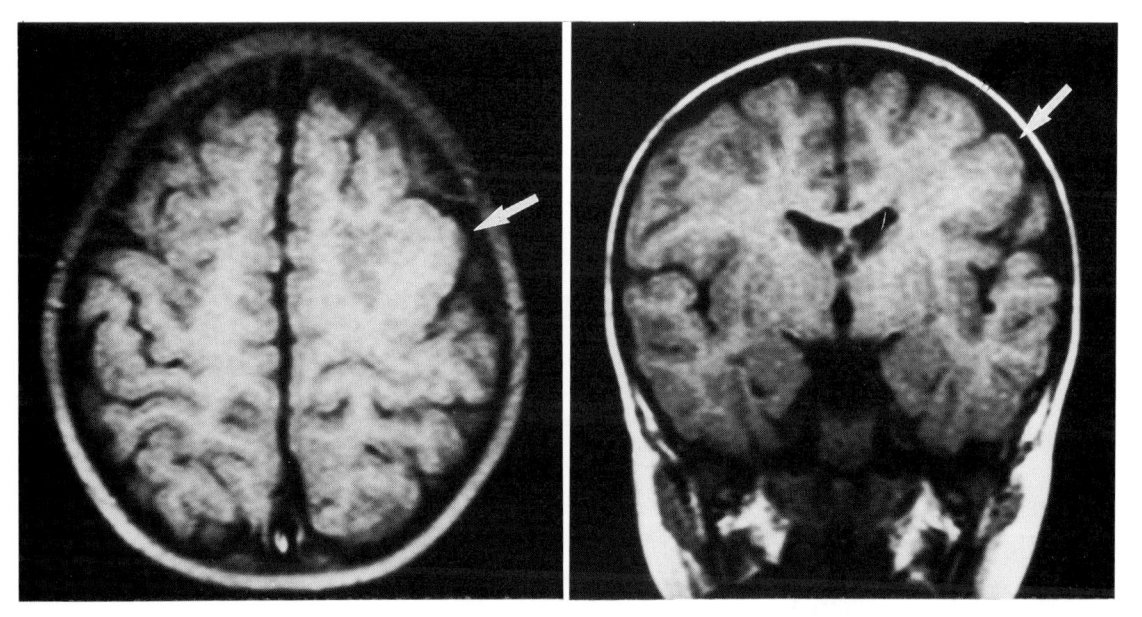

図 4.31 MRI T₁ 強調像．左運動前野の脳回に限局した厚脳症（矢印）．左は水平断像，右は冠状断像．

4. 画 像 診 断

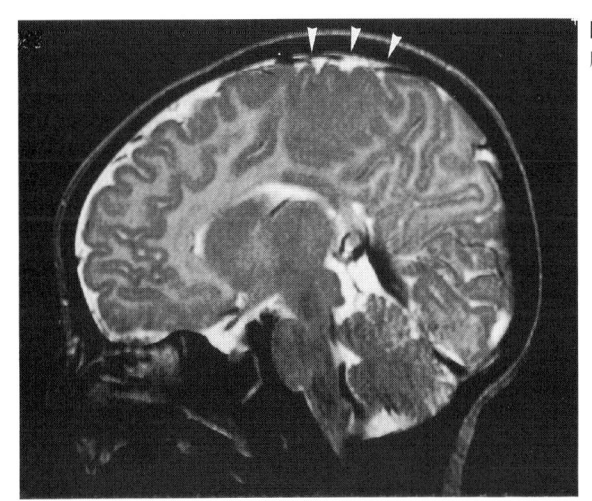

図 4.32 T₂強調像矢状断像．中心傍小葉を主体に複数の脳回が形成異常に巻き込まれている（矢尻印）．

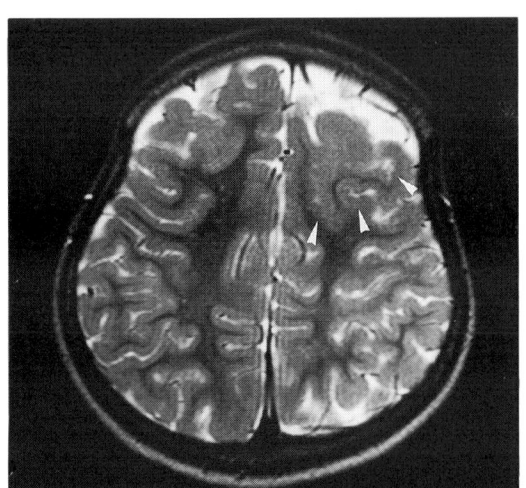

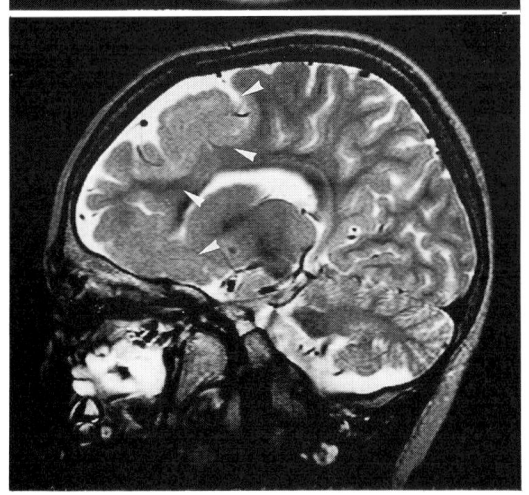

図 4.33 MRI T₂強調像．左前頭葉全体が皮質形成異常を示している（矢尻印で囲んだ範囲）．この部位では，皮質と白質の境界が不明瞭となっている．

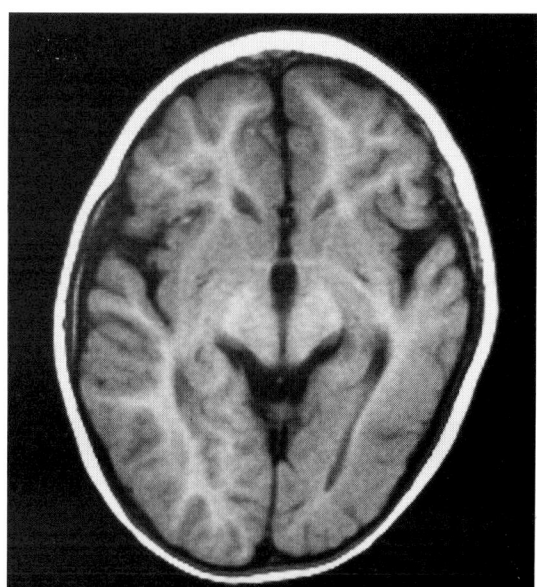

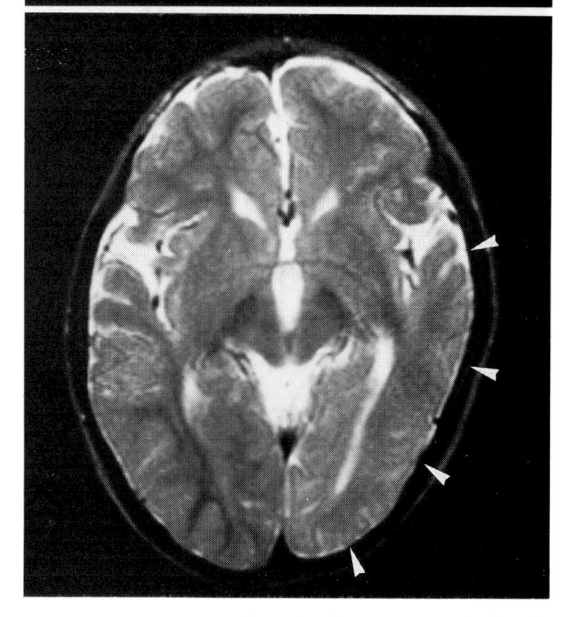

図 4.34 上は T₁強調像水平断像，下は T₂強調像の水平断像．左側頭葉から後頭葉にかけて，皮質と白質の境界が不鮮明になっている（矢尻印で囲んだ範囲）．複数の脳葉に及ぶ皮質形成異常．

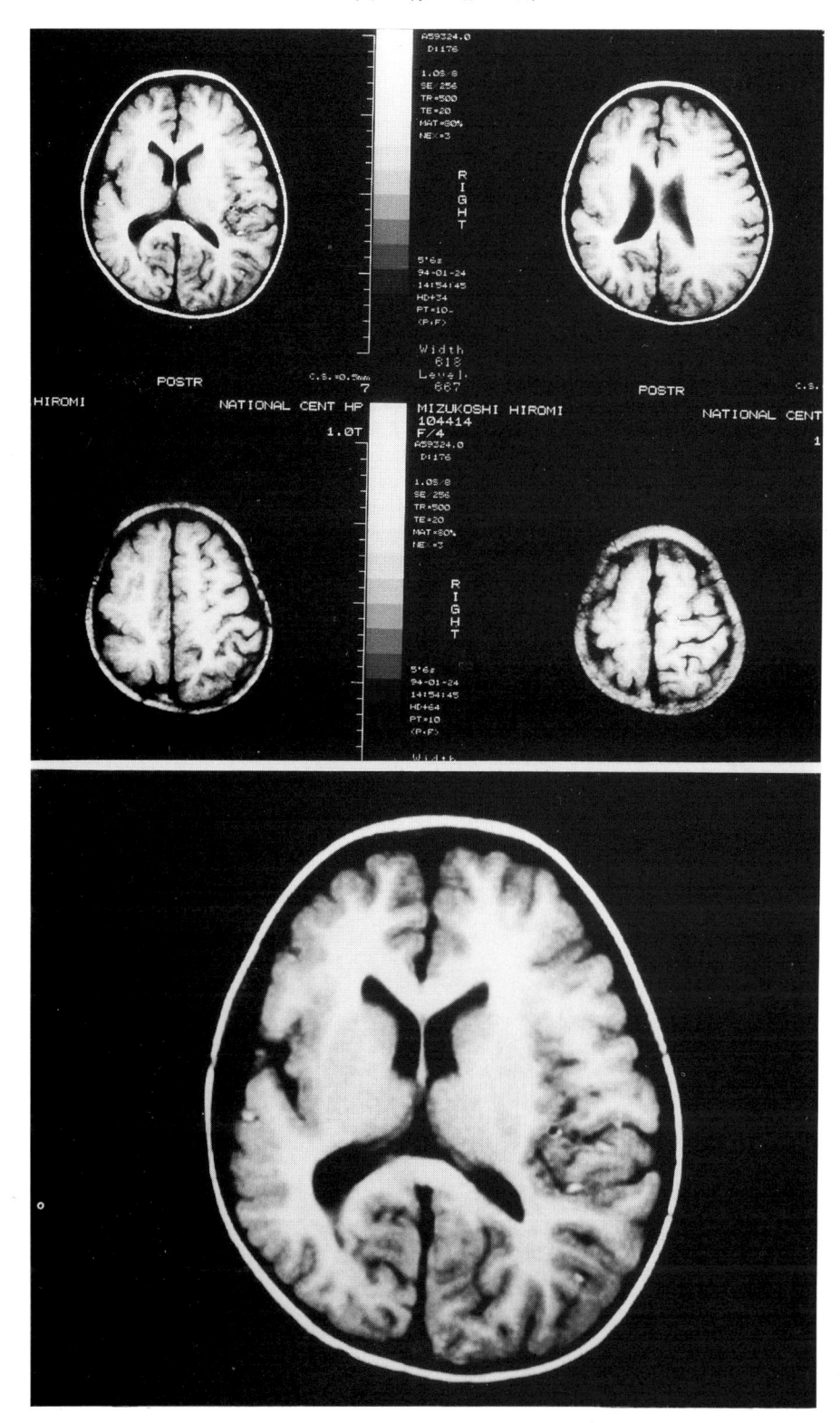

図 4.35 T_1 強調像水平断像.右半球全体の皮質の構造が乱れ,半球全体が形成異常に陥っている.

4. 画 像 診 断

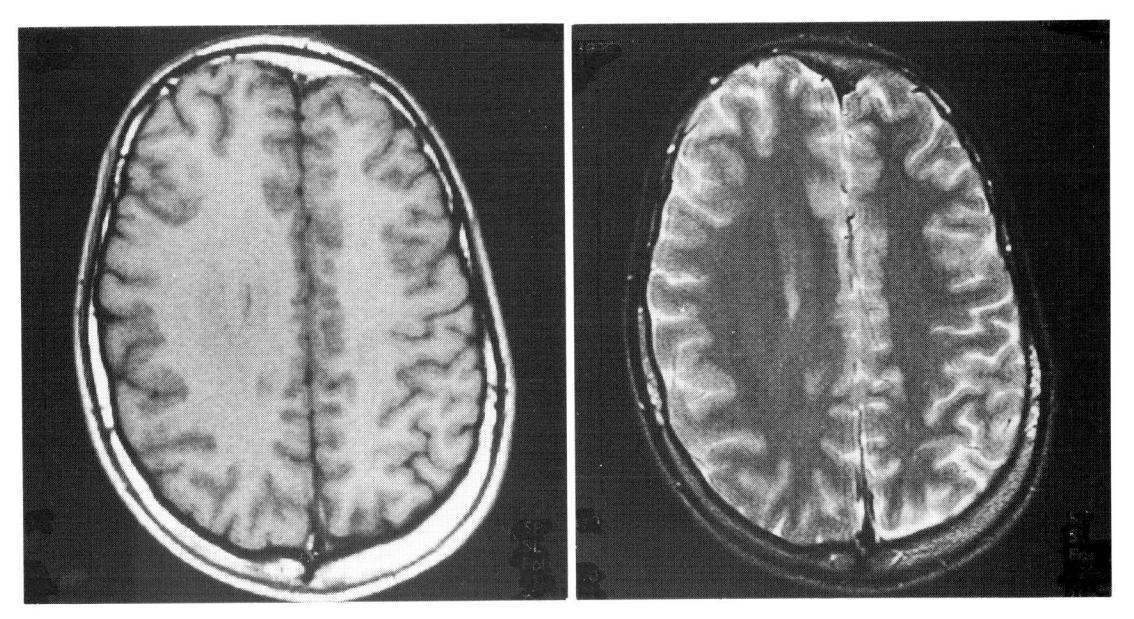

図 4.36 比較的軽症の片側巨脳症．右半球全体が巨大化しているが，皮質と白質の境界は比較的保たれている．左は T_1 強調像，右は T_2 強調像の水平断像．

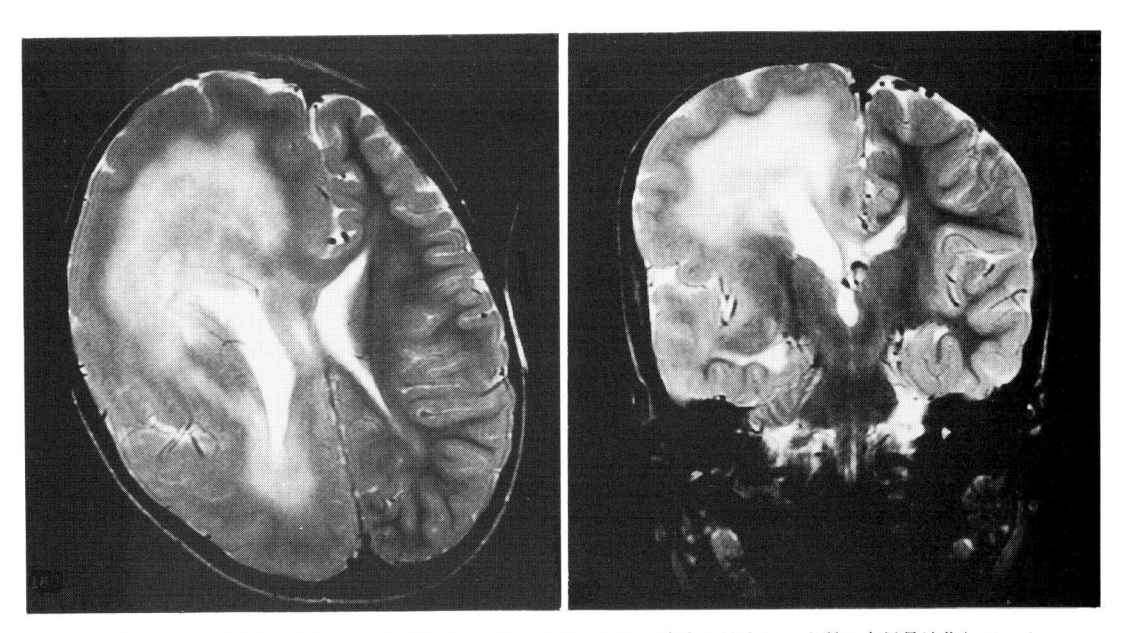

図 4.37 重症の片側巨脳症．T_2 強調像で，白質と皮質の境界が完全に消失し，白質は高信号域化している．

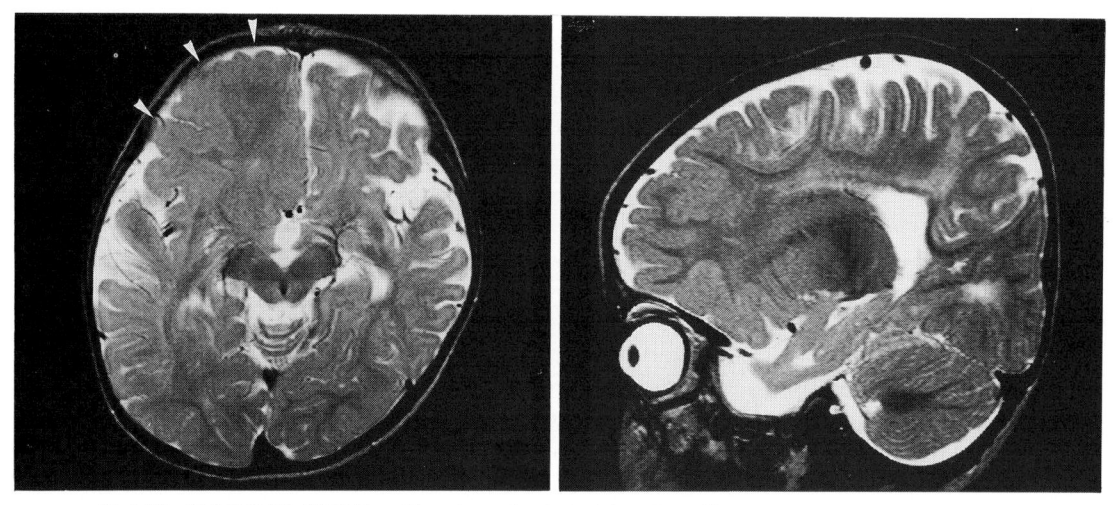

図 4.38 部分的片側巨脳症（focal hemimegalencephaly）の MRI 像．T_2 強調像で，右前頭葉が局所的に巨大化している．

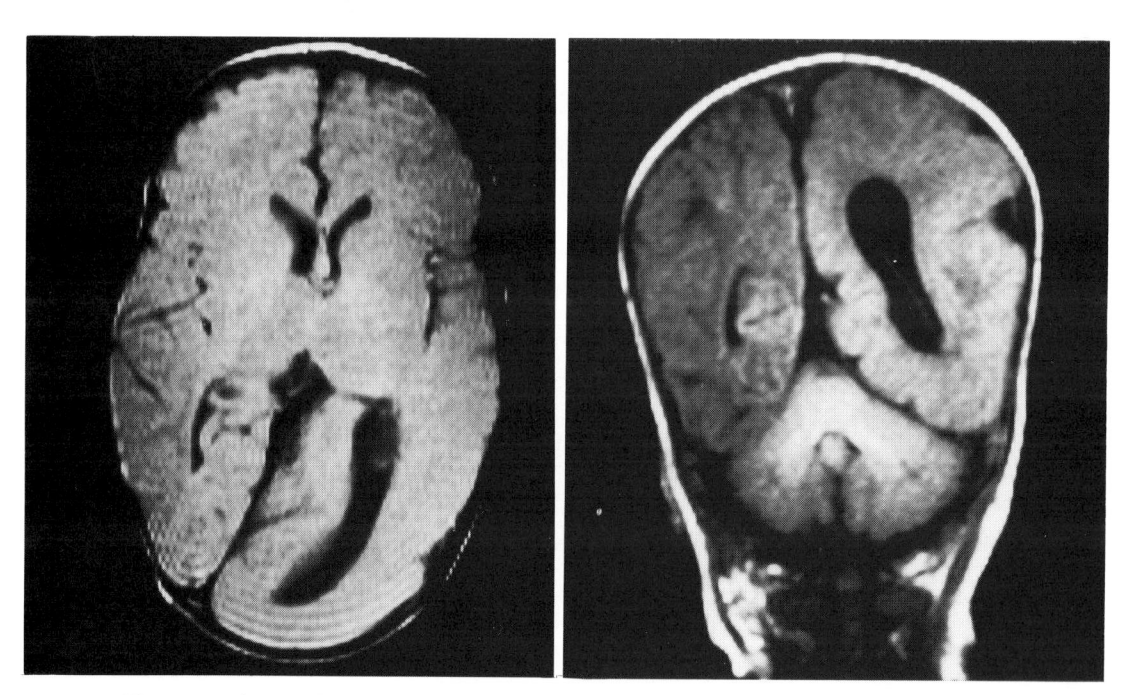

図 4.39 程度の強い部分的片側巨脳症．FLAIR 像で，左後頭葉を中心に，著明に巨大化しているのが観察される．

4. 画像診断

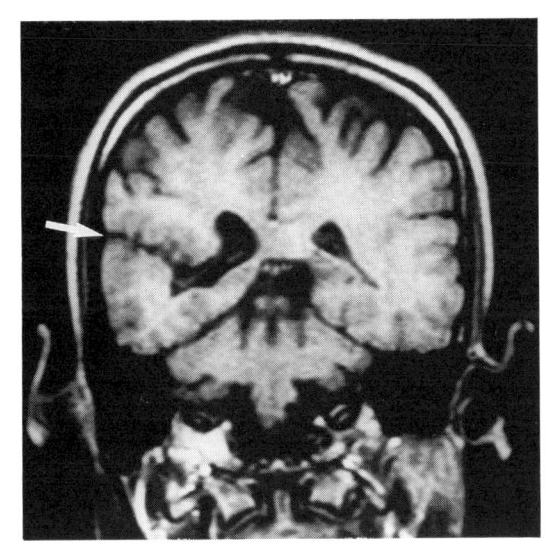

図 4.40 裂脳症（矢印）のMRI T₁強調像．脳室と脳表が交通しているのが裂脳症の特徴である．

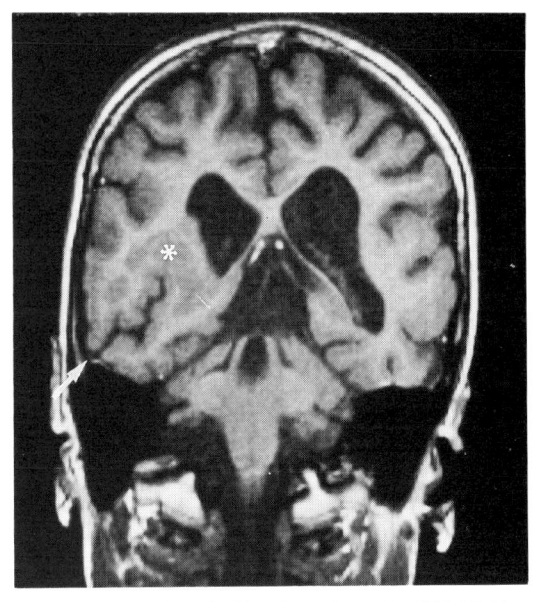

図 4.41 裂孔（cleft）（矢印）を伴った異所性灰白質のMRI T₁強調像．裂脳症と異なって，裂孔が脳室と交通していない．裂孔の周辺に，異所性灰白質（＊印）が認められる．

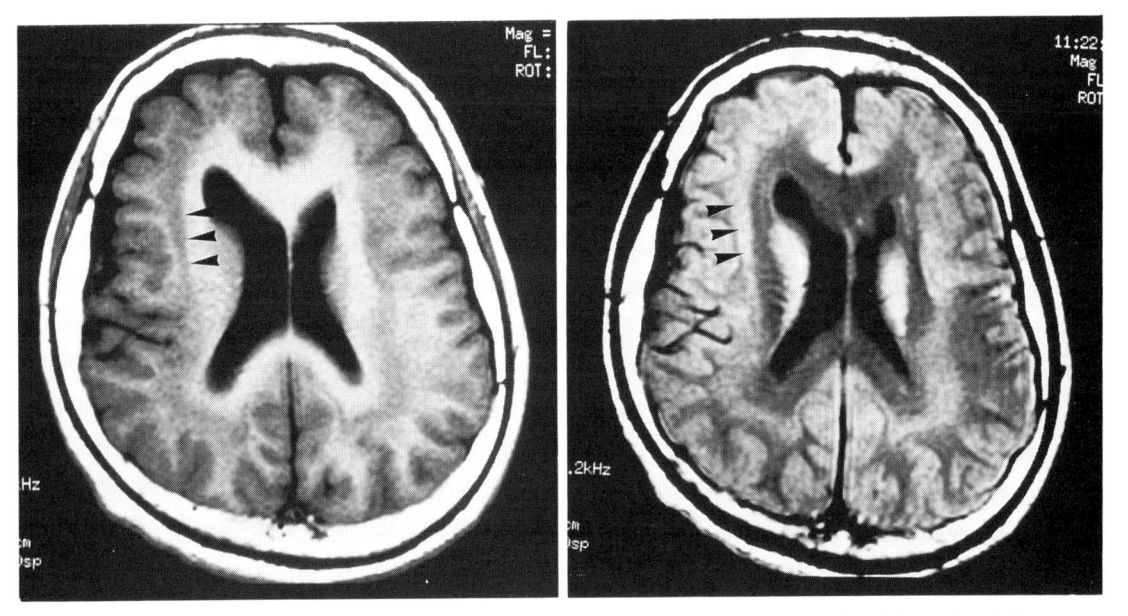

図 4.42 帯状異所性灰白質（band heterotopia）のT₁強調像（左）とFLAIR像（右）．脳室と皮質の間の白質内に帯状の灰白質（矢尻印）が介在する．

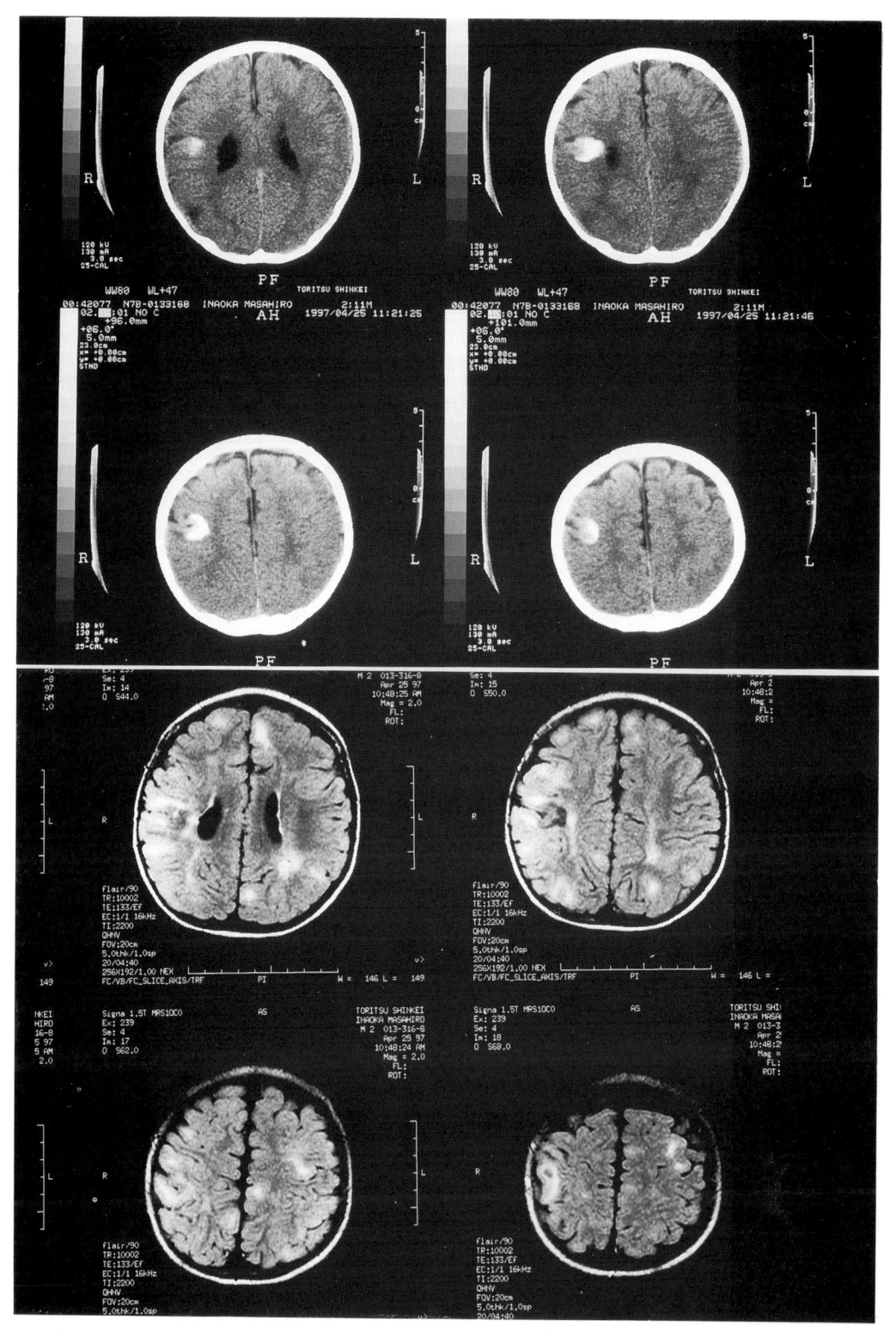

図 4.43 CT スキャンでは右前頭葉に限局した孤立性の石灰化のみが認められたが，MRI FLAIR 像にて無数の皮質結節が確認された．

4. 画像診断

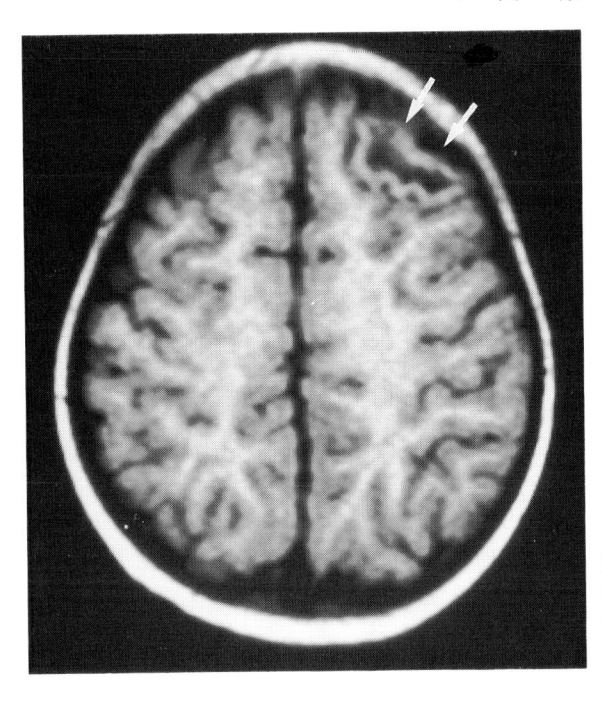

図 4.44 T₁ 強調像水平断像．左前頭葉の結節性硬化症不全型 (forme fruste of tuberous sclerosis)．通常の皮質形成異常と異なり，皮質，白質の境界が保たれた独特な像を呈している．

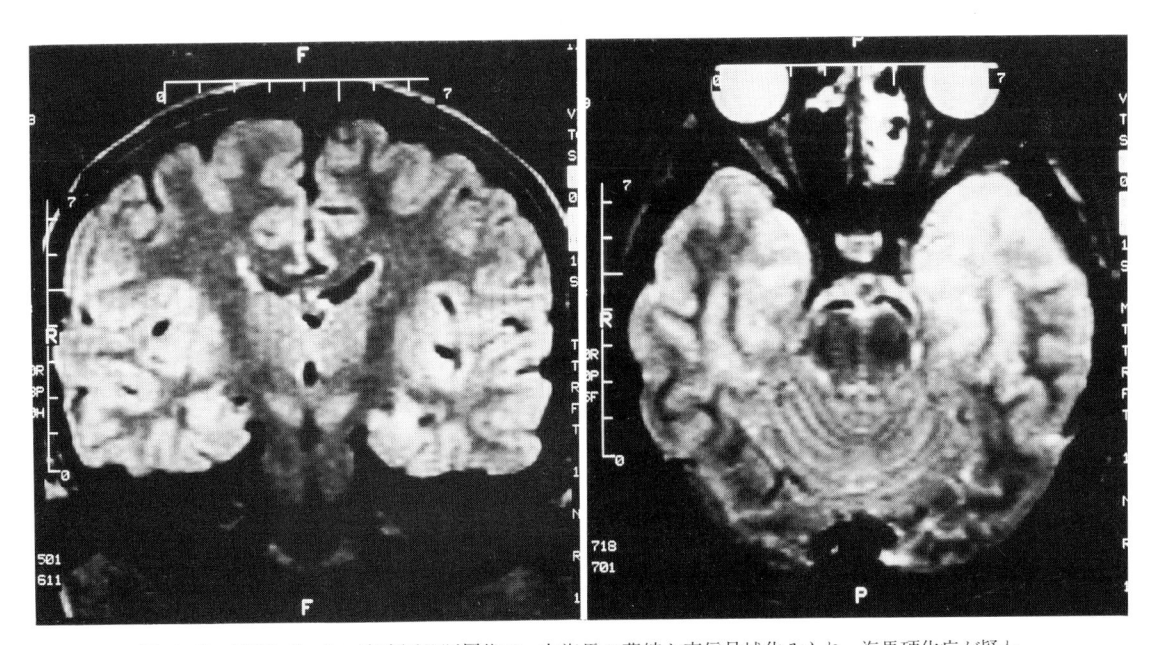

図 4.45 MRI プロトン密度冠状断層像で，左海馬の萎縮と高信号域化みられ，海馬硬化症が疑われる（上）．T₂ 強調像軸位では，左側頭葉先端の皮質と白質の境界が不明瞭になっており，皮質形成異常の存在が推定される（下）．このように，海馬硬化症と皮質形成異常の2つのてんかん原性病変 (dual pathology) が共存することがある．

成異常に陥っているもの(図4.35)，などのいろいろな分布様式が存在するが，それぞれに応じた手術戦略が要求される．

片側巨脳症(hemimegalencephaly)は，画像所見で大脳半球の一部または全体が拡大して，同時に皮質形成異常を伴った病態を意味する．拡大が大脳半球全体に及ぶ場合をholohemispheric hemimegalencephaly(図4.36, 4.37)，大脳半球の一部が拡大する場合をfocal hemimegalencephaly(図4.38, 4.39)と呼んで区別する．

裂脳症(schizencephaly)は，皮質と脳室が交通した異常で(図4.40)，この裂孔の壁に皮質形成異常があり，てんかん原性病巣となる(Leblancら，1991；Silbergeld, 1994)．しかし，側頭葉てんかんなどでは，裂脳症とは別に，側頭葉内側もてんかん焦点になっていることがあるので注意を要する(Raymondら，1994)．裂脳症の脳表の開口部が狭く，外観から識別不可能な場合をclosed lip，開口部が広くて外観上明らかに認識できる場合をopen lipと称する．脳表からの裂孔が途中で止まって脳室と交通していない場合は，cortical dysplasia with cleft (図4.41)と呼んで，裂脳症と区別する．

発生学的には，胎生期第8週ごろから，脳室周辺のgerminal matrixから神経細胞がグリア細胞に誘導されて放射線状に移動を開始し，胎生16週ぐらいで完了して，大脳皮質が形成される(Barkovichら，1989)．

皮質形成異常は，異常発生の時期により，3つの発生機序が考えられている(Barkovichら，1966；Robain, 1966)．すなわち，移動開始前のproliferationの異常，神経細胞遊走時の障害(neuronal migration disorder)，遊走後の分化の異常(abnormal organization)である．初期の増殖時の異常には，結節性硬化症，balloon cellを伴うfocal cortical dysplasia，片側巨脳症などが含まれる．神経細胞の遊走障害には異所性灰白質，厚脳回症などが属する．異所性灰白質には，皮質下，上衣下(subependymal)(Raymondら，1994)，両側性(Stearnsら，1989)，帯状(band heterotopia)(Barkovichら，1989；Ricciら，1992)

(図4.42)など種々のタイプが報告されいる．最後の分化の段階の異常には，限局性またはびまん性のpolymicrogyria，裂脳症(schizencephaly) (Leblancら，1991)，microdysgenesisなどが属する．

結節性硬化症は，典型的な場合は皮質結節や脳室周辺の石灰化がCTスキャンで診断されることが多い．しかし，中には，CTスキャンの石灰化で描出されるのはごく一部の皮質結節で，MRIのFLAIR像で多数の結節が確認される場合もあるので(図4.43)，結節性硬化症の手術適応を決定するには，発作症状，脳波，詳細な画像の検討が必要である．不全型(forme fruste of tuberous sclerosis)では，MRI画像上，通常の皮質形成異常と異なって，皮質と白質の境界が保たれた独特の形態を示すことが多い(図4.44)．

皮質形成異常はganglioglioma, dysembryoplastic neuroepithelial tumor, low grade astrocytomaなどの腫瘍と共存したり(Raymond, 1994)，海馬硬化症と合併したりする(Praysonら，1993)こともあるので(図4.45)，診断に際して注意が必要である．

(3) SPECT, PET

SPECT (single photon emission computed tomography), PET (positron emission tomography)は，脳代謝の観点からてんかん焦点を観察でき，脳波，MRIなどを補完する検査法として，てんかんの焦点診断法の一部として定着した．SPECTは特定の時点における脳血流を定性的に観察するだけであるが，PETは脳血流量，ブドウ糖代謝などを定量的に測定でき，しかも空間的分解能も優れている．しかし，最近では，SPECTの解像力も向上してきたので，特殊な場合を除いては，SPECTのほうが日常臨床に広く用いられている．

てんかん焦点は，発作間欠時には脳代謝や血流が低下した領域として描出され(図4.46)．発作時に記録すると逆に著明に血流が増加している．発作時の記録は多大の労力を要するが，てんかん焦点がhotに描出されるので診断能力は優る(松

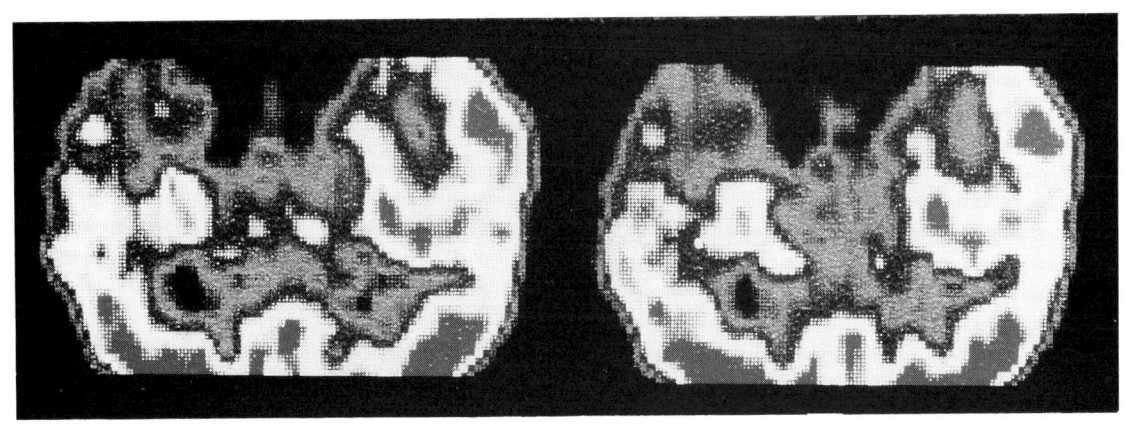

図 4.46 側頭葉てんかんの PET による脳ブドウ糖代謝．発作間欠時では，焦点側の左側頭葉の脳代謝が低下している．

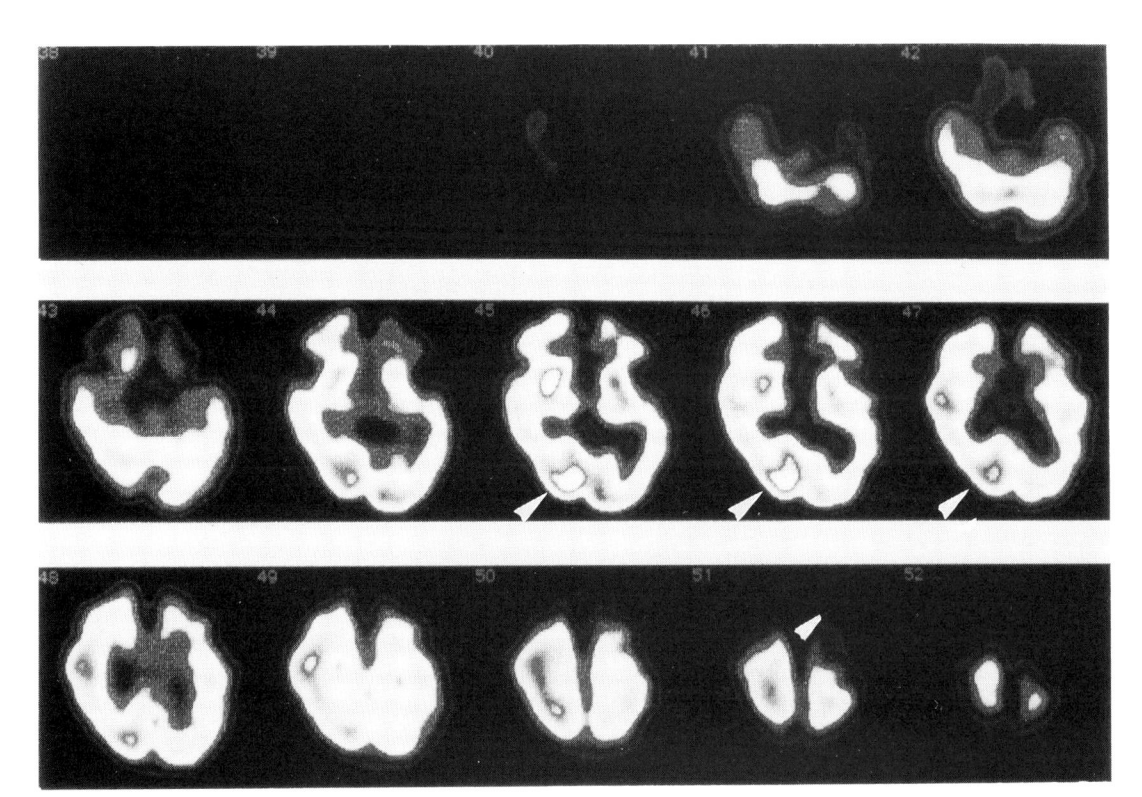

図 4.47 左後頭葉に焦点をもつ皮質形成異常例の SPECT．発作間欠時であるにもかかわらず焦点部位の血流は増加している（矢尻印）．日を改めて再検査を施行したが同様な結果が得られた．

田ら，1991；Kuzniecky ら，1993；Newton ら，1995）．

Mullan ら（1995）によれば，側頭葉てんかんでは，発作時の血流増加は発作終了後2～3分は側頭葉内側を中心に残存し，やがて低血流域へと変化していく．側頭葉の焦点診断は，発作時，発作後，間欠期の順で精度が低下すると述べている．

われわれは最近，皮質形成異常の患児では，発作間欠時であるにもかかわらず，てんかん焦点が血流増加域として描出される例を数例経験している（図4.47）．したがって，従来のように，発作間欠期に血流低下，発作時に血流増加という単純な図式が成り立たない場合もあり，他の検査を含めた総合的な診断の重要性をあらためて痛感する．

一般に，PET などの機能的検査のほうが，MRI と比較して焦点診断の感度が高いとする報告が散見されるが（Latack ら，1986；Theodore ら，1986），個々のデータの信頼性を考えると，MRI のほうが優っているといわざるをえない．MRI で一側の海馬の萎縮が証明されれば，確実な所見として手術戦略を立てることができる．しかし，PET や SPECT で一側の脳代謝の低下が疑われても，他の検査所見が符合しなければ，それだけで決定的診断根拠とすることはできない．したがって，発作症状，脳波，MRI の3つの所見が主であり，PET，SPECT の所見は従と判断すべきであろう．

文　献

安藤章代，菊池晴彦，滝　和朗：診断編 6．脳血管撮影．てんかんの最新外科治療（朝倉哲彦，菊池晴彦，森竹浩三，編），医学書院，東京，1994, pp 91-95.

Barkovich AJ, Jackson DE Jr, Boyer RS : Band heterotopias : a newly recognized neuronal migration anomaly. *Radiology* **171** : 455-458, 1989.

Barkovich AJ, Kuzniecky RI, Dobyns WB, Jackson GD, Becker LE, Evrard P : A classification scheme for malformations of cortical development. *Neuropediatrics* **27** : 59-63, 1996.

Barkovich AJ : Magnetic resonance imaging of lissencephaly, polymicrogyria, schizencephaly, hemimegalencephaly, and band heterotopia. In : Dysplasias of Cerebral Cortex and Epilepsy (Guerrini R, Canapicchi R, Zifkin BG, Andermann F, Roger J, Pfanner P, ed), Lippincott-Raven Publishers, Philadelphia, 1996, pp 115-129.

Bergin PS, Fish DR, Shorvon SD, Oatridge A, deSouza NM, Bydder GM : Magnetic resonance imaging in partial epilepsy : additional abnormalities shown with the fluid attenuated inversion recovery (FLAIR) pulse sequence. *J Neurol Neursurg Psychiatry* **58** : 439-443, 1995.

Bronen RA, Fulbright RK, Kim JH, Spencer SS, Spencer DD, Al-Rodhan NRF : Regional distribution of MR findings in hippocampal sclerosis. *Am J Neuroradiol* **16** : 1193-1200, 1995.

Ceddia A, Di-Rocco C, Iannelli A : Epilepsy and low grade glioma in pediatric neurosurgery. *J Neurosurg Sci* **37** : 91-95, 1993.

Cendes F, Anermann F, Gloor P, Evans A, Jones-Gotman M, Watson C, Melanson D, Olivier A, Peters T, Lopes-Cendes I, Leroux G : MRI volumetric measurement of amygdala and hippocampus in temporal lobe epilepsy. *Neurology* **43** : 719-725, 1993.

Cheong W, Tan K : Cerebral venous angioma—a misnomer? *Ann Acad Med Singapore* **22** : 736-741, 1993.

Chugani HT, Shields WD, Shewmon DA, Olson DM, Phelps ME, Peacock WJ : Infantile spasms : I. PET identifies focal cortical dysgenesis in cryptogenic cases for surgical treatment. *Ann Neurol* **27** : 406-413, 1990.

Daumas-Duport C, Scheithauer B, Chodkiewicz J-P, Laws E, Vedrenne C : Dysembryoplastic neuroepithelial tumor : a surgically curable tumor of young patients with intractable partial seizures. Report of thirty-nine cases. *Neurosurgery* **23** : 545-556, 1988.

Desbiens R, Berkovic SF, Dubeau F, Andermann F, Laxer KD, Harvey S, Leproux F, Melaanson D, Robitaille Y, Kalnins R, Olivier A, Fabinyi G, Barbaro NM : Life-threatening focal status epilepticus due to occult cortical dysplasia. *Arch Neurol* **45** : 695-700, 1993.

Hardiman O, Burke T, Phillips J, Murphy S, O'Moore B, Staunton H, Farrell MA : Microdysgenesis in resected temporal neocortex : incidence and clinical significance in focal epilepsy. *Neurology* **38** : 1041-1047, 1988.

Jack CR Jr, Sharbrough FW, Cascino GD, Hirschorn KA, O'Brien PC, Marsh WR : Magnetic resonance image-based hippocampal volumetry : correlation with outcome after temporal lobectomy. *Ann Neurol* **31** : 138-146, 1992.

Jack CR Jr : Magnetic resonance imaging—Neuroimaging and anatomy. *Neuroimaging Clin North Am* **5** : 597-622, 1995.

Jackson GD, Berkovic SF, Tress BM, Kalnins RM,

Fabinyi G, Bladin PF : Hippocampal sclerosis can be reliably detected by magnetic resonance imaging. *Neurology* **40** : 1869-1875, 1990.

Kuzniecky R, Garcia J, Faught E, Morawetz R : Cortical dysplasia in temporal lobe epilepsy : magnetic resonance imaging correlations. *Ann Neurol* **29** : 293-298, 1991.

Kuzniecky R, Mountz J, Wheatley G, Morawetz R : Ictal single photon emission computed tomography demonstrates localized epileptogenesis in cortical dysplasia. *Ann Neurol* **34** : 627-631, 1993.

Latack JT, Abou-Khalil BW, Siegel GJ, Sackellares JC, Garrielsen TO, Aisen AM : Patients with partial seizures : evaluation by MR, CT, and PET imaging. *Radiology* **159** : 159-163, 1986.

Leblanc R, Tampieri D, Robitaille Y, Feindel W, Andermann F : Surgical treatment of intractable epilepsy associated with schizencephaly. *Neurosurgery* **29** : 421-429, 1991.

Lechevalier B, Houtteville JP : Cavernomes intracraniens. *Rev Neurol Paris* **148** : 173-179, 1992.

松田一己, 三原忠紘, 鳥取孝安, 大坪俊昭, 渡辺裕貴, 日吉俊雄, 八木和一, 清野昌一：手術適応からみた難治側頭葉てんかんの画像診断―特に発作時SPECTについて―. 神経放射線学の進歩 3 (吉井信夫, 編), 日本医学館, 東京, 1991, pp 19-25.

Meencke H-J, Janz D : Neuropathological findings in primary generalized epilepsy : a study of eight cases. *Epilepsia* **25** : 8-21, 1984.

森竹浩三：MRI時代のてんかん外科. 脳神経外科 **18**：1089-1099, 1990.

Mullan B, O'Connor M, Huang J : Single photon emission computed tomography. *Neuroimaging Clin North Am* **5** : 647-673, 1995.

Newton M, Berkovic S, Austin M, Rowe C, McKay W, Bladin P : SPECT in the localization of extratemporal and temporal seizure foci. *J Neurol Neurosurg Psychiatry* **59** : 26-30, 1995.

Otsubo H, Hwang P, Jay V, Becker L, Hoffman H, Gelday D, Blaser S : Focal cortical dysplasia in children with localization-related epilepsy : EEG, MRI, and SPECT findings. *Pediatr Neruol* **9** : 101-107, 1993.

Prayson RA, Estes ML, Morris H : Coexistence of neoplasia and cortical dysplasia in patients presenting with seizures. *Epilepsia* **34** : 609-615, 1993.

Raymond AA, Fish DR, Stevens JM, Sisodiya SM, Alsanjari N, Shorvon SD : Subependymal heterotopia : a distinct neuronal migration disorder associated with epilepsy. *J Neurol Neurosurg Psychiatry* **57** : 1195-1202, 1994.

Raymond AA, Fish DR, Stevens JM, Cook MJ, Sisodiya SM, Shorvon SD : Association of hippocampal sclerosis with cortical dysgenesis in patients with epilepsy. *Neurology* **44** : 1841-1845, 1994.

Raymond A, Fish D, Sisodiya S, Alsanjari N, Stevens J, Shorvon S : Abnormalities of gyration, heterotopias, tuberous sclerosis, focal cortical dysplasia, microdysgenesis, dysembryoplastic neuroepithelial tumour and dysgenesis of the archicortex in epilepsy. Clinical, EEG and neuroimaging features in 100 adult patients. *Brain* **118** : 629-660, 1995.

Ricci S, Cusmmi R, Fariello G, Fusco L, Vigevano F : Dluble cortex. A neuronal migration anomaly as a possible cause of Lennox-Gastaut syndrome. *Arch Neurol* **49** : 61-64, 1992.

Robain O : Introduction to the pathology of cerebral cortical dysplasia. In : Dysplasias of Cerebral Cortex and Epilepsy (Guerrini R, Canapicchi R, Zifkin BG, Andermann F, Roger J, Pfanner P, ed), Lippincott-Raven Publishers, Philadelphia, 1996, pp 1-9.

Silbergeld D, Miller J : Resective surgery for medically intractable epilepsy associated with schizencephaly. *J Neurosurg* **80** : 820-825, 1994.

Stearns M, Wolf ZL, Barry E, Bergery G, Gellad F : Corpus callosotomy for refractory seizures in a patient with cortical heterotopia : case report. *Neurosurgery* **35** : 633-636, 1989.

Theodore WH, Dorwart R, Holmes M, Porter RJ, DiChiro G : Neuroimaging in refractory partial seizures : comparison of PET, CT, and MRI. *Neurology* **36** : 750-759, 1986.

Watson C, Anermann F, Gloor P, Jones-Gotman M, Peters T, Evans A, Olivier A, Melanson D, Leroux G : Anatomic basis of amygdaloid and hippocampal volume measurement by magnetic resonance imaging. *Neurology* **42** : 1743-1750, 1992.

Wieshmann UC, Free SL, Everitt AD, Bartlett PA, Barker GJ, Tofts PS, Duncan JS, Shorvon SD, Stevens JM : Magnetic resonance imaging in epilepsy with a fast FLAIR sequence. *J Neurol Neurosurg Psychiatry* **61** : 357-361, 1996.

柳下 章, 佐藤順一, 相田典子：脳回異常を示す疾患. 画像診断 **13**:751-760, 1993.

Yagishita A, Arai N, Maehara T, Shimizu H, Tokumaru A, Oda M : Focal cortical dysplasia : appearance on MR images. Radiology 203 : 553-559, 1997.

Zentner J, Wolf H, Ostertum B, Hufnagel A, Campos M, Solymosi L, Schramm J : Ganglioglioma : clinical, radiological, and histopathological findings in 51 patients. *J Neurol Neursurg Psychiatry* **57** : 1497-1502, 1994.

5. 神経心理学テスト
—アミタールテスト—

　術前術後の大脳機能の変化を客観的に判定するために，てんかんの手術では，神経心理学テストが不可欠である．また，検査結果が，ある程度焦点診断の参考となる場合もある．神経心理学テストとしては，ルーチンに知能検査，記憶力検査を施行する．また，精神的に問題があると思われる患者は，術前に精神科医のインタビューを受けるようにする．

　手術の部位によっては，言語の優位半球の決定が術前に必要となる．このためにはアミタールテスト（intracarotid sodium amobarbital test, Wada test）（Wada, Rasmussen, 1960；舟頭，1974）を施行する．

　アミタールテスト施行法を次に述べる．

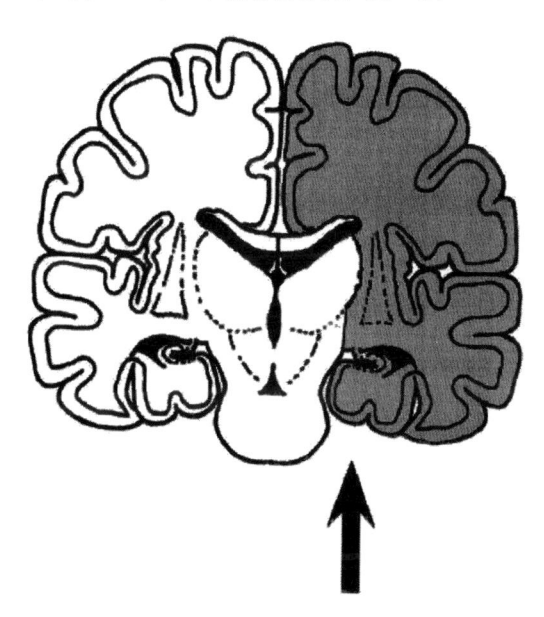

　セルディンガー法で一側の内頸動脈に amobarbital（イソミタール）を注入して，一側の半球を一時的に麻酔することにより，言語の優位側を決定する（図5.1）．患者は仰臥位の姿勢で，両側の上肢を肘で支えるように，ほぼ垂直に立てておく（図5.2）．イソミタールは200mgを10mlの生理食塩水に溶解しておく．患者に1, 2, 3, …と数を数えさせながら，カテーテルからイソミタールをゆっくり，しかし切れ目なく注入していく．一側半球が麻酔されると，対側の上肢が落下するので，ここでイソミタールの注入を中止する（図5.3）．

　半側の脳が麻酔されているのはわずか数分であるから，この間に種々の質問をして言語機能を観察する．言語優位半球が麻酔されると，最初は全失語に近い状態になるが，回復の経過とともに，錯誤，保続などの，失語症の改善経過にみられる症状が短時間に出現する．

　非優位半球にイソミタールが注入された場合は，対側の上肢が麻痺しても，数字を数え続けるし，質問に対しても正確に返答することができる．

　アミタールテストは，本来は言語の優位半球を決定する目的で開発されたが（Wada, Rasmussen, 1960），その後，側頭葉てんかんの手術に先立って，記銘力の優位側を決定するのにも応用されるようになった（Milnerら，1962；Blumeら，1973）．しかし，内頸動脈から注入されたイソミタールが，後大脳動脈からの栄養を主に受けている海馬に到達するか疑問視する声もあり（Lesserら，1990），現在では記銘力のテストとしての評価はやや揺らいでいる（Dasheiffら，1993；Leeら，1995）．

図5.1 アミタールテストではセルディンガー法で一側の内頸動脈にamobarbital（イソミタール）を注入して，一側半球を一時的に麻酔し，言語の優位半球を決定する．

5. 神経心理学テスト

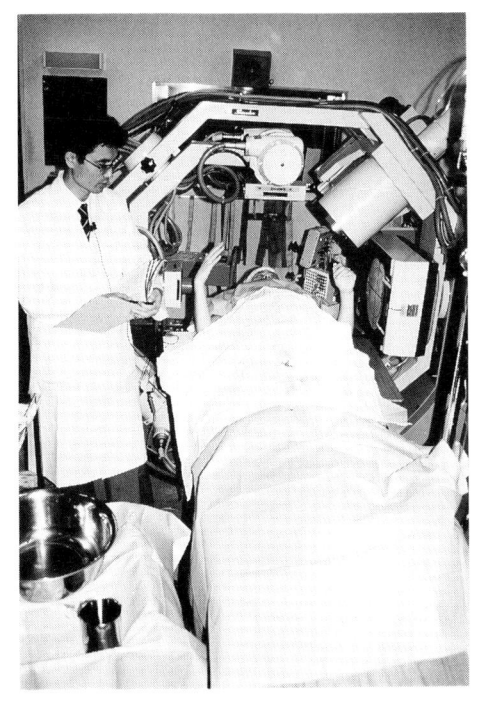

図 5.2 アミタールの注入に先立って，患者の両側上肢を肘を支えに垂直に挙上させる．このとき指先まで伸展させておく．

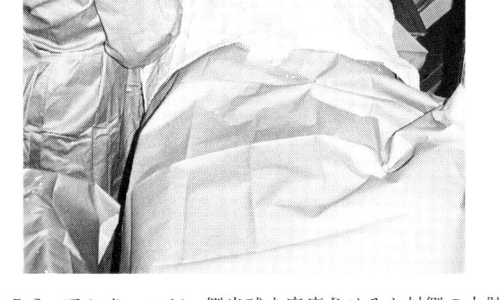

図 5.3 アミタールが一側半球を麻痺させると対側の上肢が落下するので，ここでアミタールの注入を中止して言語のテストを開始する．

文献

- Blume W, Grabow J, Darley F, Aronson A : Intracarotid amobarbital test of language and memory before temporal lobectomy for seizure control. *Neurology* **23** : 812-819, 1973.
- Dasheiff R, Shelton J, Ryan C : Memory performance during the Amytal test in patients with no-temporal lobe eilepsy. *Arch Neurol* **50** : 701-705, 1993.
- Lee G, Loring D, Smith J, Flanigin H : Intraoperative hippocampal cooling and Wada memory testing in the evaluation of amnesia risk following anterior temporal lobectomy. *Arch Neurol* **52** : 857-861, 1995.
- Lesser R, Jeffery P, Monsein L, Hart JJ, Fisher R, Gordon B, Szabo Z, Wagner HJ, Camargo E : Mesial temporal perfusion of amobarbital does not usually occur during the Wada test : correlations with single-photon emission computerized tomography (SPECT). *Epilepsia* **31** : 677-678, 1990.
- Milner B, Branch C, Rasmussen T : Study of short-term memory after intracarotid injection of sodium Amytal. *Trans Am Neurol Ass* **87** : 224-226, 1962.
- 舟頭 茂 : Amobarbital 頸動脈注入法の臨床応用に関する研究．東京女子医大誌 **44** : 382-412, 1974.
- Wada J, Rasmussen T : Intracarotid injection of sodium Amytal for the lateralization of cerebral speech dominance : experimental and clinical observations. *J Neurosurg* **17** : 266-282, 1960.

6. 頭蓋内電極

（1）概　　論

　頭蓋内電極は，深部電極，硬膜下電極，硬膜外電極の3つに分類される．硬膜外電極は，現在は例外的にしか用いられず（Kuzniecky ら，1991），主として深部電極か硬膜下電極が用いられている．頭蓋内電極の歴史は，まず深部電極から始まったといえる．

　1947年に定位脳手術装置が開発され（Spiegel ら，1947），この装置を用いて，てんかん患者の視床からの深部脳波記録がすぐに試みられている（Spiegel, Wycis, 1950）．しかし，てんかんの焦点診断として，深部電極法を stereotaxic electroencephalography として完成させたのは，Talairach による功績が大である（Talairach ら，1952；Talairach ら，1958；Talairach, Bancaud, 1977）．

　深部電極法はその後，欧米に広く普及して側頭葉てんかんの診断法として確立し（Crandall ら，1963；Rand ら，1964；Walker, Marshall, 1964），日本にも導入された（堀ら，1978；真柳，1983，三原，1989）．

　しかし，深部電極法は，健側脳を含めて，脳実質を電極が貫通することから，脳出血などの危険性も無視しえない．Walczak ら（1990）の報告によれば，深部電極による合併症は，側頭葉切除そのものより高いという結果が出ている．また，電極による脳実質の破壊から，安定した記録が取れるようになるまで，数日を要するなどの欠点も有する．

　これに代替するものとして，側頭葉てんかんの診断において，硬膜下電極が用いられるようになったきた（Wyler ら，1984；Rosenbaum ら，1986；Devinsky ら，1989；Lueders ら，1989）．硬膜下電極は，歴史的には，1954年に Penfield と Jasper が，前頭葉正中近傍に焦点が疑われる例で使用した記載があるが，本格的に使用されるようになったのは，1980年代に入ってからである．

　硬膜下電極は，深部電極と比較すると，側頭葉てんかんの焦点診断精度が落ちるという報告も初期には見られたが（Sperling, O'Connor, 1989；Spencer ら，1990），これは電極の留置法に問題があると思われる．硬膜下帯状電極を側頭葉の底面にとどめて，内側面まで十分に挿入しないと，内側構造のてんかん性発射は正確に反映されない．テントの遊離縁まで電極を上行させて，海馬溝の直下に電極を留置すると，海馬に同時に刺入した深部電極と比較しても，ほぼ同様なてんかん性発射が記録できる（Shimizu ら，1992）．

　硬膜下電極は焦点診断のほかに，運動野や言語野近傍の病巣に対して，電極を通しての電気刺激により，大脳機能の局在診断を，治療的手術に先立って施行できる利点がある（Lesser ら，1981；Lesser ら，1984；Lesser ら，1987；Lueders ら，1989；鈴木ら，1989）．これは extraoperative functional mapping と呼称され，局所麻酔下の電気刺激と比較すれば，患者の苦痛を大いに軽減できるのみならず，日を改めて反復できる利点もある．

　このような電気刺激を施行するためには，多極のグリッド電極が必要である．最初に，多極グリッド電極を開発したのは，主に小児のてんかん焦点の診断で，硬膜外電極として Goldring が用いたのが最初と思われる（Goldring, 1978；Goldring, Gregorie, 1984）．現在では，硬膜外グリッド電極は，再手術などで硬膜下の癒着が予想されるような場合以外は，あまり用いられていない．

（2）適　　応

　頭蓋内電極の適応は慎重に決定する必要がある．長期間にわたって頭蓋内に異物を留置することになるので，感染などの合併症が無視できないからである（Wyllieら，1987）．一般的には，発作症候，脳波，画像診断などの非侵襲的検査が同一の焦点部位を示唆していないときは電極留置の適応となる．しかし，MRIで病巣が明確に描出されている場合は，脳波所見が符合しなくても，発作内容が一致すれば頭蓋内電極を留置する必要はない．

　一般に腫瘍や皮質形成異常などの病巣は頭蓋内電極を留置して，長期間の慢性的皮質脳波記録を施行しても，てんかん原性領域の正確な診断は困難である（Awadら，1991；Palminiら，1991；Williamsonら，1992；Cascinoら，1993）．このような画像上明確な病巣がある場合は，電極を留置せずに，直接手術で可及的広範囲に病巣を切除し，さらに術中脳波で，てんかん性異常波の見られる部位を追加切除する方法が，最も確実な手術効果が得られる．病巣が運動野や言語野などの切除不能部位に近接していて，手術前に電極を通しての大脳機能マッピングを行う場合は，この限りではない．

　頭蓋内電極が絶対に不可欠なのは，側頭葉てんかんで，焦点の側方性が不明確な場合である．たとえ発作内容が典型的な側頭葉起始の複雑部分発作で，頭皮脳波が一側側頭葉の異常を示していても，MRIで海馬の萎縮が確実に証明されない限りは，頭蓋内電極を留置して焦点の側方性を確認する必要がある．たとえ蝶形骨誘導で発作時記録を行っても，100％確実には側頭葉内側焦点の側方性は診断できないことは銘記すべきである（Lieb ら，1976；Spencerら，1982；Risingerら，1989）．また，SPECT や PET の所見が局所脳血流やブドウ糖代謝の低下を疑わせても，これらの機能的検査は空間的解像力に乏しく，MRI画像ほどの確実性がないので，それのみによって側方性を診断するのは危険である．

　側頭葉外のいわゆる新皮質てんかんにおいては，頭皮脳波で明確な所見が得られない場合は，頭蓋内電極を留置しなければならない．しかし，発作症候と頭皮脳波が一致すれば，前頭葉てんかんなどのように，両側同時に開頭できる部位では，頭蓋内電極を省略して，術中脳波を根拠に手術が可能である．前頭葉てんかんは，発作が容易に両側に伝播する，容積が大きく左右のすべての脳表面を電極で網羅するのは困難などの理由から，頭蓋内電極による診断には限界がある（Ludwig ら，1976；Williamson，1988；Laskowitzら，1995）．むしろ術中皮質脳波を反復して，病巣を完全に処理するほうがよい結果が期待できる．

（3）手　　技

a．側頭葉内側硬膜下電極

　側頭葉てんかん焦点の側方性を診断するためには，側頭葉内側に帯状硬膜下電極を挿入し，数日間の連続皮質脳波記録を行う．われわれは，側頭葉内側構造をできるだけ正確に反映するように，帯状電極の先端に5mm間隔で接点を配列した特別デザインの電極を使用している（図6.1）．

　患者の体位は仰臥位で，肩枕を入れて頭部のみ水平とする．両側の外耳孔に金属のマーカーを入れ，耳介の上端は下方に折って，絆創膏で固定する．金属のマーカーは，術中にX線透視をする際に，モニターで両側の金属が重なるように透視の角度を調整すれば，正確に頭の長軸に垂直にX線を投射できる（図6.2）．

　皮膚切開は，逆U字型とする．前下方は頬骨弓の起始部から耳介前縁に沿って上行し，ほぼ側頭葉の長軸と平行に後方に延長する．骨穿孔は，前方は関節結節（tuberculum articulare）の直上，後方は上乳突稜（eminentia supramastoidea）の直上を目安に開ける．これらの穿孔を結ぶように小骨窓を設けるが，このとき，骨窓の下端がなるべく底面に近接するように心がける（図6.3）．

　硬膜を切開し，底面の髄液を吸引して，脳底の水平面が奥まで見えるまでの空間を作る．通常，電極を挿入する部位には橋静脈は存在しないが，もし小静脈が硬膜下腔を塞いでいて，電極の挿入の障害になりそうであったら，電気凝固して切断する．

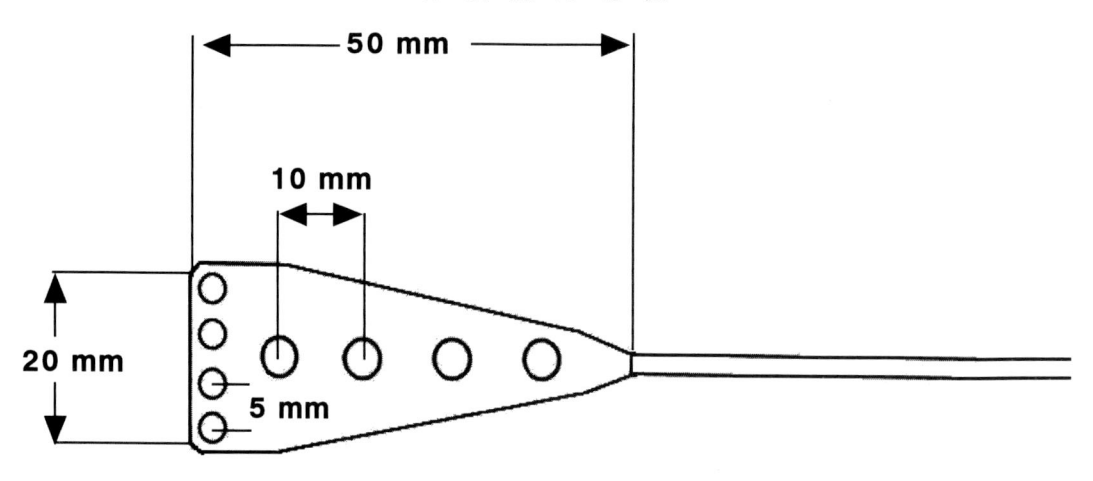

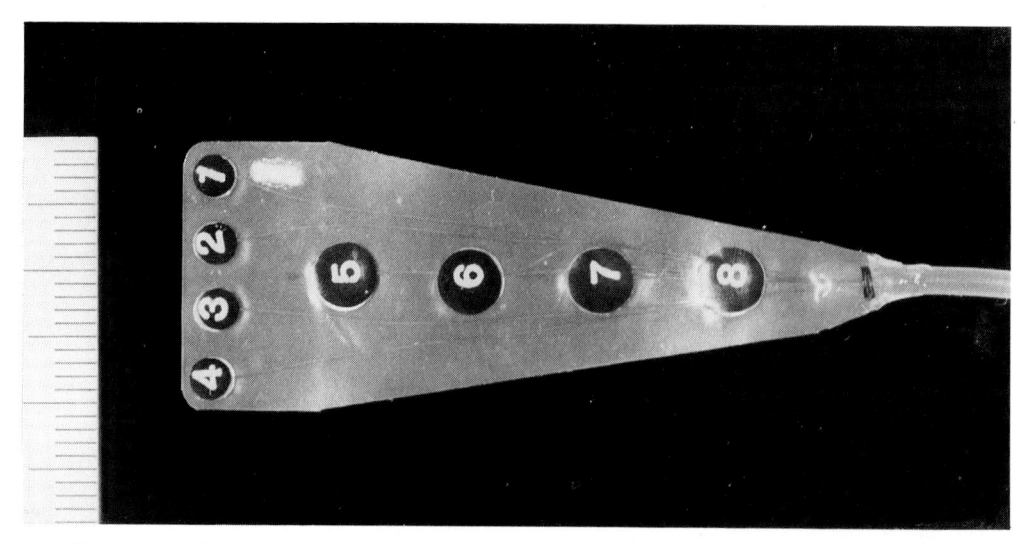

図 6.1 側頭葉内側硬膜下電極．電極の先端には 5 mm 間隔で 4 つの接点があり，側頭葉内側構造を正確に反映するようにデザインされている．また，途中の 4 極は 10 mm 間隔で配列されており，側頭葉底面の活動を記録する．

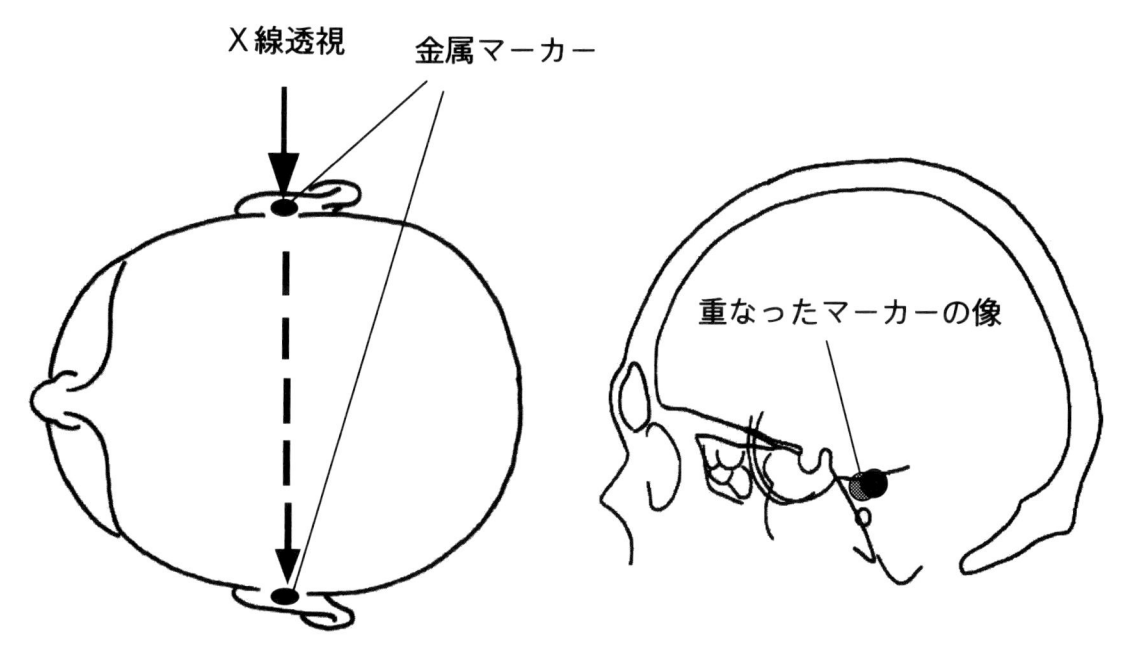

図 6.2 両側の外耳孔に金属のマーカーを固定し，術中モニター画面上でこれらのマーカーが重なるように，X 線の透視の角度を調整する．こうすることにより頭の長軸に垂直に X 線を投射できる．

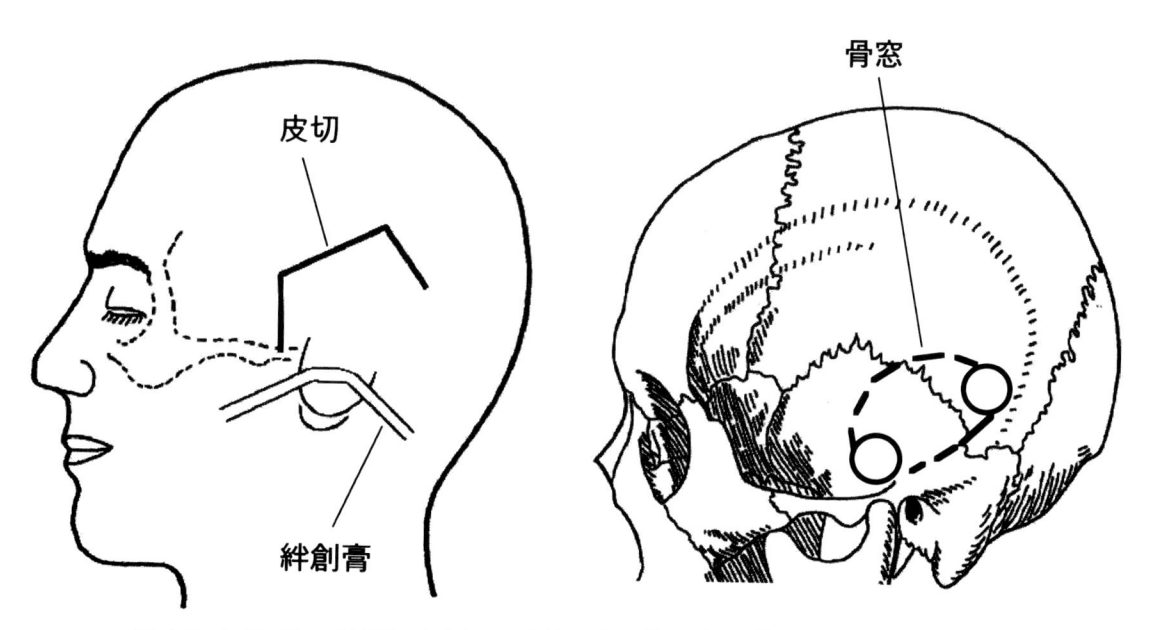

図 6.3 皮膚切開は，頬骨弓の起始部から上行し，側頭葉の長軸に平行に後方に延長し，乳様突起の上方で下降する，上方凸の逆 U 字型とする．耳介は絆創膏で下方に折り曲げておく（左）．骨穿孔は，前方は関節結節（tuberculum articulare），後方は上乳突稜（eminentia supramastoidea）のそれぞれ直上に開ける．この 2 つを結んで小骨窓を形成するが，下方は可及的に底面に接近するように心がける（右）．

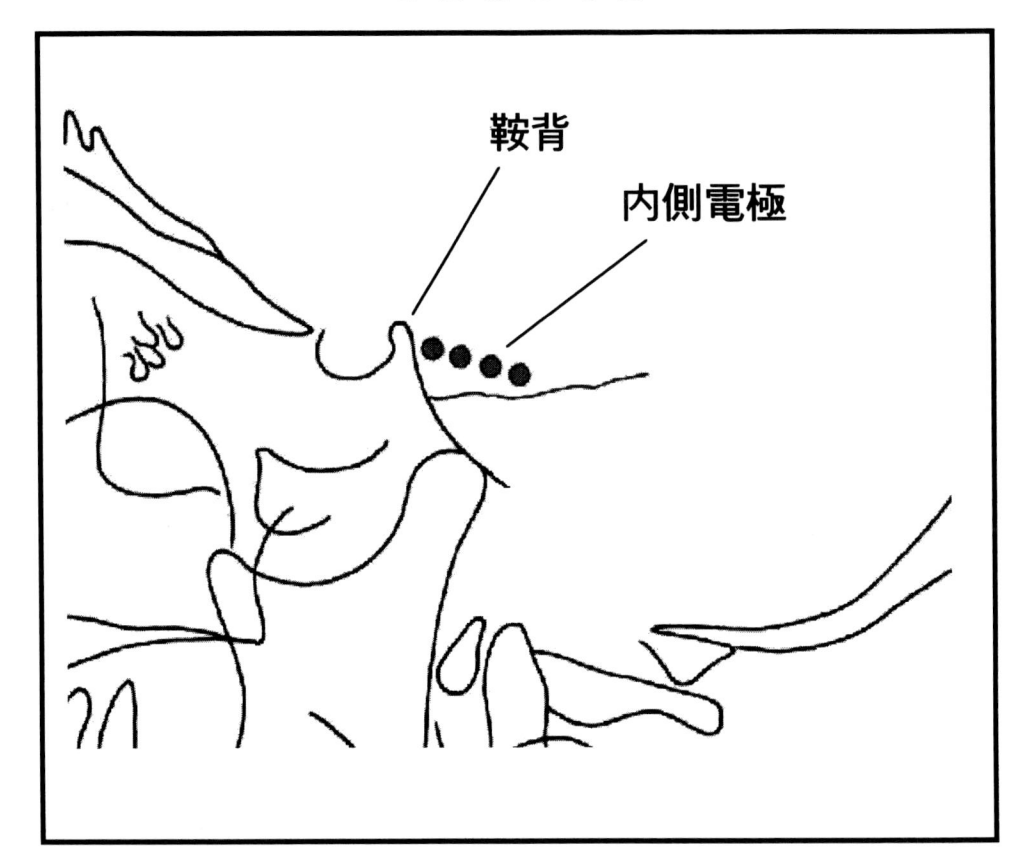

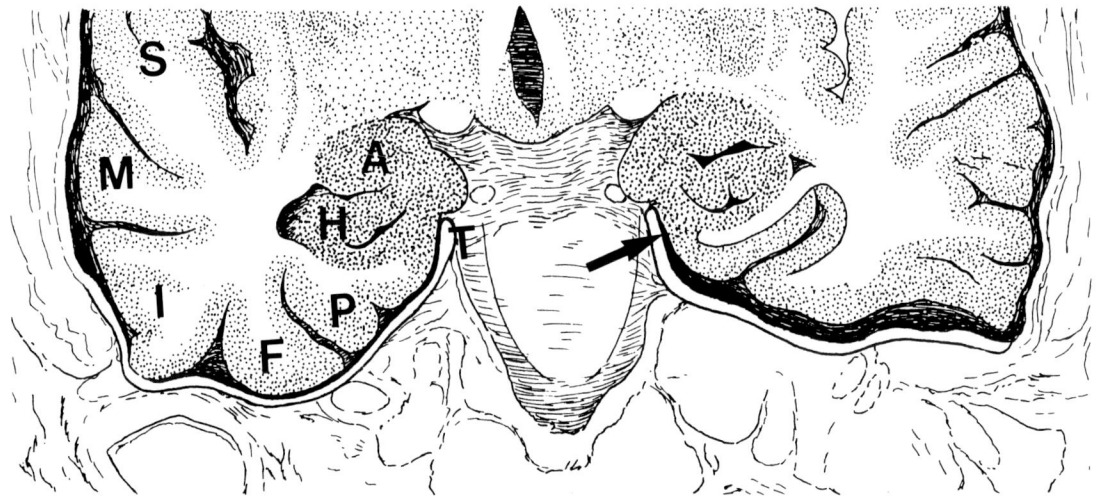

図 6.4 電極は先端が鞍背の後端に向かうように挿入する．電極の先端がテントの遊離縁（矢印）まで達すると抵抗を感じて，それより先は挿入できない．
S: 上側頭回, M: 中側頭回, I: 下側頭回, F: 紡錘状回, P: 海馬傍回, H: 海馬, A: 扁桃体, T: テント縁．

6. 頭蓋内電極

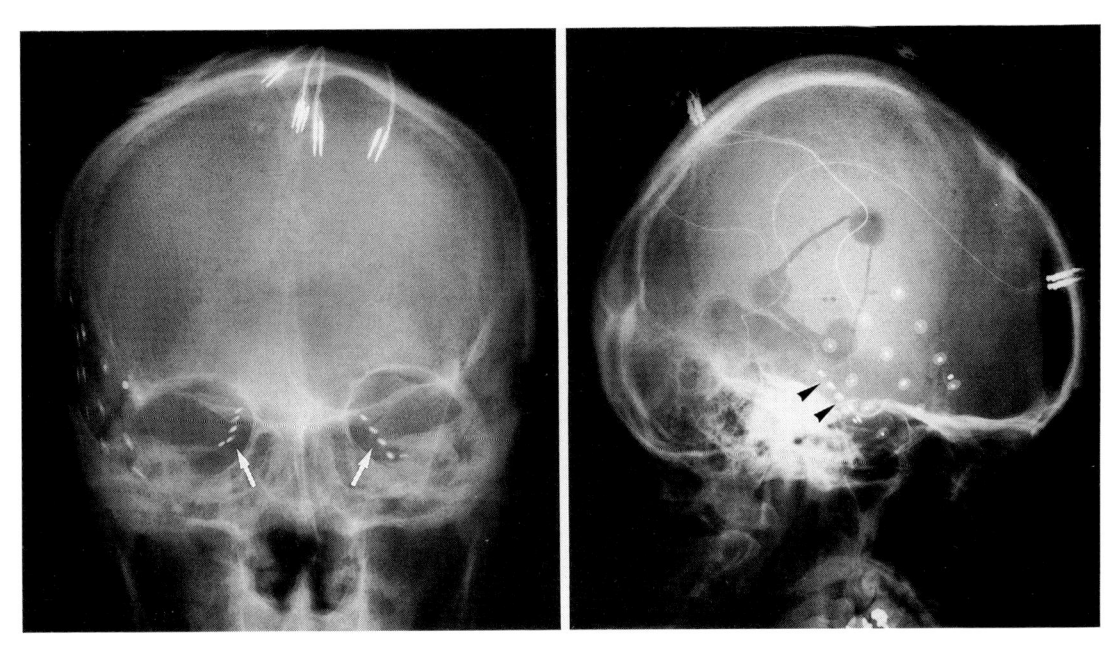

図 6.5 側頭葉内側電極留置後のX線正面像（左）では，電極の先端部（矢印）が側頭葉内側面に沿って上行しているのがわかる．また，側面像（右）では，左右の内側電極（矢尻印）が鞍背のすぐ後ろに並んでみられる．

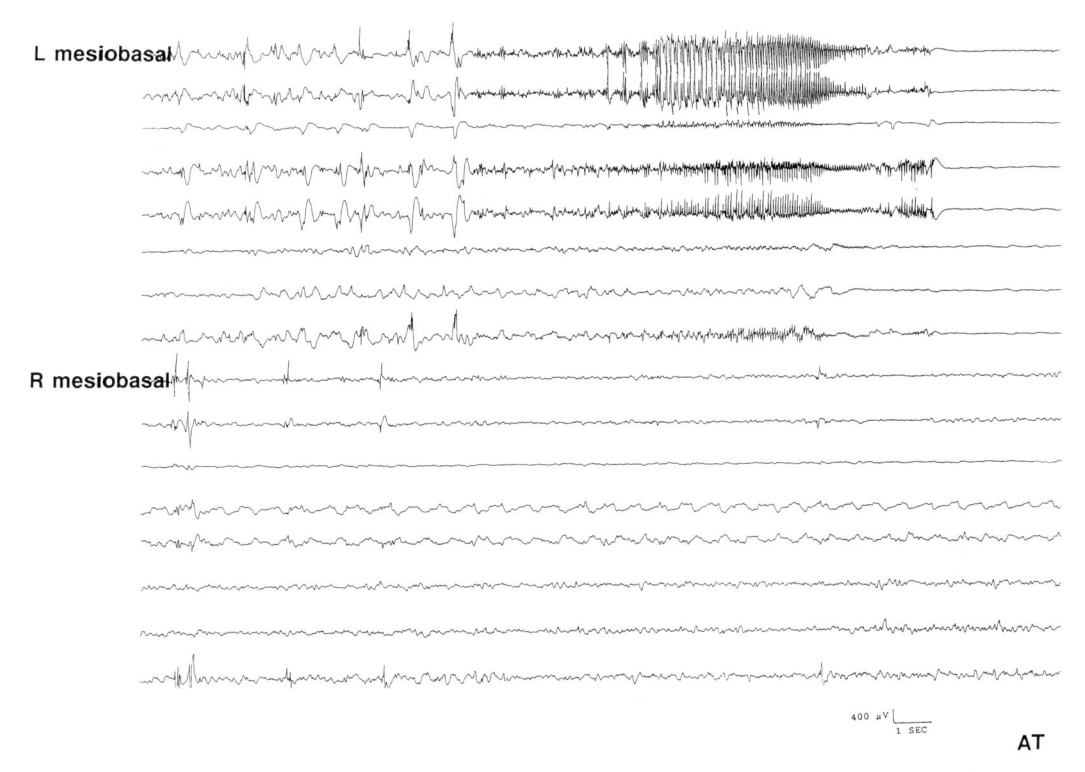

図 6.6 左側頭葉内側電極から発したてんかん発作．上4つの内側接点から発作が起始していることがわかる．

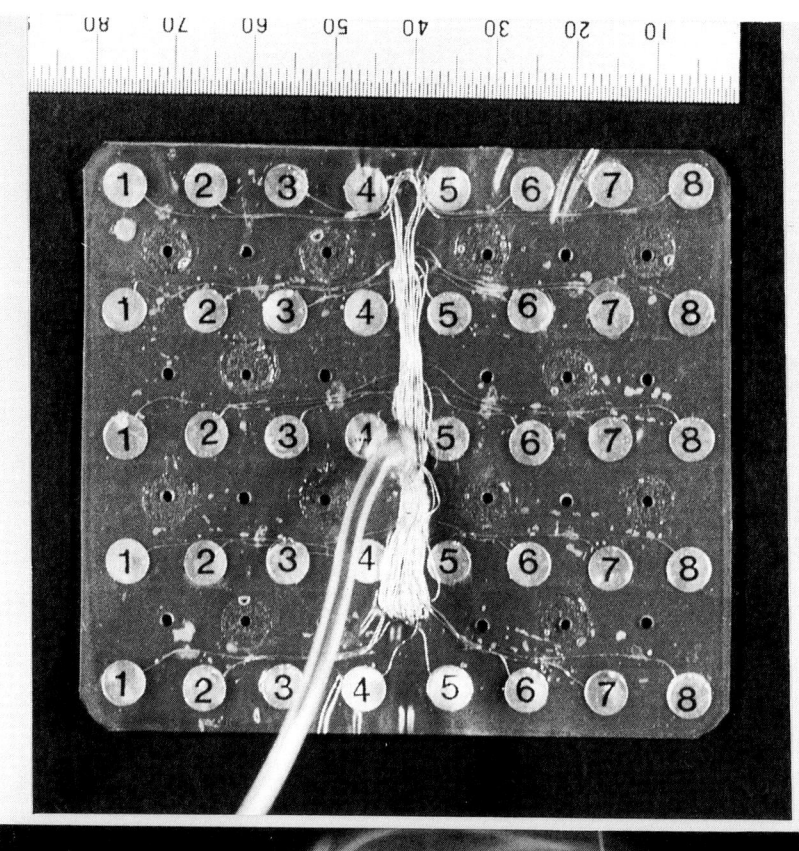

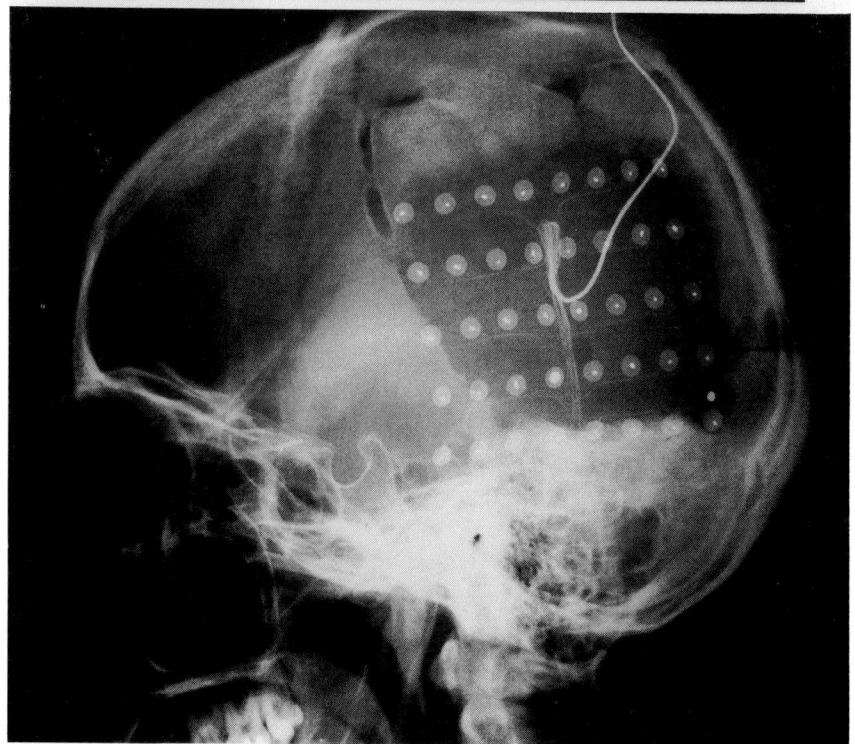

図 6.7 8×5の硬膜下グリッド電極の写真（上）と左側頭部後半から頭頂部にかけて留置されたX線写真（下）．

6. 頭蓋内電極

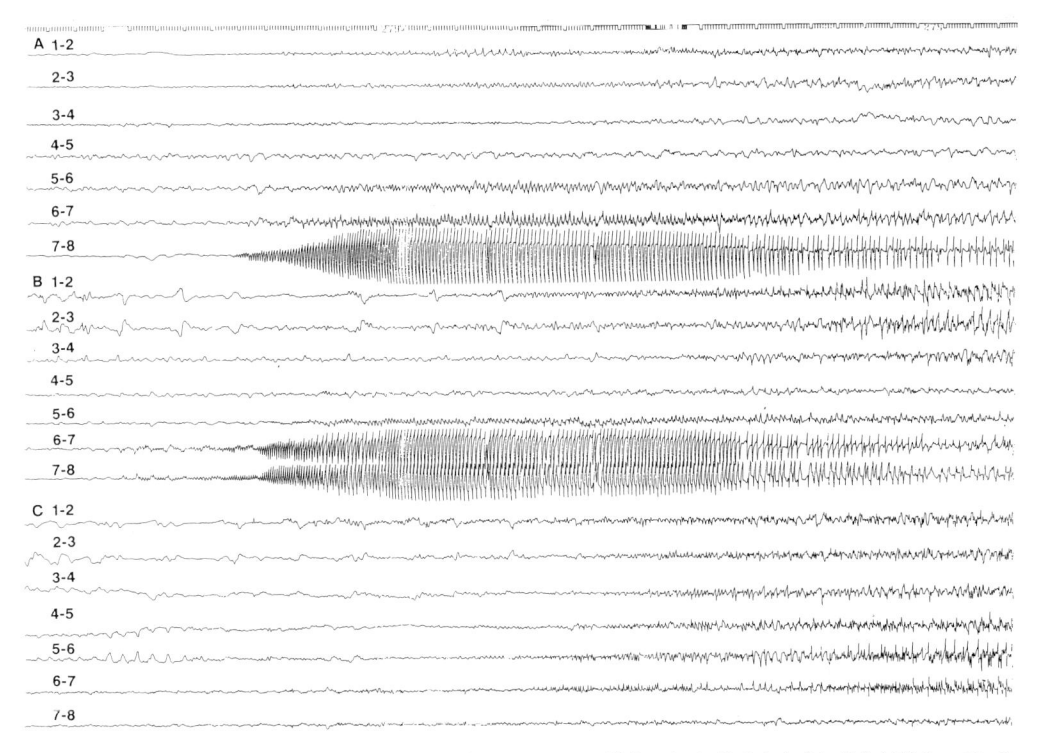

図 6.8 グリッド電極から記録された局所性に起始したてんかん発作．A-8, B-7 を中心に発作が始まっている．

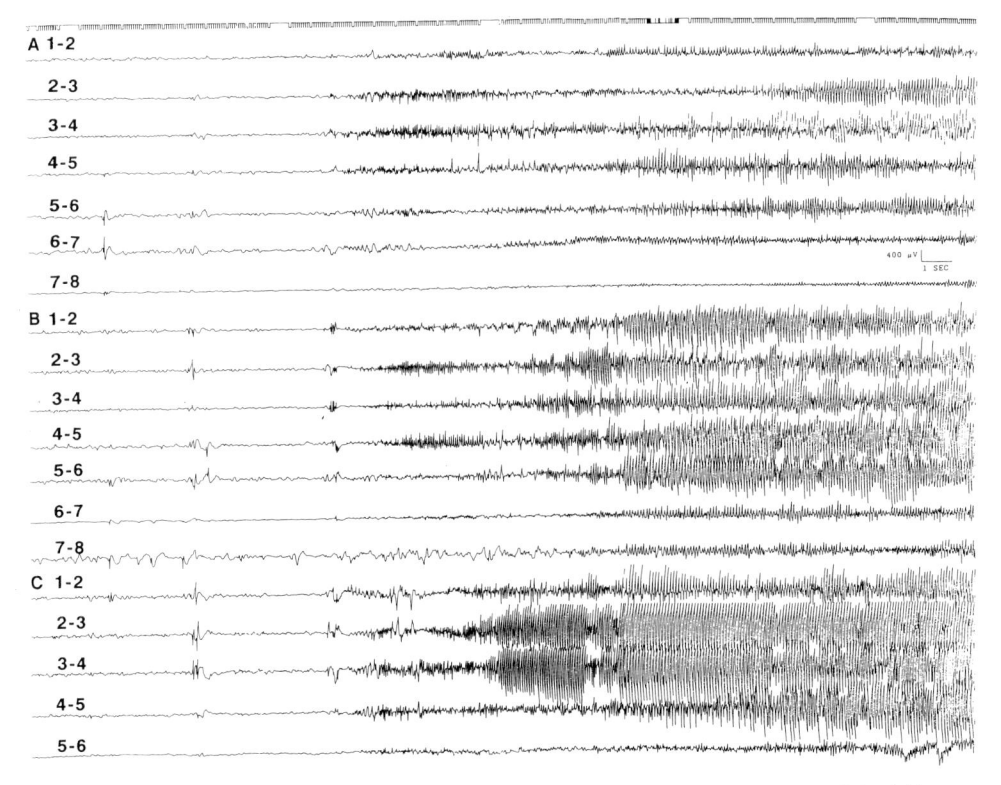

図 6.9 電極の広い範囲から一気にてんかん発作が起始した例．このような場合は，電極の記録だけからでは，焦点の範囲を同定するのは困難である．

透視下に，両耳の金属マーカーを重ねて，頭の長軸に垂直にX線を透視する．電極の先端を鞍背（dorsum sellae）の後端に向けて進めていく．この付近に電極の先端が達すると，テント遊離縁の端で抵抗を感じ，それより先には挿入できない（図6.4）．電極が適切な位置に配置されたら，電極を硬膜に固定する．硬膜を密に縫合した後，フィブリンゲルとジェルフォームで，髄液が漏れないように密封する．骨窓は人工骨で固める．このとき電極のリード線を傷めないように，骨蠟で保護しておく．頭位を変え，反対側についても同様な操作を行う．

術後のX線写真では，正面像では両側の電極が側頭葉内側に沿って上行しており，側面像では，鞍背の後方にほぼ重なるように映し出される（図6.5）．麻酔覚醒と同時に，電極を通しての皮質脳波と発作ビデオの同時モニタリングを開始する．記録時間は一定していないが，あらかじめ抗てんかん薬を減量または中止しておけば，発作間欠時のてんかん性異常波と数回の臨床発作（図6.6）を，3～5日で記録できることが多い．

発作間欠期のスパイクが両側性に出現して，左右差が乏しいときは，十分な数の発作を記録して，発作回数に明確な左右差があるかを判定するのが，焦点の側方性の診断に重要である．このような場合は，発作の記録時間は1週間から10日ぐらいまでに及ぶことがある．

b．グリッド電極

グリッド電極の留置は，焦点が予測される部位を中心になるべく大きな開頭を行い，硬膜下に電極を滑り込ませる（図6.7）．電極はなるべく極数の多いものを選び，運動野や言語野に焦点が近接しているときは，これらの領域を完全に覆うように電極を配置する．焦点が限局していると，発作波は局所性に起始し焦点の同定は容易である（図6.8）．しかし，新皮質焦点はしばしば広範囲に分散しており，配置した電極全体が一気に発火する場合も少なくない（図6.9）．このような場合は，電極による焦点の決定は困難であり，術中の皮質脳波を頼りに，焦点の処理をするしか方法がない．

焦点の診断が確立されたら，抗てんかん薬を再開した後に，必要に応じて，電極を通しての電気刺激により，大脳機能のマッピングを行う．刺激電流は，0.3～1.0 ms のパルス幅で，50 Hz の2相性電流を，5秒間のトレインで通電する．電流は0.5 mA から 15 mA くらいの幅で徐々に上げていき，後発射（after discharge）の閾値を超えない範囲とする（Lüders ら，1988）．刺激の間は，脳波上の後発射，運動，感覚の徴候に注意をする．もし，運動効果や感覚の反応が得られたら，電流を弱めていき，正確な閾値を決定する．また，言語機能をみるには，数唱，物の名前の呼称，本の朗読などを行わせつつ，電気刺激を与える．刺激している接点が言語機能に関係していると，患者は突然，朗読を停止するなどの"negative response"を示す．

Lüders ら（1988）によれば，運動感覚野の刺激では，その部位に対応した twitching などの陽性反応が得られるが，顔面の運動野の直前の下前頭回や補足運動野では，随意運動の停止といった抑制反応が得られるという．また，言語反応としては，ブローカ，ウェルニッケの言語野に，側頭葉底面の basal temporal language area（Lueders ら，1989；Suzuki ら，1992）を加えた3つが確認されている．

文　献

Awad I, Rosenfeld J, Ahl J, Hahn J, Lueders H : Intractable epilepsy and structural lesions of the brain : mapping, resection strategies, and seizure outcome. *Epilepsia* 32 : 179-186, 1991.

Cascino G, Hulihan J, Sharbrough F, Kelly P : Parietal lobe lesional epilepsy : electroclinical correlation and operative outcome. *Epilepsia* 34 : 522-527, 1993.

Crandall P, Walter R, Rand R : Clinical applications of studies on stereotactically implanted electrodes in temporal-lobe epilepsy. *J Neurosurg* 20 : 827-840, 1963.

Devinsky O, Sato S, Kufta C, Ito B, Rose D, Theodore W, Porter R : Electroencephalographic studies of simple partial seizures with subdural electrode recordings. *Neurology* 39 : 527-533, 1989.

Goldring S : A method for surgical management of focal epilepsy, especially as it relates to chldren. *J Neurosurg* 49 : 344-356, 1978.

Goldring S, Gregorie E : Surgical management of epilepsy using epidural recordings to localize the seizure focus. *J Neurosurg* **60** : 457-466, 1984.

堀 智勝, 間中信也, 福島孝則, 清水弘之, 落合慈之, 地原洋子, 平川公義 : 人側頭葉てんかんの深部電極による分析. 脳神経 **30** : 645-657, 1978.

Kuzniecky R, Faught E, Morawetz R : Electroencephalographic correlations of extracranial and epidural electrodes in temporal lobe epilepsy. *Epilepsia* **32** : 335-340, 1991.

Laskowitz D, Sperling M, French J, O'Connor M : The syndrome of frontal lobe epilepsy : charateristics and surgical management. *Neurology* **45** : 780-787, 1995.

Lesser R, Hahn J, Lueders H, Rothner A, Erenberg G : The use of chronic subdural electrodes for cortical mapping of speech. *Epilepsia* **22** : 240, 1981.

Lesser R, Lueders H, Dinner D : The location of speech and writing functions in the frontal language area. Results of extraoperative cortical stimulation. *Brain* **107** : 275-291, 1984.

Lesser R, Klem HL, Dinner D, Morris H, Hahn J, Wyllie E : Extraoperative cortical functional localization in patients with epilepsy. *J Clin Neurophysiol* **4** : 27-53, 1987.

Lieb J, Walsh G, Babb T, Walter R, Crandall P : A comparison of EEG seizure patterns recorded with surface and depth electorodes in patients with temporal lobe epilepsy. *Epilepsia* **17** : 137-160, 1976.

Ludwig B, Ajmone-Marsan C, Van Buren J : Depth and direct cortical recording in seizure disorders of extratemporal origin. *Neurology* **26** : 1085-1099, 1976.

Lüders H, Lesser R, Dinner D, Morris H, Wyllie E, Godoy J : Localizatoin of cortical function : new information from extraoperative monitoring of patients with epilepsy. *Epilepsia* **29**(Suppl 2) : S 56-S 65, 1988.

Lueders H, Hahn J, Lesser R, Dinner D, Morris H III, Wyllie E, Friedman L, Friedman D, Skipper G : Basal temporal subdural electrodes in the evaluation of patients with intractable epilepsy. *Epilepsia* **30** : 131-142, 1989.

真柳佳昭 : 側頭葉てんかんの深部脳波記録. 脳神経 **27** : 669-679, 1983.

三原忠紘 : てんかん外科の進歩 3) 側頭葉焦点の外科. 機能脳神経外科 (高倉公朋, 監修), 現代医療社, 東京, 1989, pp 211-232.

Palmini A, Andermann F, Olivier A, Tampieri D, Robitaille Y : Focal neuronal migration disorders and intractable partial epilepsy : results of surgical treatment. *Ann Neurol* **30** : 750-757, 1991.

Penfield W, Jasper H : Epilepsy and the Functional Anatomy of the Human Brain, Little, Brown and Company, Boston, 1954, pp 516-520.

Rand R, Crandall P, Walter R : Chronic stereotactic implantation of depth electrodes for psychomotor epilepsy. *Acta Neurochir* **11** : 609-630, 1964.

Risinger M, Engel J Jr, Van Ness P, Henry T, Crandall P : Ictal localization of temporal lobe seizures with scalp/sphenoidal recordigns. *Neurology* **39** : 1288-1293, 1989.

Rosenbaum T, Laxer K, Vessely M, Smith B : Subdural electrodes for seizure focus localization. *Neurosurgery* **19** : 73-81, 1986.

Shimizu H, Suzuki I, Ohta I, Ishijima B : Mesial temporal subdural electrode as a substitute for depth electrode. *Surg Neurol* **38** : 186-191, 1992.

Spencer S, Spencer D, Williamson P : The localizing value of depth electroencephalography in 32 patients with refractory epilepsy. *Ann Neurol* **12** : 248-253, 1982.

Spencer S, Williamson P, Spencer D, Mattson R : Human hippocampal seizure spread studied by depth and subdural recording : the hippocampal commissure. *Epilepsia* **28** : 479-489, 1987.

Spencer S, Spencer D, Williamson P, Mattson R : Combined depth and subdural electrode investigation in uncontrolled epilepsy. *Neurology* **40** : 74-79, 1990.

Sperling M, O'Connor M : Comparison of depth and subdural electrodes in recording temporal lobe seizures. *Neurology* **39** : 1497-1504, 1989.

Spiegel E, Wycis H, Lee A : Stereotaxic apparatus for operation on the human brain. *Science* **106** : 349-350, 1947.

Spiegel E, Wycis H : Thalamic recordings in man with special reference to seizure discharges. *Electroencephalogr Clin Neurophysiol* **2** : 23-27, 1950.

鈴木一郎, 清水弘之, 石島武一 : 大脳皮質電気刺激による言語野の同定—難治性てんかんの外科治療への応用—. 機能的脳神経外科 **28** : 37-43, 1989.

Suzuki I, Shimizu H, Ishijima B, Tani K, Sugishita M, Adachi N : Aphasic seziure cuased by focal epilepsy in the left fusiform gyrus. *Neurology* **42** : 2207-2210, 1992.

Talairach J, De Ajuriaguerra J, David M : Études stéréotaxiques des structures encéphaliques profondes chez L'homme. *La Presse Medicale* **23** : 605-609, 1952.

Talairach J, David M, Tourneaux P : L'Exploration Chirurgicale Stéréotaxique due Lobe Temporal dans L'Epilepsie Temporale, Masson & Cie, Paris, 1958.

Talairach J, Bancaud J : Stereotaxic exploration and therapy in epilepsy. In : Handbook of Clinical Neurology, vol 15 (Vinken P, Bruyn G, ed), The

Epilepsies (Magnus O, Lorentzdehaas AM, ed), North-Holland Publ, Amsterdam, 1977, pp 758-782.

Walczak T, Radtke R, McNamara J, Lewis D, Luther J, Thompson E, Wilson W, Friedman A, Nashold B : Anterior temporal lobectomy for complex partial seizures: evaluations, results, and long-term follow-up in 100 cases. *Neurology* **40**: 413-418, 1990.

Walker A, Marshall C : The contribution of depth recording to clinical medicine. *Electroencephalogr Clin Neurophysiol* **16**: 88-99, 1964.

Williamson P : Frontal lobe seizures: problems with diagnosis and localization. *Epilepsia* **29**: 207, 1988.

Williamson P, Boon P, Thadani V, Darcey T, Spencer D, Spencer S, Novelly R, Mattson R : Parietal lobe epilepsy: diagnostic considerations and results of surgery. *Ann Neurol* **31**: 193-201, 1992.

Wyler A, Ojemann G, Lettich E, Ward AJ : Subdural strip electrodes for localizing epileptogenic foci. *J Neurosurg* **60**: 1195-1200, 1984.

Wyllie E, Lueders H, Morris H III, Lesser R, Dinner D, Rothner A, Erenberg G, Cruse R, Friedman D, Hahn J, Estes M : Subdural electrodes in the evaluation for epilepsy surgery in children and adults. *Neuropediatrics* **19**: 80-86, 1987.

7. 術中皮質脳波

　術中皮質脳波の利点は，手術操作の進行に従って皮質脳波を反復しながら，てんかん性異常波を経時的に観察することができる点にある．また，血管腫，皮質形成異常，腫瘍などの器質的疾患の切除後，周囲にてんかん原性領域が残存していることが少なくない．これも術中脳波でしか診断することはできない．現実に，病巣切除後の遺残スパイクが手術成績を決定するという報告も散見される（Pilcherら，1993；Palminiら，1994；Joomaら，1995）．また，側頭葉外の新皮質てんかんでは，てんかん焦点がしばしば広範囲に分散しているが，このような場合，術中脳波によりてんかん性活動が十分に減弱するまで手術操作を加えれば，良好な成績につなげることができる（Gloor，1975；Salanovaら，1994）．

　これまで皮質脳波は，吸入麻酔深度を可及的に浅くして，fentanylなどの神経弛緩剤を投与しながら記録することが多かったが（Schachter，1990），焦点が強いてんかん性活動を示す場合を除いては，常に安定した異常波が記録できるとは限らない．

　われわれが開発したsevoflurane吸入麻酔下の皮質脳波は，活発なてんかん性活動を短時間に再現できる利点がある（Nakayamaら，1995）．さらに，吸入麻酔維持濃度で脳波記録ができるので，術中に何度でも反復することが可能である．以下，この術中皮質脳波法について説明する．

　手術に先立って，抗てんかん薬は減量または中止する．フェノバール，フェニトインなどのように血中濃度が長期間持続するものは，手術前日の夜から中止する．バルプロサン，カルバマゼピンなどは当日の朝からでよい．クロナゼパムは，突然の中止により全身けいれんを誘発するので，手術当日の朝も服薬させたほうが安全である．また，重症患者で，毎日のように発作を反復し，服薬下の脳波でもてんかん波が活発に見られるような例は，あえて抗てんかん薬を減量する必要はない．麻酔の前投薬は，脳波に影響を与える可能性がある鎮静剤の類は避け，硫酸アトロピンのみとする．

　麻酔の導入もラボナール（チオペンタールナトリウム）を使用しないで，sevofluraneの吸入により導入する．麻酔は，2.5% sevofluraneと66%笑気で維持する．皮質脳波記録時には，笑気を中止し，純酸素と2.5% sevofluraneで維持する．このとき，PCO_2を30 mmHgに調節する（表7.1）．頭蓋内電極所見と比較した結果では，sevoflurane 2.5%で，電極で記録された最大のてんかん性活動が短時間に再現される．それよりも濃度が上昇すると，てんかん性活動が過剰となり，てんかん原性領域の診断を過大評価する可能性が出てくる．Sevofluraneの濃度を2.5%から徐々に低下させていくと，次第に皮質脳波のてんかん性活動は減弱する．

　皮質脳波の記録には，あらかじめ手術前に，患者の頭皮に不関電極とアース用の針電極を刺入しておく．術野からはずれていれば，針電極の刺入部位はどこでもよい．皮質脳波の電位はきわめて高いから，artefactの混入は比較的少ない．もし雑音が混入するときは，手術台の電源を切る，アースを確認する，インプットボックス周辺から人を遠ざける，電極と脳の接着具合を確認する，などの点をチェックする．それでもartefactの混入があるときは，電極自体の電気抵抗を検討する必要がある．皮質脳波に用いる電極は，硬膜下電極に用いる帯状電極でもよいし，銀玉電極を使ってもよい．重要なことは，各脳回を広範囲に網羅することで（図7.1），電極配置がまばらであると，てんかん性活動を見逃す危険性がある．

表 7.1 術中皮質脳波

抗てんかん薬の減量*
  前夜から PB, PHT, PMD, VPA（R）
  当日朝から VPA, CBZ, ZSM
  そのまま CNZ
麻酔条件
  前投薬   硫酸アトロピンのみ
  導 入   sevoflurane
  皮質脳波時 笑気 off, pure O_2＋2.5% sevoflurane, PCO_2 30 mmHg

*：重症例は加減する．
PB：phenobarbital, PHT：phenytoin, PMD：primidone, VPA：sodium valproate, CBZ：carbamazepine, ZSM：zonisamide, CNZ：clonazepam, R：徐放剤．

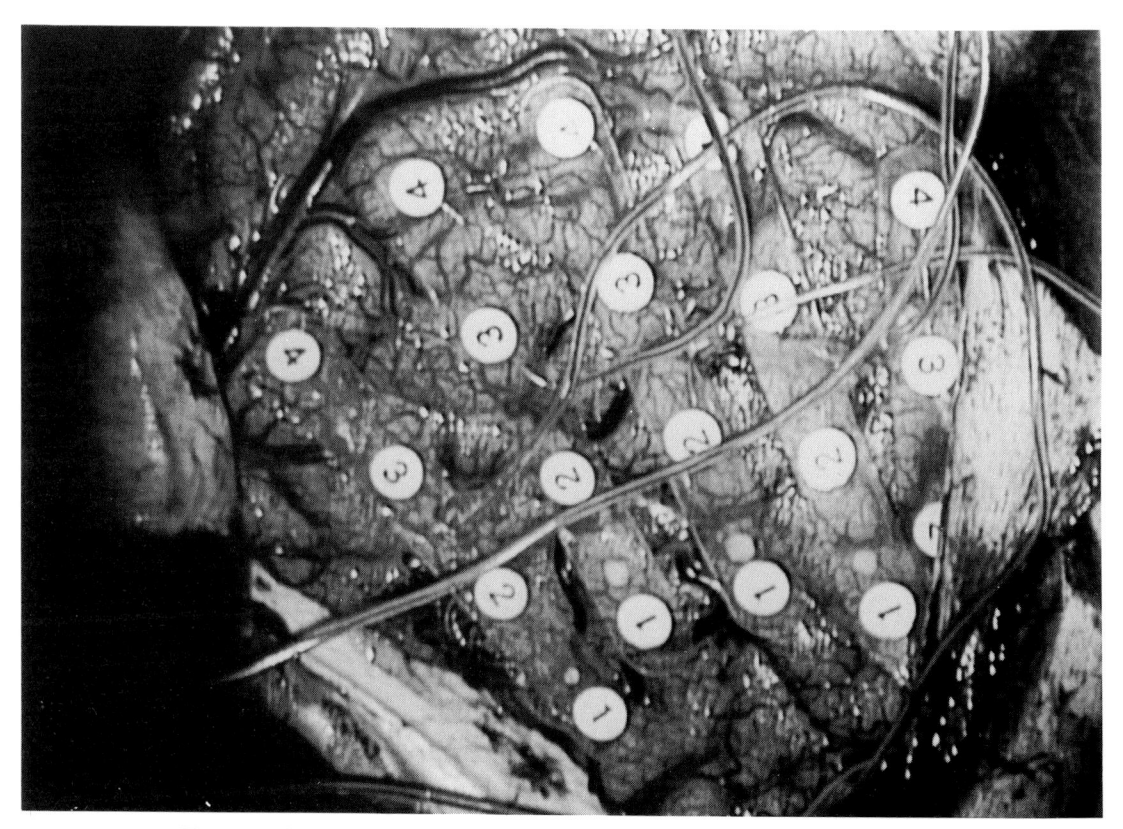

図 7.1　術中皮質脳波記録に際しては，焦点の疑われる範囲に電極を密に配置する．

7. 術中皮質脳波

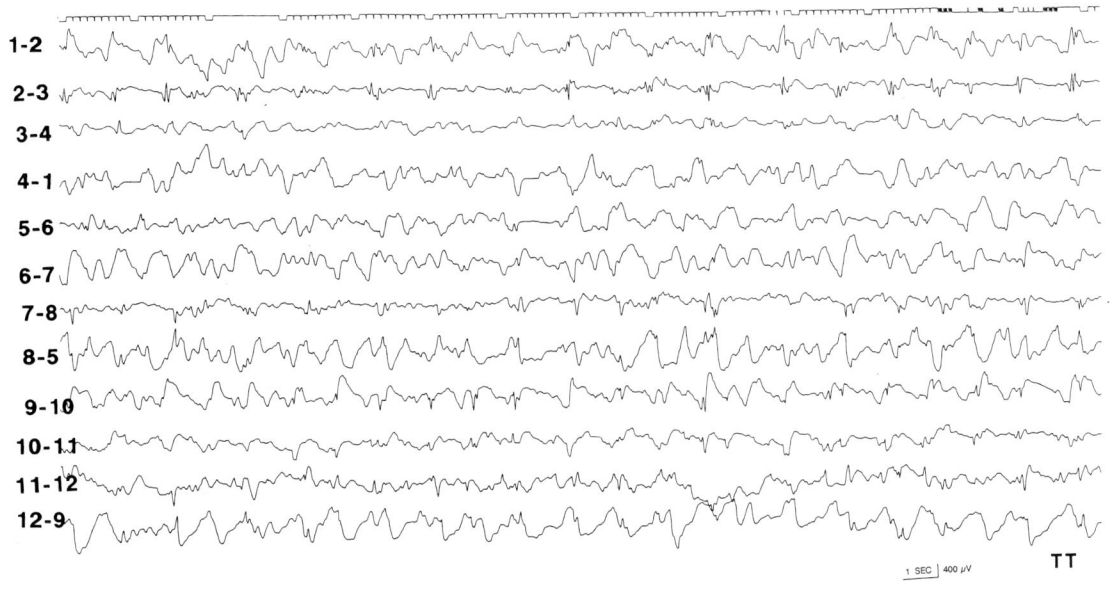

図 7.2 皮質脳波は頭皮脳波と比較して電位が数倍高く，基礎律動は α 波より速いので，馴れていないと基礎律動をスパイクと判定する危険性がある．病巣部では単にスパイクが出現するだけでなく，背景活動も徐波化しているのが特徴である．

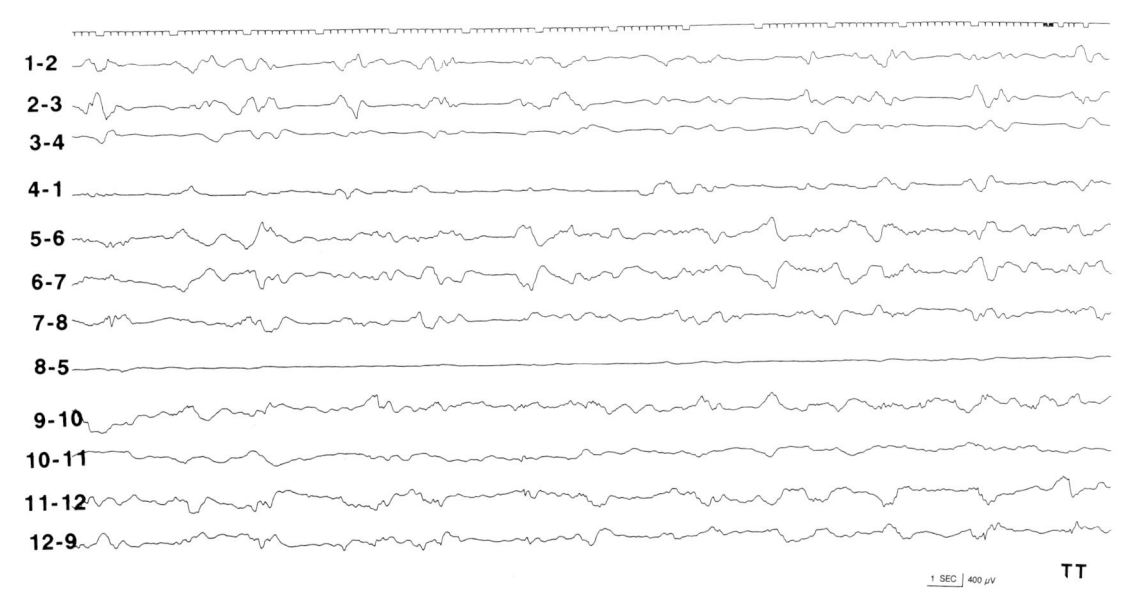

図 7.3 皮質切除を施行したら，それらと境する脳回から皮質脳波を記録する．MST を加えた場合は，まずその直上から皮質脳波を記録した後に，周囲の皮質の検索へと移る．このようにして，術野に新たな操作を加えるごとに，丹念に皮質脳波を反復することが重要である．周囲と同期しない小さなスパイクの残存は無視しても構わない．

皮質脳波は，頭皮脳波と比較して，一般に速波傾向にあるので，注意しないと正常の皮質脳波背景活動をスパイクと誤認する危険性がある．てんかん性異常波と判定するには，単に個々の波形だけでなく，背景活動が徐波化しているか，棘波に再現性があるか，位相の逆転がみられるか，などを十分に検討する必要がある（図7.2）．通常，皮質脳波は電位がきわめて高いので，頭皮脳波の1/8〜1/5くらいのスケール（80〜50μV/mm）で記録するとちょうどよい．手術操作によりスパイクが完全に消失するのが望ましいが，振幅の低いスパイクが散在性に残存しても，多くの場合無視しても構わない（図7.3）．

文献

Gloor P: Contributions of electroencephalography and electrocorticography to the neurosurgical treatment of the epilepsies. In: Advances in Neurology (Purpura D, Penny J, Walter R, ed), vol 8, Raven Press, New York, 1975, pp 59-105.

Jooma R, Yeh H-S, Privitera M, Gartner M: Lesionectomy versus electrophysiologically guided resection for temporal lobe tumors manifesting with complex partia seizures. *J Neurosurg* **83**: 231-236, 1995.

Nakayama H, Maehara T, Nagata O, Harikae Y, Shimizu H: Effects of sevoflurane on electrocorticogram. *Electroencephalogr Clin Neurophysiol* **97**: S 243, 1995.

Palmini A, Gambardella A, Andermann F, Dubeau F, da Costa JC, Olivier A, Tampieri D, Robitaille Y, Paglioli E, Neto EP, Coutinho L, Kim H-I: Operative strategies for patients with cortical dysplastic lesions and intractable epilepsy. *Epilepsia* **35**(Suppl 6): S 57-S 71, 1994.

Pilcher W, Silbergeld D, Berger M, Ojemann G: Intraoperative electrocorticography during tumor resection: impact on seizure outcome in patients with gangliogliomas. *J Neurosurg* **78**: 891-902, 1993.

Salanova V, Quesney L, Rasmussen T, Andermann F, Olivier A: Reevaluation of surgical failures and the role of reoperation in 39 patients with frontal lobe epilepsy. *Epilepsia* **35**: 70-80, 1994.

Schachter S: Electroencephalography for epilepsy surgery. *Int Anesthesiol Clin* **28**: 139-142, 1990.

8. てんかんの手術法

8.1 皮質焦点切除術

（1）概　　論

皮質焦点切除術は，てんかん焦点となっている大脳皮質を切除する手術手技である．通常，脳回単位でてんかん原性領域を診断して切除する．この際に用いられる軟膜下切除（subpial resection）は，てんかん手術の最も基本的な手技であり，まずこれに習熟することがてんかん外科を始めるための第1歩といえる．

Penfieldによれば（Penfield, Jasper, 1954），軟膜下切除は，近代てんかん外科の創始者であるHorsley（1909）により開発された．この手技は，単に大脳皮質切除術のみでなく，側頭葉切除術における内側構造の処理の際にも用いられる．てんかん外科のほとんどの分野で応用可能な基本的手技といえよう．

（2）適　　応

MRIなどの画像診断で器質的病変が見いだされないが，頭皮脳波や頭蓋内電極による検査の結果，脳の特定の領域がてんかん原性病巣であると診断された場合に，皮質焦点切除が適応となる．この場合，開頭して脳表を観察しても，肉眼的には際だった変化がないのが通常である．したがって，術中皮質脳波で焦点となっている脳回を確認して，皮質切除を適用することになる．

脳回が，頭蓋内電極を通じての電気刺激や，手術中の電気刺激で，運動野や言語野に及んでいる場合は，原則的には皮質切除は用いず，後述するMSTを応用する．焦点の範囲が広い場合は，てん

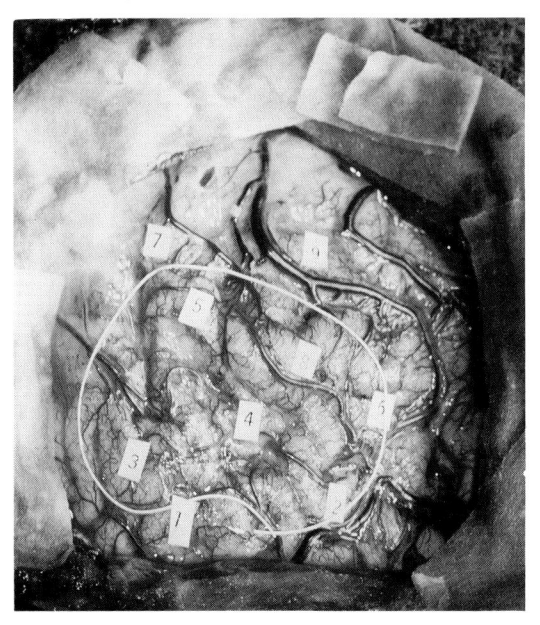

図 8.1　脳回単位で皮質脳波を記録し，スパイクの出現する範囲を糸で囲む．さらに目印となる静脈，脳溝などを中心に，全体像をスケッチしておく．

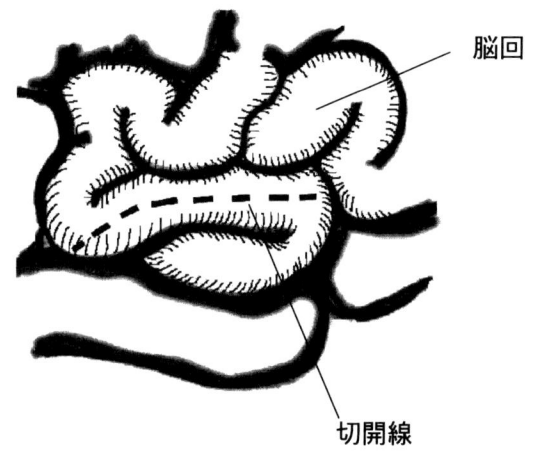

図 8.2　脳回の長軸に沿って，脳回の中央に皮質切開を置く．

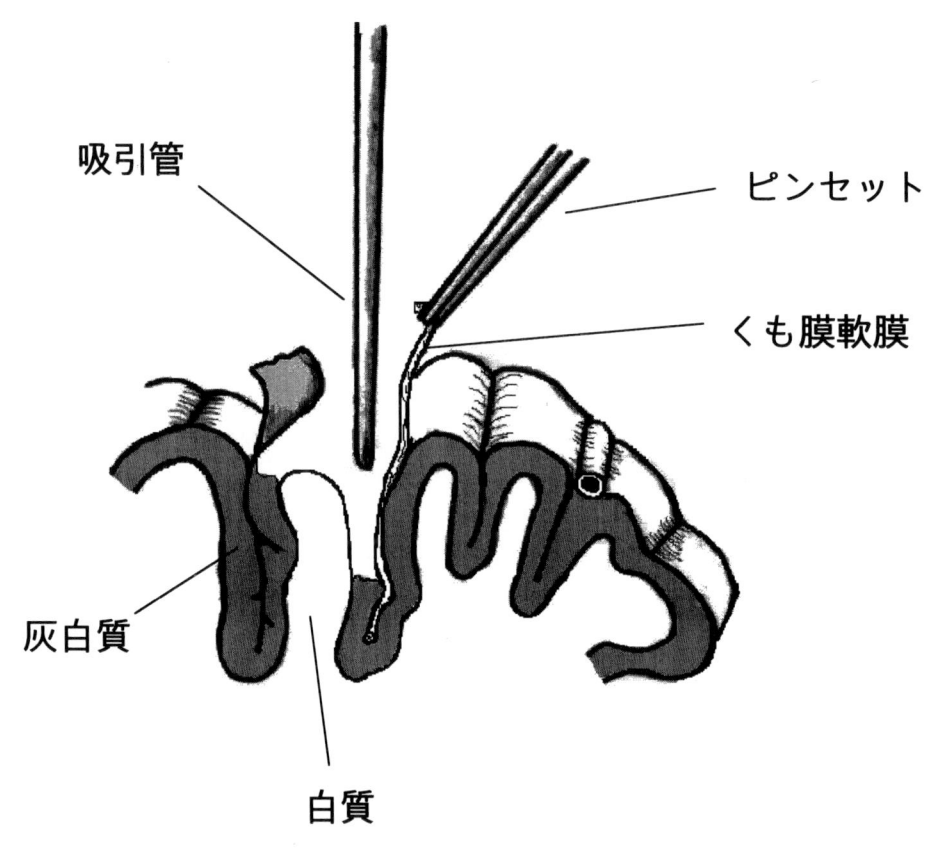

図 8.3 皮質切開の断端のくも膜軟膜をピンセットで保持しながら，焦点となっている灰白質を吸引管で除去していく．グリオーシスに陥っている灰白質は，軟膜からつるりと剝けるように剝離できることが多い．

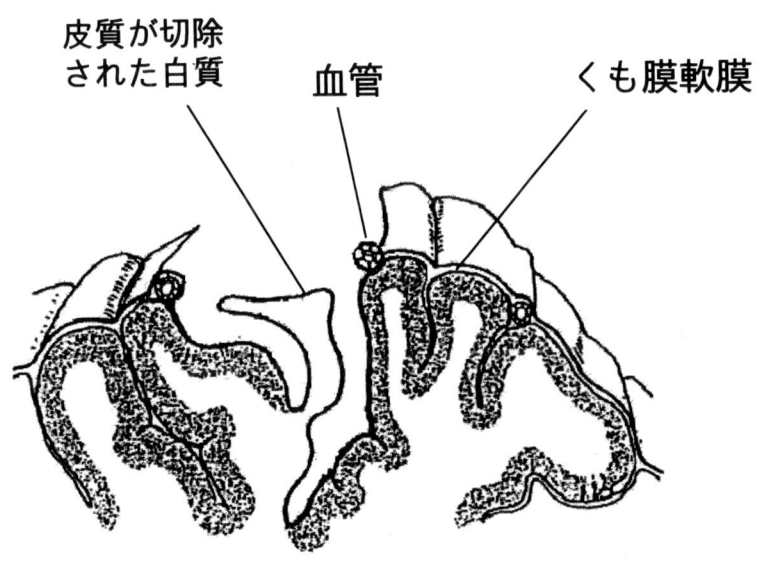

図 8.4 灰白質は脳溝の底まで完全に吸引除去する．また，白質表面に灰白質が残らないように留意する．

かん原性の強い部位は皮質切除を適用し，残りの広範囲な領域に対してはMSTを用いるといった，両方の手技を併用することも安全で効果の高い手法である．

（3） 手術手技

術中皮質脳波により，てんかん原性領域が確認されたら，切除範囲を脳回単位で糸で囲む（図8.1）．同時にスケッチをして，目印となる静脈や脳溝の形を描きとどめておく．

手術用顕微鏡下に，脳回の中央部に，脳回の長軸に沿って，双極凝固ピンセットで，くも膜軟膜を電気凝固する．次に，凝固されたくも膜軟膜を，マイクロ用鋏で切断する（図8.2）．この場合，切断端を鑷子で保持できるように，ある程度幅をもたせて凝固しておくのがコツである．

脳回の端から端までくも膜軟膜が切断されたら，この断端を鑷子で保持しながら，吸引管を用いて，軟膜から剥がすように灰白質を吸引除去していく（図8.3）．グリオーシスに陥っていると，灰白質はつるりと剥けるように軟膜から剥離され，出血もあまりしない．しかし，必ずしもすべての焦点が硬化しているわけではなく，中には，強い毛細血管性出血がみられることもある．はっきりと断裂した血管端が確認できる場合は，これを凝固止血するが，びまん性の出血の場合は，切除腔に生理的食塩水を浸した綿片を充填しておけば，自然に止血される．

脳回は垂直方向にも深く延びているので，脳溝の底のほうに取り残しがないように，底面の灰白質の折れ曲がりまで十分に切除する（図8.4）．また，軟膜面からの剥離だけに気を取られると，白質表面に灰白質が残存することになるので注意を要する．

予定した範囲の皮質切除が終了したら，周囲の大脳表面から，再度，皮質脳波を記録する（図8.5）．新たに周辺の脳回からてんかん性異常波が確認されたら，皮質切除を追加する．このようにして，ほぼ完全にてんかん性異常波が消滅するまで皮質切除を続行する．不十分な切除は，術後てんかん発作を悪化させることもあるので，皮質切

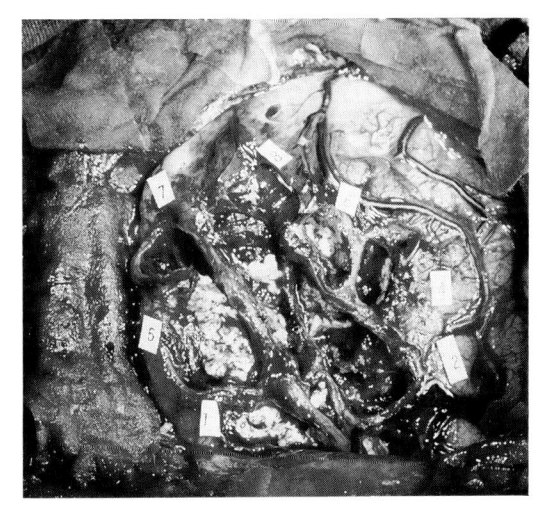

図8.5 最初に予定した範囲の皮質切除が終了したら，周囲の脳表に電極を並べ，再度皮質脳波を記録する．このようにして，スパイクが消失するまで皮質切除を行う．

除かMSTのいずれかを用いて，徹底的に病巣を処理することが肝要である．

最後に，切除腔に綿片の取り残しがないことを確認し，サージセルを敷き詰めて，止血の完璧を期する．

（4） 手術効果と合併症

皮質焦点切除術は，画像上器質的病変がはっきりしている場合と比較すると，脳波のみで焦点の範囲を診断することになるので，手術成績はやや不良である．

Van Ness（1991）によれば，器質的病変が存在した28例中，7例で発作消失，11例で90％以上の発作減少が得られているのに対して，器質的病変が存在せず，皮質焦点切除術を施行した13例中，発作消失は0％，90％以上の減少は6例で，7例は90％以下の発作減少にとどまっている．われわれの51例の皮質切除例の1年以上の追跡でも，発作消失またはまれ（エンゲルの分類，Class I ＆ II）になったのが16例，有意な発作改善（Class III）23例で，12例では無効（Class IV）であった．しかし，この結果は軟膜下切除法に問題があるのではなく，器質的病変が存在しない場合には，しばしば焦点が広範囲に分散していることが多く，術野を越えた焦点の残存などが原因し

ていると推定される．

合併症としては，術後の出血，梗塞などによる機能障害の可能性がある．術中に主要動脈を損傷しないよう注意するとともに，閉頭時に止血を十分に確認することが大切である．

皮質焦点切除術は切除した脳回の機能を完全に消失させるので，切除部位によっては視野障害や運動・言語機能の障害などが出現しうる．したがって，皮質切除術に際しては術前または術中に大脳機能の分布を正確に診断し，皮質切除と大脳機能の温存が可能な MST とをうまく併用することも考慮すべきである．

文 献

Engel J Jr, Van Ness PC, Rasmussen TB, Ojemann LM: Outcome with respect to epileptic seizures. In: Surgical Treatment of the Epilepsies (Engel J Jr, ed), Second ed, Raven Press, New York, 1993, pp 609-621.

Horsley V: The function of the so-called motor area of the brain. *Br Med J* **2**: 125-132, 1909.

Penfield W, Jasper H: Epilepsy and the Functional Anatomy of the Human Brain, Little, Brown & Co, Boston, 1954.

Van Ness PC: Surgical outcome for neocortical (extrahippocampal) focal epilepsy. In: Epielpsy Surgery (Lüders H, ed), Raven Press, New York, 1991, pp 613-624.

8.2 病巣切除術

てんかん発作の原因となっている腫瘍，血管奇形などの病巣を切除することを病巣切除術（lesionectomy）と称する．病巣切除術に際して重要なことは，てんかん発作が以下の4つの機序のどれに関連しているかを推測し，それに対応した手術戦略を立てることである．すなわち，1．病巣が大脳皮質を刺激して発作が起きる場合，2．病巣周囲のグリオーシスがてんかん原性となっている場合，3．病巣そのものにてんかん原性がある場合，4．複数のてんかん原性病巣が存在する場合である．以下，それぞれの状況においての手術方法を解説する．

（1） 病巣による刺激

例えば大脳皮質とまったく癒着のない髄膜腫がてんかん発作の原因となっていて，腫瘍切除後も皮質表面からてんかん性異常波が記録されないような場合は，単に腫瘍による刺激により，てんかん発作が起きていたと考えられ，このような場合は，病巣そのものの切除で事足りる．

血管奇形の場合も，最初は刺激でてんかん発作が起きると思われるが，周囲に小出血を反復してグリオーシスが形成されてくると，単純に血管奇形のみの切除では，発作を抑制することができなくなる（Cohenら，1995）．動静脈奇形の切除に際しては，とくにこの点に関する配慮が必要となる．

（2） 病巣周囲のグリオーシス

脳腫瘍や血管奇形の周囲，炎症，血管障害，外傷後など大部分の疾患がてんかん発作を生じる機序は，周辺のグリオーシスが関与している．このような病巣の切除に当たっては，病巣と周囲のグリオーシスを含む脳回を，軟膜くも膜面が見えるまで，完全に空洞化する必要がある（図8.6）（Awadら，1991）．その後にさらに皮質脳波を記録し，周囲の脳回にさらにてんかん性異常波が見られるようであったら，皮質切除あるいはMSTなどを追加する必要がある．

（3） てんかん原性病巣

皮質形成異常や海馬硬化症などでは，病巣そのものからてんかん性異常波が出現する（Palminiら，1994）．したがって，病巣そのものを完全に切除する必要がある．さらに，皮質形成異常の場合，画像上の異常だけがてんかん原性領域ではなく，周囲に細胞レベルの皮質形成異常（microdysgenesis）（Meencke, Janz, 1984）が広がっていたり，グリオーシスを伴っていたりすることが多い．したがって，病巣切除後に皮質脳波を反復し，脳波が正常化するまで，周囲の皮質切除またはMSTを行う必要がある．

（4） 複数のてんかん原性病巣

複数のてんかん原性病巣の1例として，側頭葉鉤の腫瘍を切除しても，海馬硬化が合併していて，術後にてんかん発作が残存する場合などがあげられる．したがって，てんかんの外科治療に際しては，たとえ腫瘍性の病変でも，発作症状，脳波，画像所見などを総合的に判断して，てんかん原性領域の正確な広がりを予知しておかないと，確実な手術効果を上げることは難しい．このような複数の病理が存在する例として，以下の3つの場合が報告されている．

a．腫瘍と海馬硬化症（Lévesqueら，1991）

側頭葉腫瘍と海馬硬化症はしばしば合併する（図8.7）．側頭葉腫瘍を切除した後は，海馬およびその周辺から皮質脳波を記録し（Polkeyら，1989）（図8.8），てんかん性異常波が明瞭に見られるようであったら，海馬や周辺のてんかん原性領域の切除を追加しなければならない．たとえ肉眼的に腫瘍が海馬に浸潤していなくても，海馬がてんかん原性を帯びていることは決して珍しいことではない．

b．脳腫瘍（ganglioglioma, low grade glioma, dysembryoplastic neuroepithelial tumor（Daumas-Duportら，1988））**と皮質形成異常の共存**（Praysonら，1993）

われわれの経験した左前頭葉のganglioglioma の例であるが，きわめて境界明瞭でくるりと剥けるように1塊として腫瘍を切除することができた

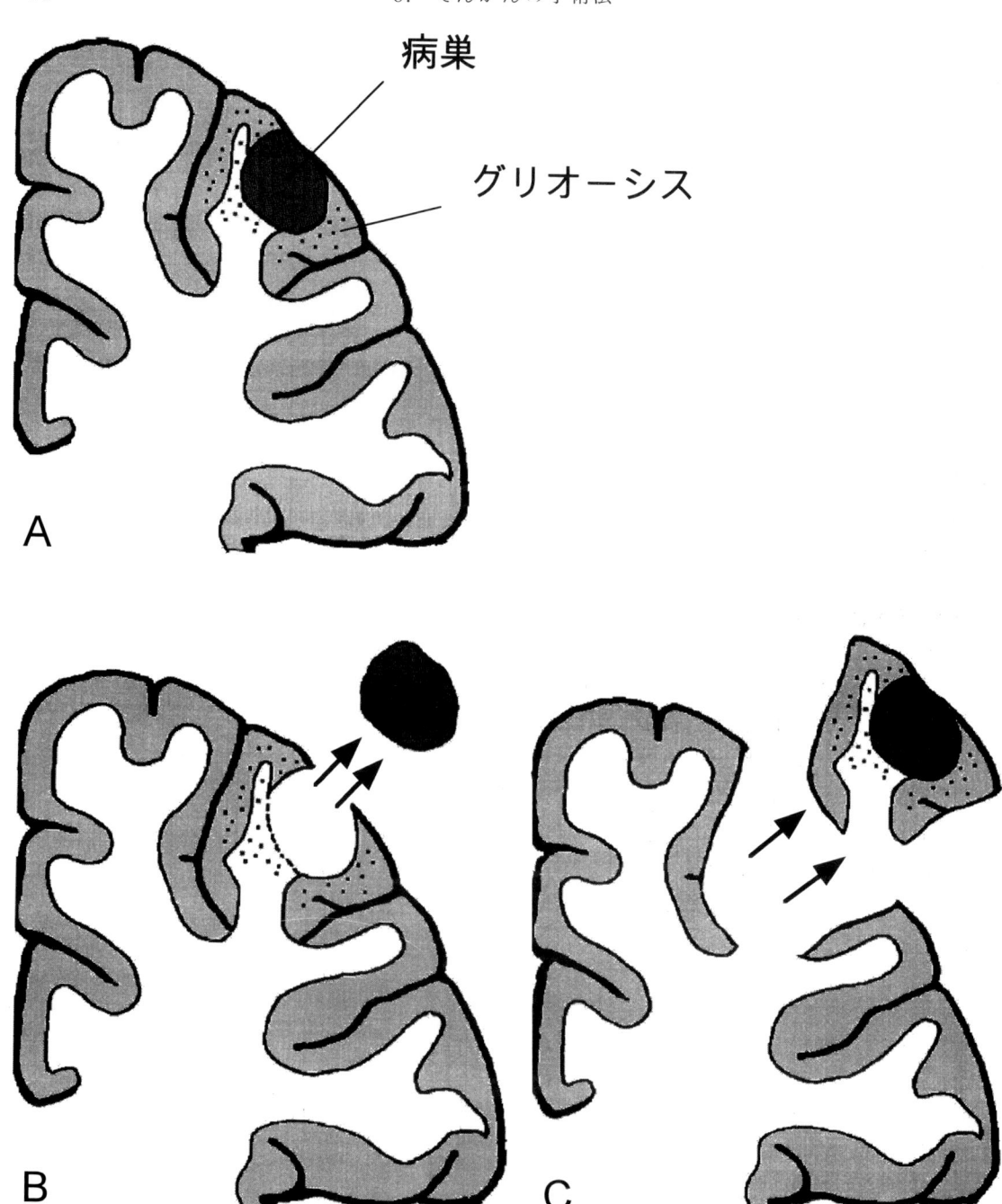

図 8.6 腫瘍，血管腫などのてんかん原性病変は，周囲にグリオーシスを伴っていることが多い(A)．病巣のみの切除は，周辺のてんかん原性領域を残し，術後の遺残発作の原因となる(B)．グリオーシスを含む脳回を切除した後(C)，境する脳回から皮質脳波を記録して，てんかん原性領域の遺残を調べる必要がある．

8.2 病巣切除術

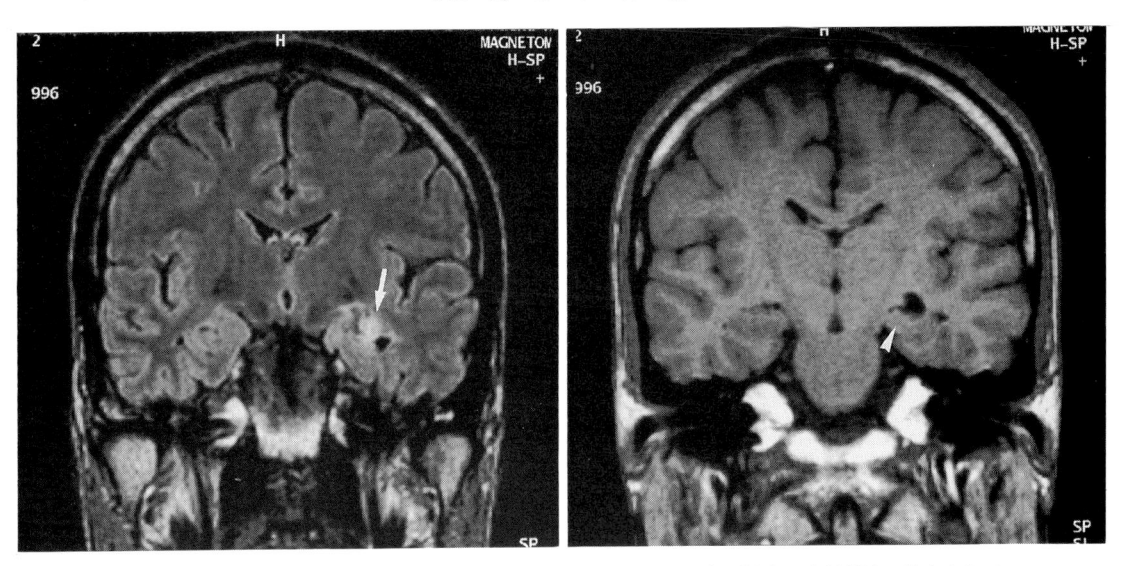

図 8.7 腫瘍と海馬硬化症の共存例．FLAIR像で扁桃体を占拠する腫瘍が高信号域で描出されている（左図矢印）が，T_1強調像では萎縮した海馬（右図矢尻印）が明らかである．本例は病理診断の結果，grade II の astrocytoma と海馬硬化症であった．

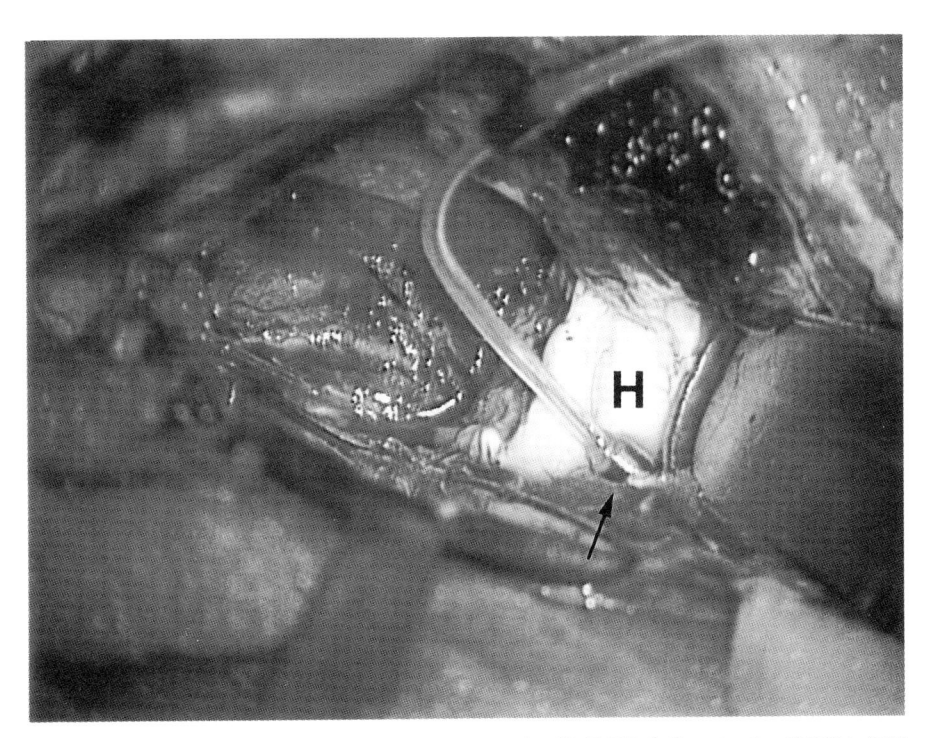

図 8.8 側頭葉鉤や扁桃体を占拠する腫瘍では，しばしば海馬硬化を伴っている．肉眼的に海馬（H）に腫瘍の浸潤がなくても，海馬から脳波を記録し（矢印），活発なスパイク波がみられたら，海馬も含めて切除することが重要である．

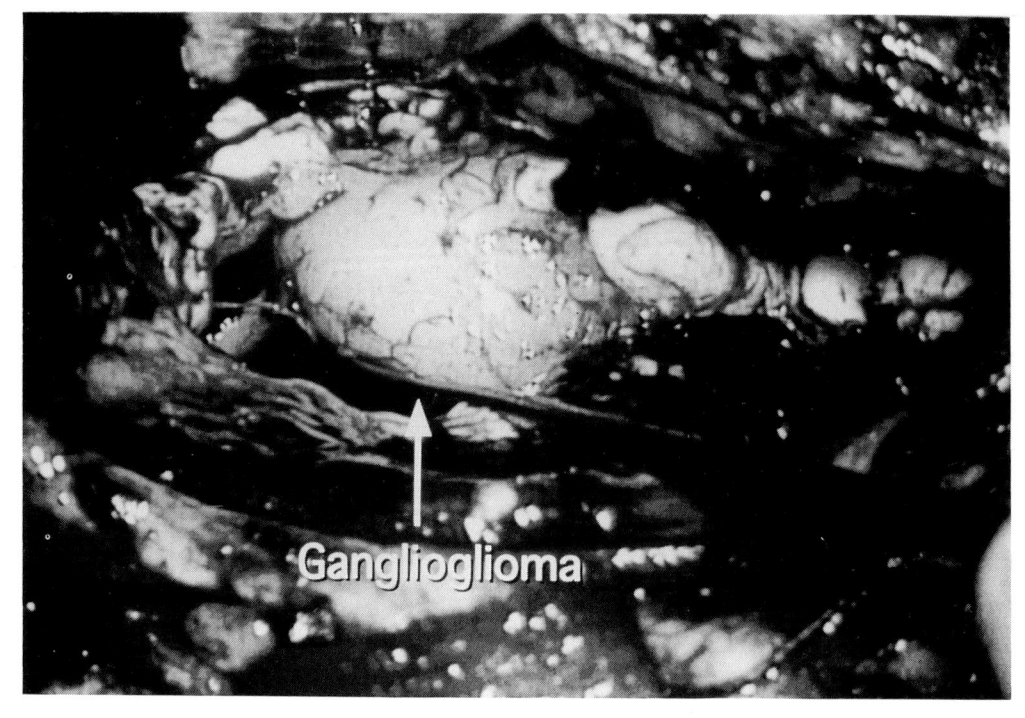

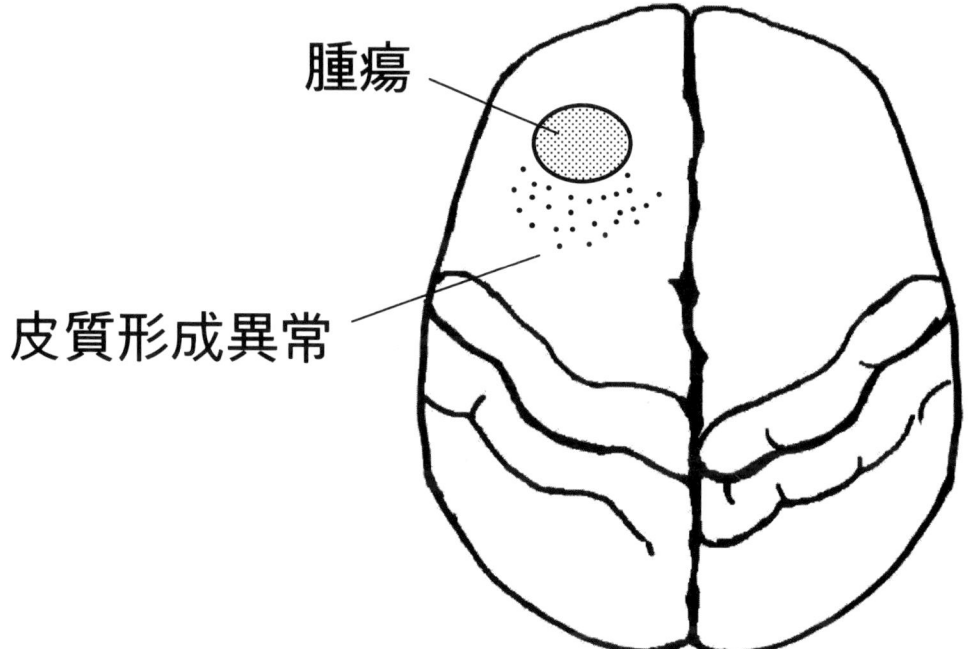

図 8.9 左前頭葉の ganglioglioma. 腫瘍切除後も，周辺の脳組織から活発なてんかん性脳波異常がみられた．術後，この部位の病理標本から皮質形成異常が証明された．

（図8.9）．しかし，切除後の皮質脳波で，きわめて活発なてんかん性異常波を認め，さらに広範囲の皮質切除を余儀なくされた．手術標本の組織学的検索で，腫瘍の周囲に微小形成異常が存在することが証明された．このように，発生学的に形成異常と境界を設けがたい先天性腫瘍では，周囲にmicrodysgenesisを伴う可能性は十分にありうる．たとえ腫瘍の境界が明瞭でも，切除後に腫瘍腔の周囲から皮質脳波を記録して，てんかん原性領域の残存がないか確認する必要がある．

c．海馬硬化症と皮質形成異常

図4.45のMRIは，海馬硬化症と皮質形成異常が共存した例である．このように，MRI画像上でも明瞭に海馬硬化症と皮質形成異常が合併する場合もあるが（Lévesqueら，1991；Kuznieckyら，1991；Praysonら，1993；Araiら，1995），切除した側頭葉外側新皮質に，非常に高率にmicrodysgenesisが存在することが報告されている（Hardimanら，1988；Araiら，1995）．側頭葉てんかんの手術については側頭葉切除の項を参照していただきたいが，いずれにせよ，海馬硬化症と形成異常の合併は，てんかんの病態解明の観点から興味深いだけでなく，外科的治療の戦略を立てるうえでも看過できない重要な点である．

文 献

Arai N, Shimizu H, Maehara K, Oda M : Frequent occurrence of microdysgenesis in temporal lobe of epilepsy patients. *Epilepsia* **36**(Suppl 3) : S 55, 1995.

Awad IA, Rosenfeld J, Ahl J, Hahn JF, Lüders H : Intractable epilepsy and structural lesions of the brain : mapping, resection strategies, and seizure outcome. *Neurosurgery* **32** : 179-186, 1991.

Cohen D, Zubay G, Goodman R : Seizure outcome after lesionectomy for cavernous malformations. *J Neurosurg* **83** : 237-242, 1995.

Daumas-Duport C, Scheithauer BW, Chodkiewicz J-P, Laws EL Jr, Vedrenne C : Dysembryoplastic neuroepithelial tumor : a surgically curable tumor of young patients with intractable partial seizures. Report of thirty-nine cases. *Neurosurgery* **23** : 545-556, 1988.

Hardiman O, Burke T, Phillips J, Murphy S, O'Moore B, Staunton H, Farrell MA : Mcirodysgenesis in resected temporal neocortex : incidence and clinical significance in focal epilepsy. *Neurology* **38** : 1041-1047, 1988.

Kuzniecky R, Garcia J, Faught E, Morawetz R : Cortical dysplasia in temporal lobe epilepsy : magnetic resonance imaging correlations. *Ann Neurol* **29** : 293-298, 1991.

Lévesque MF, Nakasato N, Vinters HV, Babb TL : Surgical treatment of limbic epilepsy associated with extrahippocampal lesions : the problem of dual pathology. *J Neurosurg* **75** : 367-370, 1991.

Meencke HJ, Janz D : Neuropathological findings in primary generalized epilepsy : a study of eight cases. *Epilepsia* **25** : 8-21, 1984.

Palmini A, Gambardella A, Andermann F, Dubeau F, da Costa JC, Olivier A, Tampieri D, Robitaille Y, Paglioli E, Neto EP, Coutinho L, Kim H-I : Operative strategies for patients with cortical dysplastic lesions and intractable epilepsy. *Epilepsia* **35**(Suppl 6) : S 57-S 71, 1994.

Polkey C, Binnie C, Janota I : Acute hippocampal recording and pathology at temporal lobe resection and amygdalo-hippocampectomy for epilepsy. *J Neurol Neurosurg Psychiatry* **52** : 1050-1057, 1989.

Prayson RA, Estes ML, Morris HH : Coexistence of neoplasia and cortical dysplasia in patients presenting with seizures. *Epilepsia* **34** : 609-615, 1993.

Raymond AA, Fish DR, Stevens JM, Cook MJ, Sisodiya SM, Shorvon SD : Association of hippocampal sclerosis with cortical dysgenesis in patients with epilepsy. *Neurology* **44** : 1841-1845, 1994.

8.3 側頭葉切除術

(1) 概論

側頭葉切除の手術法は1950年代に完成されたもので，Penfiled (1952, 1954) や Bailey と Gibbs (1951), Green (1951), Morris (1956) などの当時の論文を読むと，海馬を含めた側頭葉内側を完全に切除する術式は，特定の個人の創案ではなく徐々に完成されていったように思われる．

最終的に完成された古典的側頭葉切除術は，大きく分けてモントリオール方式 (Hansebout, 1977), Falconer の術式 (1955), Walker の術式 (1967) の3つに分けられる．モントリオール方式は，上側頭回の上縁に沿って灰白質を吸引し，シルヴィウス裂をくも膜越しに透見しながら側頭幹 (temporal stem) に達し，これを吸引して下角に到達する．Falconer の方法は，側頭極の上側頭回内側から，後外側に斜め下方に切断し，底面の実質を残して中央部を1塊として切除する．この過程で下角の一部が開放される．Walker は，中側頭回に沿って外側皮質を切開し，直接下角を目指す．いずれの方法においても外側の皮質切除は，ラッベ静脈より前方で，優位半球で4.5〜5.0 cm，非優位半球で5〜7 cm の範囲である．また，下角が開放された後は，海馬を病理標本用に1塊として摘出し，扁桃体，海馬傍回などの内側構造を完全に切除する．

一方，側頭葉てんかんの責任病巣としての海馬硬化症の重要性が，主に生前のてんかん症状と剖検での病理学的検索から次第に明らかにされていった (Sano, Malamud, 1953; Margersion, Corsellis, 1966)．

その後，Niemeyer と Bello (1973) により，側頭葉切除に手術用顕微鏡が導入されると，より選択的な焦点切除法が開発されていった．その代表的なものが Wieser と Yasargil による選択的扁桃体海馬切除術 (selective amygdalo-hippocampectomy; Wieser, Yasargil, 1982; Yasargil ら，1985; Wieser, 1988) といえよう．

また側頭葉極の外側皮質を3〜3.5 cm 切除して内側構造に達する方法 (Spencer, 1991; Shimizu ら，1993) は，手術操作の初期の段階で容易に下角が開放され，その後の術野のオリエンテーションがつけやすいことから，最近次第に普及しつつある．これ以外にもいろいろな術式が工夫され，内側構造を中心に必要最小限を選択的に切除する方法へと向かっている (真柳，1990; Hori ら，1993; Park ら，1996)．

(2) 適応

発作が薬物に抵抗性で，一側の側頭葉焦点が確認されれば，手術のよい適応となる．側頭葉焦点が片側性であることは，非侵襲的検査のみで証明される場合と，頭蓋内電極による数日間の皮質脳波記録で決定される場合の2通りがある．

発作内容が典型的な側頭葉起始の複雑部分発作を示し，蝶形骨誘導を含めた反復頭皮脳波で，一側の前側頭部に異常波がみられ，なおかつ同側の海馬がMRIで萎縮所見を呈していれば，頭蓋内電極を留置することなく，治療的手術が可能である (Sperling ら，1990; Thadani ら，1995)．非侵襲的検査のみで焦点側を決定できるのは，このように，症候学，脳波，MRI所見の3つがすべて一致したときに限る．

画像上，海馬の萎縮が確定的でないときは，たとえ脳波が一側性異常を示していても，頭蓋内電極を留置する必要がある．頭皮脳波の所見は，たとえ蝶形骨誘導を記録しても，発作時脳波が記録できても，側方性の診断にいくばくかの誤差を含んでいるからである (Risinger ら，1989)．頭蓋内電極では，発作間欠時，発作時の脳波を含めて総合的に判定する必要がある．

てんかん焦点が，優位半球側の側頭葉内側で，なおかつMRI上海馬の萎縮がないか軽度のときは，術後言語性記銘力低下が出現する可能性が高い (Milner, 1975; Gotman, 1991; 杉下，1990)．この症状は，人の名前を憶えにくい，暗記ものの学習障害などとして現れる．患者が在学中であったり，何かの資格試験を目指したりしているときは，卒業後や資格修得後に手術を施行するなどの配慮が必要なこともある．

両側性てんかん焦点の場合は，しばしば手術の適応決定に高度の判断力と経験が要求される．左右からの発作頻度の差，発作間欠期の異常波の程度，画像上の海馬の萎縮の有無，焦点側と優位半球との関係などを考慮して，術後の強い健忘症候群の危険性がなく，ある程度の手術効果が期待できそうであれば，両側性焦点でも手術適応になる場合がある（Soら，1989；Hirschら，1991）．

しかし，海馬の萎縮側と反対側から発作波が頻発する例は，焦点側の切除により，重篤な記銘力低下の出現危険性があるので，よほど特殊な事情がない限りは手術を控えたほうがよい．

（3）解　剖

側頭葉は，外側の新皮質と内側の辺縁系に分けれられる．その境界は，紡錘状回と海馬傍回の間，側副溝である．冠状断面では，新皮質はシルヴィウス溝より下方に，上側頭回，中側頭回，下側頭回，紡錘状回と連なる（図8.10）．また，底面では，紡錘状回の後方は外側後頭側頭回となる（図8.11）．

側頭葉内側の突出部は鉤と呼ばれ，海馬傍回，扁桃体，海馬頭から構成される．扁桃体と海馬の位置関係は，とくに重要である．扁桃体は下角の天井を，海馬は下角の床を形成する．側頭葉の先端約3cmから扁桃体が始まり，扁桃体と海馬頭が上下同時に出現するレベルを経て，海馬のみの断面に移行する（図8.12）．海馬傍回と海馬は海馬溝で境される．海馬溝はきわめて深い脳溝で，ここに海馬に出入りする動静脈が走っている．

海馬の内側は海馬釆となり脳弓につながる．海馬采が脳室に向かう壁は薄く，海馬采ヒモ（taenia fimbria）と呼ばれ，側脳室脈絡叢が付着する（図8.13）．

辺縁系を脳底部から見ると，海馬傍回は後半で内側後頭側頭回となる．内側後頭側頭回の内側には帯状回が現れるが，その前端は帯状回峡と称して，くびれた細い部分となる（図8.11）．

側頭葉切除には，側頭葉の内側に隣接する解剖学的構造に対する知識が重要である．側頭葉鉤のくも膜の向こうに，後大脳動脈と動眼神経が出現する．後大脳動脈は脳脚を迂回しながら，海馬に栄養血管を送っている．扁桃体の内側には，中大脳動脈，前脈絡叢動脈が走り，その上方に視索が見られる（図8.14）．海馬を中心とする側頭葉内側構造の解剖については，Duvernoy（1988）の海馬のアトラスを参考にされることをお勧めする．

（4）手術手技

1) Lateral temporal polar approach
(anteromedial temporal lobectomy)

体位は，仰臥位とし，頭は対側に約60度回転する．頭部の長軸方向の傾斜は加えない（図8.15）．皮膚切開は，耳介前縁の頬骨弓基部上から始まり，後方に弧を描くクエスチョンマーク型とする（図8.16）．骨窓は，側頭葉の先端と底部が十分露出するように心がける．目安として，前上方は眼窩縁，下端は頬骨弓の基部を触れるまで剝離する（図8.17）．

硬膜を切開後，外側皮質を切除する．外側切除に際しては，頭位を縦転で挙上し，中頭蓋底が視野に捉えやすいようにする．切除範囲は，優位半球で先端から3cm，非優位半球で先端から3.5～4cmを目安とする．切開線は上側頭回または中側頭回上縁から開始する．言語の優位性，外側静脈の走行，脳回の形状などを参考にして切除範囲をデザインする（図8.18）．まず肉眼で，外側皮質に切開線のマークをつけた後，手術用顕微鏡下に切除を進める．しかし，外側皮質切除をすべて肉眼で行うことも可能である．

中頭蓋窩は予想外に深いので，慣れないと切除がいつまでたっても底面に達せず，不安に陥る．いちばん確実な方法は，頭位を水平とし，縦転により頭部が高くなるように挙上する．顕微鏡の鏡筒をなるべく中頭蓋底に垂直に近い角度からのぞき込むよう調整する．切除のポイントは，外側底面の切離から開始することである．次に長軸方向にこの底面をたどりながら側頭葉先端部に向かって切断していけば，方向を間違えることなく，適切な範囲を確実に切離できる．切断の幅は，紡錘状回に及ぶぐらいとする（図8.19）．

外側皮質がen blocに切離される（図8.20）と，

側頭幹（temporal stem）から下方に広がる白質線維が表面を覆っている．側頭鉤の切除に際しては，頭位をほぼ水平位まで戻し，側頭葉長軸に対して横から垂直に見おろすように接近する（図8.20）．超音波吸引器を用いて，鉤の方向に切除を進めていく．鉤に近づいたら，剝離子を用いてくも膜を探る．まず剝離子で脳実質をくも膜から掘り起こした後に，超音波吸引器で剝離された脳組織を除去する．鉤の切除が後方に及ぶと，脳室が開放され，天井に灰色を帯びた扁桃体，下角の床に純白の海馬頭が出現する（図8.21）．まず，扁桃体を吸引していくと，くも膜の向こうに動眼神経，後大脳動脈などが透見される．扁桃体の切除は，上内側が実質のまま基底核につながっているので，向こう側にくも膜が存在する範囲で，上内側1/4くらいを残して切り上げる（図8.22）．

次に，海馬頭を病理標本用に en bloc に切除するに当たって，頭位を再び正中よりに戻し，徐々に頭位が下がるように手術台を縦転しながら，側頭葉長軸方向からのぞき込む（図8.23）．まず海馬の周辺のトリミングを行う．外側は側副溝の血管に富んだ厚いくも膜面から剝離する．底面は鈍的に海馬傍回をくも膜から剝離する．内側は，海馬釆ヒモを双極凝固ピンセットで挟んで，鈍的に切断する．海馬釆ヒモを切断すると，その下方に海馬溝から海馬に出入りする血管群が出現する．これらの血管を十分に海馬側までたどった後に凝固切断する．海馬頭の後端は，双極凝固ピンセットで挟みながら鈍的に切断する．このように，外側の側副溝，底面のくも膜，内側の海馬釆ヒモ，海馬溝，後端の海馬実質を確実に処理することにより，海馬頭は1塊として摘出できる（図8.24）．

海馬頭が除去されると，くも膜を通して，脳脚，その表面を走る後大脳動脈などが視野に現れる（図8.25）．残りの海馬は，超音波吸引器で，頭位を縦転で下げながら吸引していく．後端の目安としては，内側の後大脳動脈の分岐点，あるいは視床枕が内側に現れる点までとする．

内側の切除が終了したら皮質脳波を記録し，外側皮質遺残焦点がないかを確認する．とくに優位半球側で上側頭回を残した場合，その先端部の遺残焦点に留意する．強いてんかん性発射を認める場合は，皮質切除あるいはMSTなどを用いて確実に処理する．

術後のMRIで，切除範囲が十分であるか確認する．このアプローチの場合，扁桃体の冠状断面では，外側皮質を含めて切除されるが（図8.26），海馬のレベルになると内側構造のみが選択的に切除された形となるのが特徴的である（図8.27）．

2) 標準的前側頭葉切除術（standard anterior temporal lobectomy）

体位は仰臥位で，頭を健側に約60度ほど傾斜する．皮膚切開は，lateral temporal polar approach と同様に，耳介上方で後方に膨らむクエスチョンマーク型の皮膚切開をおき，骨窓は側頭葉先端と底部を十分に拡大する．

硬膜を切開後，手術用顕微鏡下に，上側頭回の内側縁をシルヴィウス裂の静脈に沿って下方に吸引していく．切除範囲は，1) ラッベ静脈より前方，2) シルヴィウス裂と中心溝の交点より前方，3) 優位半球で先端より4.5〜5cm，非優位半球で5〜7cmなどを目安とする．

上前頭回の内側の灰白質を吸引していくと，シルヴィウス裂のくも膜を透して，中大脳動脈の枝が内側に見えてくる．軟膜下切除の技法を用いて，くも膜を破らないように注意しつつ，下方に切除を進めていくと，島の方へ灰白質が折り返る点に達する（図8.28）．

ここから中頭蓋底に向かって，外側皮質を1塊としてそぎ落とすように切断する．外側皮質の切断は，下側頭回の内側から紡錘状回の外側あたりが目安となる．外側皮質が切除されると，白質の表面がむき出しになるが，これを横方向に吸引していくと，下角が開放される．この方向を間違えると，側頭幹に沿って基底核の方向に行きかねないので注意を要する．底部の灰白質の先端と白質の境界をたどっていけば，ほぼ確実に下角に到達することができる（図2.29）．

いったん下角が開放され，海馬，扁桃核が確認されればその後の術野のオリエンテーションは非常に容易となる．内側の扁桃核，鉤を吸引切除して視野を拡大した後，海馬頭を病理標本として摘

3) 選択的扁桃体海馬切除術（selective amygdalo-hippocampectomy）

この手術法は，ウィリス輪の動脈瘤を処置するときと同様に，シルヴィウス裂のくも膜を開いていき，側頭葉内側面下端から扁桃体，海馬などの内側構造に接近するもので（図8.30），Wieser と Yasargil により開発された（Wieser, Yasargil, 1982 ; Yasargil ら, 1985 ; Wieser, 1988）．術前の検査でてんかん焦点が側頭葉内側構造に限局する場合は，本法はよい適応になる．

本手術の手技上最も重要な点は，できるだけ後方から広くシルヴィウス裂を開放することと，中大脳動脈の血管群をまとめて綿片で覆って内側に圧排し，これを損傷しないことである．シルヴィウス裂を十分に開放したら，temporal polar artery と anterior temporal artery の間で，上側頭回の下端に2cm程度の皮質切開を加える（図8.31）．これを吸引していけば，側頭幹を経由して側脳室下角に達する．あまり前方から接近すると，直接扁桃体に達して，解剖学的位置関係がわかりにくくなる．まず後方に向かって脳室を確保するのがこの方法のポイントといえる．脳室が開放されたら，扁桃体，海馬は脳室内から軟膜下に切除する．

本法は術野が狭いこと，シルヴィウス裂のくも膜に癒着があると剝離に労力を要すること，側頭葉底面や外側皮質の処理が十分にできないこと，などの欠点はあるが，症例を適切に選択すれば，侵襲の少ない手術法として，応用範囲は広いと思われる．

4) Superior temporal approach

上側頭回経由で直接脳室に達する方法は，いろいろな状況において応用することができる．例えば，1）側頭葉の先端部に異常に太い静脈が表面を覆っていて，通常のアプローチが困難な場合（図8.32），2）線維切断的半球切除における側頭葉内側の処理などである．本法は，Olivier の記載（1987）が最初と思われる．

まず，上側頭回の先端に3cmくらいの小切開を加える（図8.33）．このとき，あまりシルヴィウス静脈に接近しないほうがよい．上側頭回が発達していない場合は，中側頭回に皮質切開を加えても構わない．上下の灰白質に切り込まないように白質のみを吸引していけば，側頭幹（temporal stem）に達し，これを切断すれば比較的容易に脳室に達する（図8.34）．脳室に到達したら，脳べらを脳室壁までかけて視野を広げ，軟膜下に扁桃体，海馬を切除する．

（5） 手 術 効 果

側頭葉切除術は，一般的にきわめて効果の高い手術法である．われわれの側頭葉切除術シリーズの成績をみても，1年以上の追跡をした161例で，手術効果の乏しかったのは7例（4％）に過ぎず，残りの154例（96％）で改善がみられ，132例（82％）では発作の完全消失（71％）か，それに近い成績（11％）が得られている．

術後に発作が消失しない場合は，以下のことを検討する．側頭葉起始の複雑部分発作がみられる場合は，海馬後端の切除不十分か（田中ら, 1989 ; Wyler ら, 1989 ; Germano ら, 1994 ; Wyler ら, 1995），対側側頭葉の遺残焦点を疑う．前頭葉起始の複雑部分発作や全身けいれん，体位性発作の残存は，前頭葉焦点の遺残を強く示唆するものである．まれに，視覚発作を伴うその他の発作の残存がみられるが，これは側頭葉内側焦点が切除可能な範囲を越えて，後頭葉深部にまで及んでいるときである．

（6） 合 併 症

側頭葉切除術の合併症としては，対側上1/4の視野欠損，言語障害などがある（Jensen, Vaernet, 1977 ; Tecoma ら, 1993）．これらの合併症は外側皮質の切除が後方に及んだ場合に生じるもので，lateral temporal polar approach や，選択的扁桃体海馬切除では，その心配はない．

優位半球の切除では，言語性記銘力の低下が種々の程度にみられる．術前の MRI で海馬の萎縮がみられない場合は，かなり強い症状を予測する必要がある．一般に，発作の原因となる脳障害が周産期や乳幼児期のごく早期にあり，MRI で海

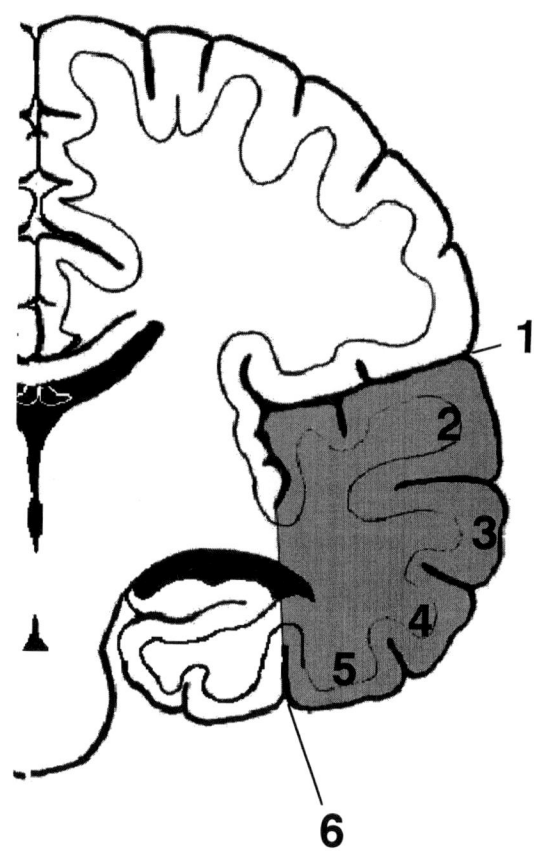

図 8.10 外側新皮質の解剖．
1：シルヴィウス裂 (sylvian fissure), 2：上側頭回 (superior temporal gyrus), 3：中側頭回 (middle temporal gyrus), 4：下側頭回 (inferior temporal gyrus), 5：紡錘状回 (fusiform gyrus), 6：側副溝 (collateral sulcus).

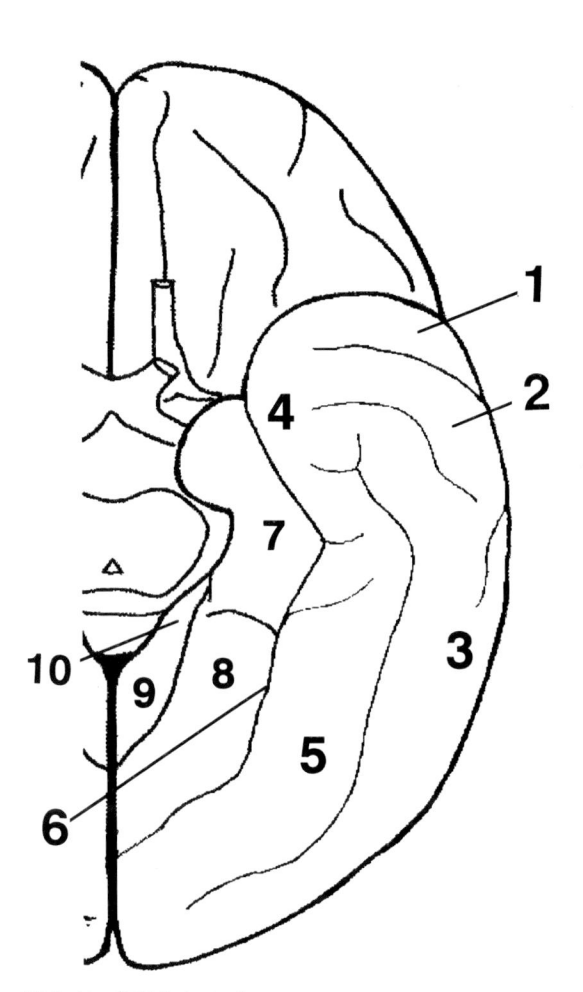

図 8.11 側頭葉底面の解剖．
1：上側頭回 (superior temporal gyrus), 2：中側頭回 (middle temporal gyrus), 3：下側頭回 (inferior temporal gyrus), 4：紡錘状回 (fusiform gyrus), 5：外側後頭側頭回 (lateral occipitotemporal gyrus), 6：側副溝 (collateral sulcus), 7：海馬傍回 (parahippocampal gyrus), 8：内側後頭側頭回 (medial occipitotemporal gyrus), 9：帯状回 (cingulate gyrus), 10：帯状回峡 (isthmus of cingulate gyrus).

8.3 側頭葉切除術

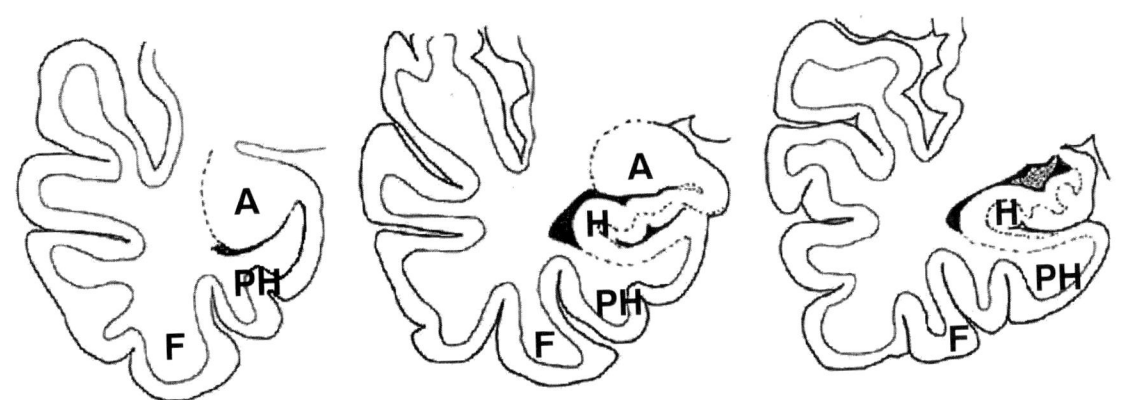

図 8.12 扁桃体と海馬の相対的関係（前方から後方へ）.
A：扁桃体（amygdala），H：海馬（hippocampus），PH：海馬傍回（parahippocampal gyrus），
F：紡錘状回（fusiform gyrus）.

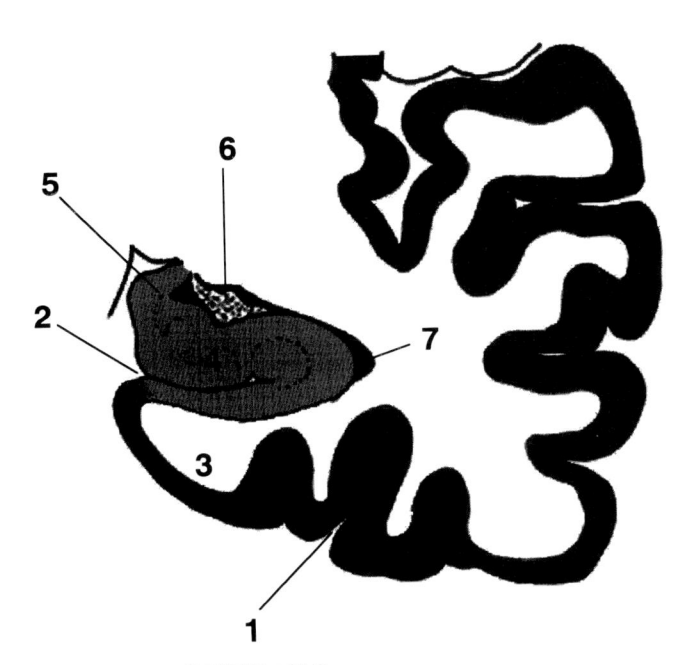

図 8.13 海馬周辺の解剖.
1：側副溝（collateral sulcus），2：海馬溝（hippocampal sulcus），3：海馬傍回（parahippocampal gyrus），4：海馬（hippocampus），5：海馬采（fimbria），6：脈絡叢（choroid plexus），7：側頭葉下角（inferior horn of lateral ventricle）.

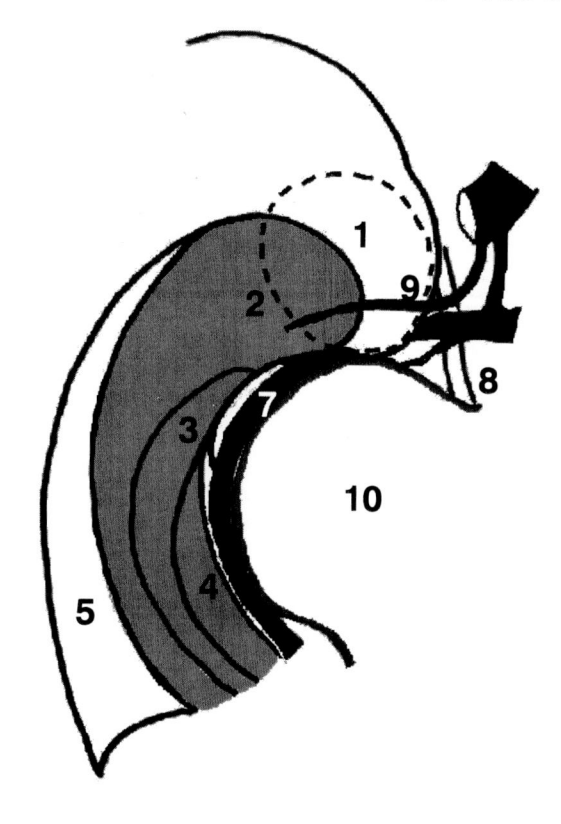

図 8.14 側頭葉内側の俯瞰図.
1：扁桃核（amygdala），2：海馬（hippocampus），3：海馬采（fimbria），4：海馬傍回（parahippocampal gyrus），5：側副隆起三角部（collateral trigone），6：内頸動脈（internal carotid artery），7：後大脳動脈（posterior cerebral artery），8：動眼神経（occulomotor nerve），9：前脈絡叢動脈（anterior choroidal artery），10：脳脚（cerebral peduncle）．

[Lateral temporal polar approach による側頭葉切除術]（図 8.15-8.27）

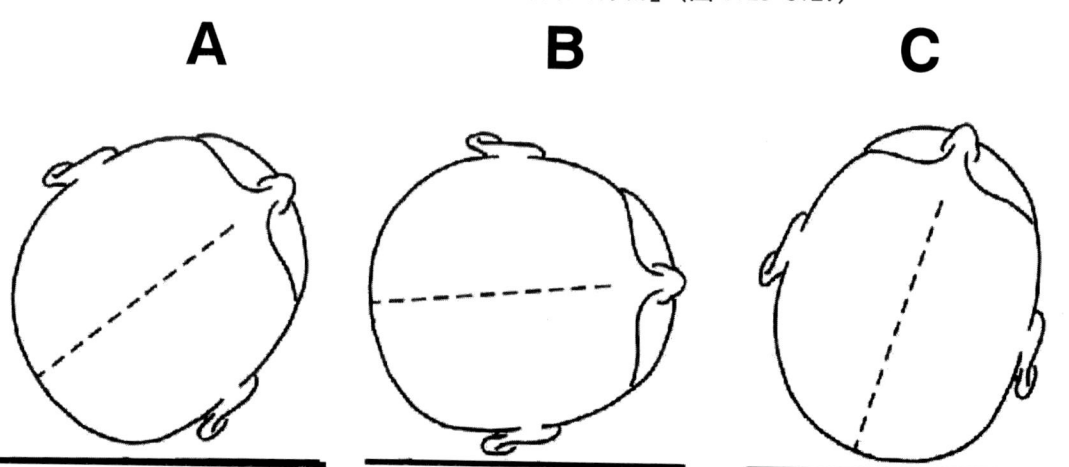

図 8.15 Lateral temporal polar approach における頭位変換．あらかじめ患者の両側の腰を固定して，左右に手術台を横転できるようにしておく．対側に約 60 度回転させた位置から開頭を開始する（A）．硬膜を切開後，手術用顕微鏡下に外側皮質の切除に移る．ここで頭位を水平とし（B），縦転により頭位を挙上する．手術用顕微鏡の鏡筒をなるべく中頭蓋底に垂直に近づくように傾斜させる．これにより中頭蓋底を視野に捉えやすくなる．外側皮質切除後，鉤にアプローチするには，縦転による挙上を戻し，頭位をほぼ水平とし，側頭葉の長軸に垂直に接近する．扁桃体切除後，海馬の処理には横転で再び頭を健側に回転させ（C），縦転で徐々に頭位を下げながら側頭葉長軸に近い方向からのぞき込む．この場合，側頭葉先端部の骨が十分に削られていないと，前方からのぞき込むことができない．

8.3 側頭葉切除術

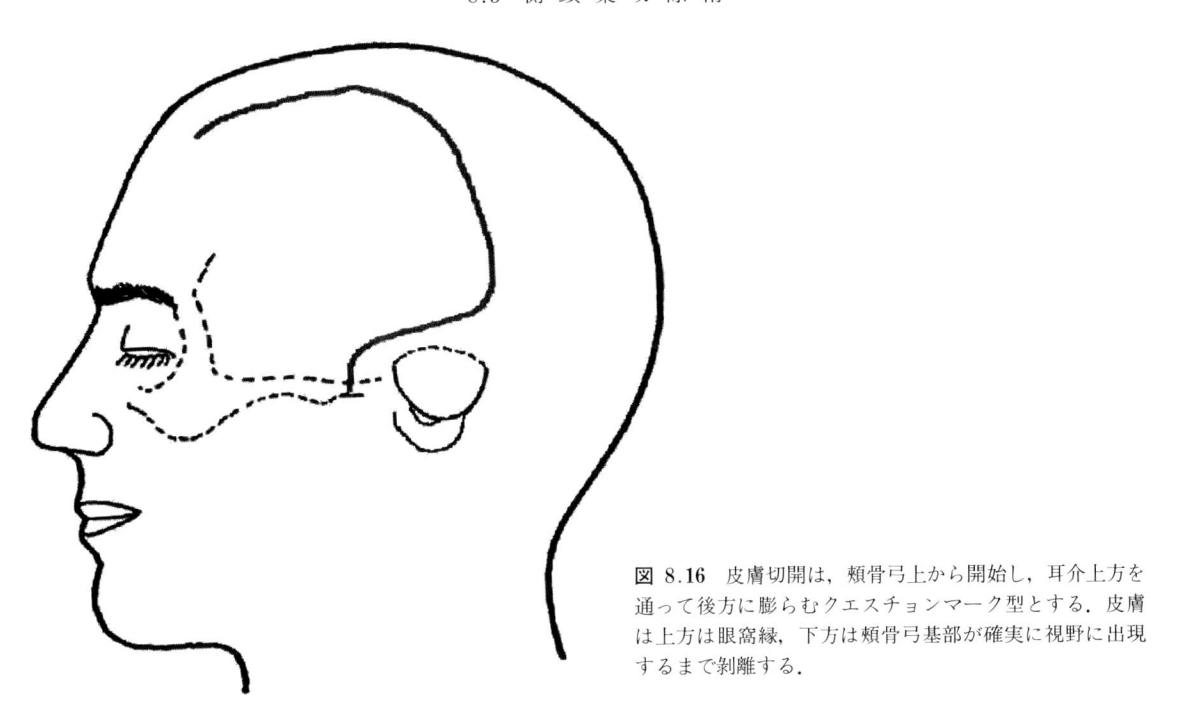

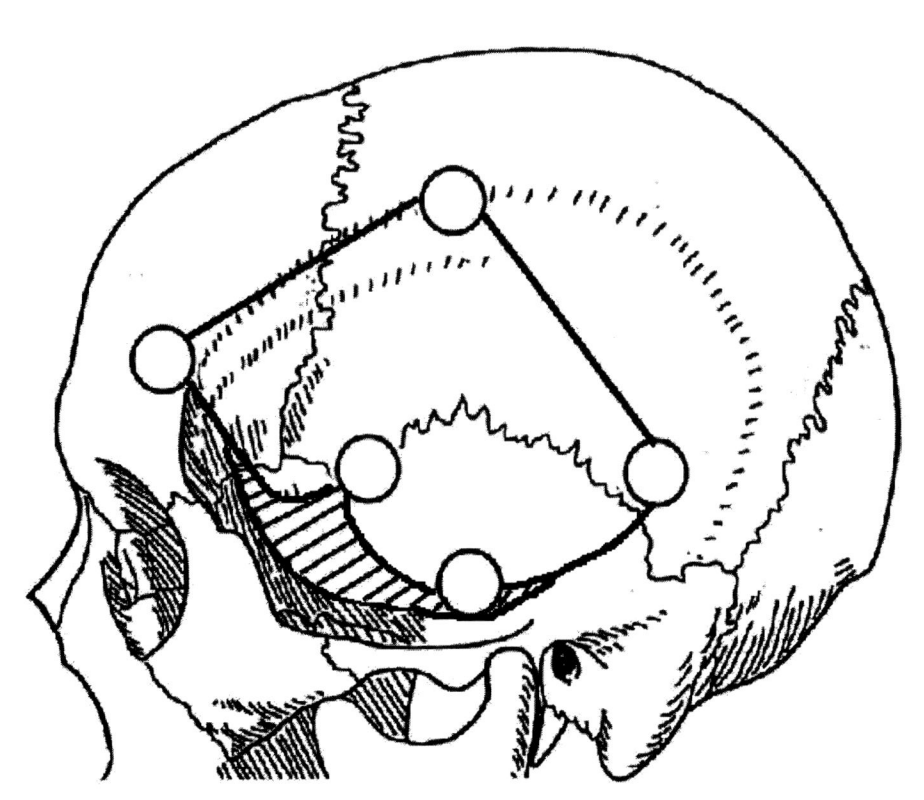

図 8.16 皮膚切開は，頬骨弓上から開始し，耳介上方を通って後方に膨らむクエスチョンマーク型とする．皮膚は上方は眼窩縁，下方は頬骨弓基部が確実に視野に出現するまで剥離する．

図 8.17 骨窓は側頭葉先端部と底面を可及的に広げる．そのためには sphenoid ridge を十分に削るとともに，外側は中頭蓋底面が現れるまで骨を削り足す．

8. てんかんの手術法

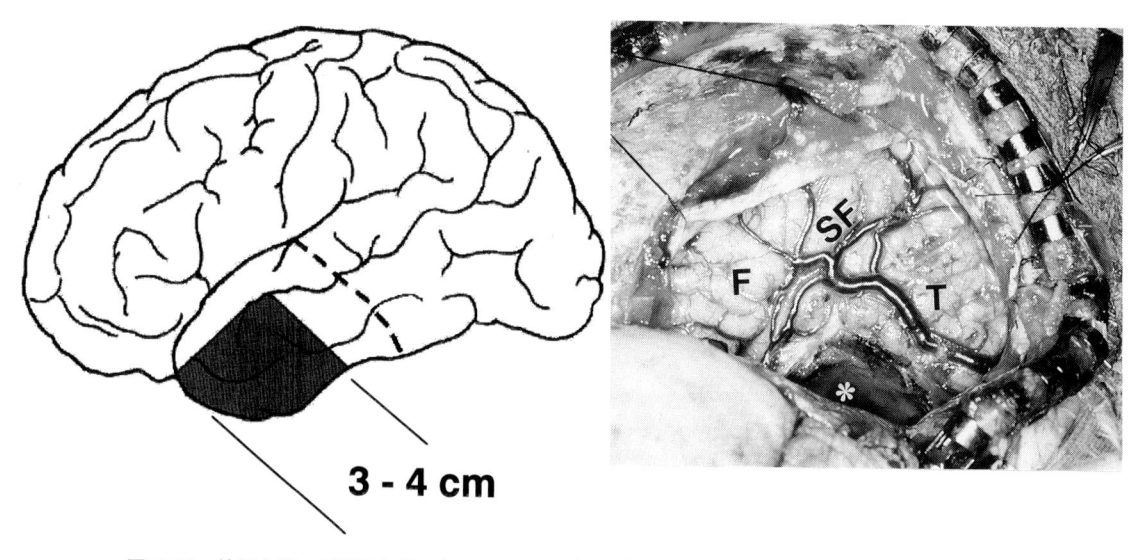

図 8.18 外側皮質の切断は先端から 3〜4 cm とする．優位半球では上側頭回は温存し，切除範囲をなるべく狭くする．実際の術野では（右）外側切除腔（＊印）はきわめて狭く感じられるが，脳べらで内側と後方に圧排すれば，無理なく十分なスペースが得られる．
F: 左前頭葉，SF: シルヴィウス裂，T: 左側頭葉．

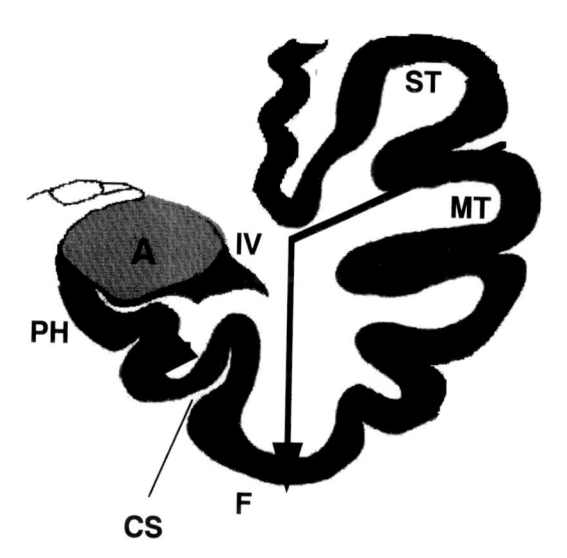

図 8.19 外側の切断は紡錘状回に向かう．ほぼ中頭蓋底の中央に向かう見当である．
ST: 上側頭回(superior temporal gyrus)，MT: 中側頭回(middle temporal gyrus)，IT: 下側頭回(inferior temporal gyrus)，F: 紡錘状回(fusiform gyrus)，PH: 海馬傍回(parahippocampal gyrus)，CS: 側副溝(collateral sulcus)，A: 扁桃体(amygdala)，IV: 側脳室下角(inferior horn of lateral ventricle).

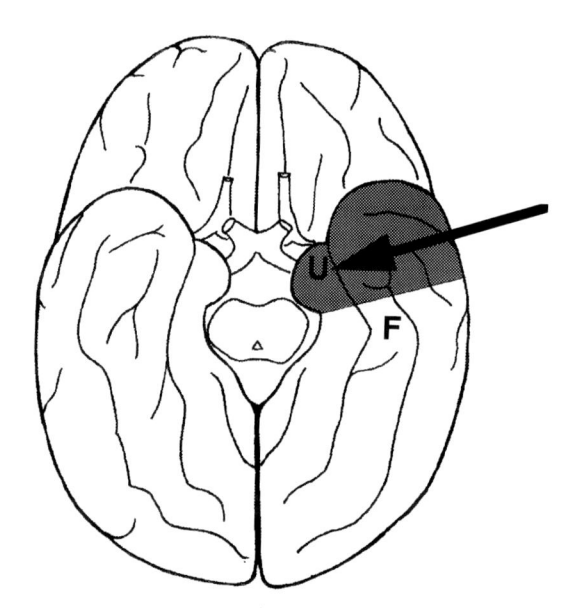

図 8.20 鉤に対しては頭を水平まで横転させ，側頭葉長軸に対して垂直にアプローチする．
U: 鉤(uncus)，F: 紡錘状回(fusiform gyrus).

8.3 側頭葉切除術

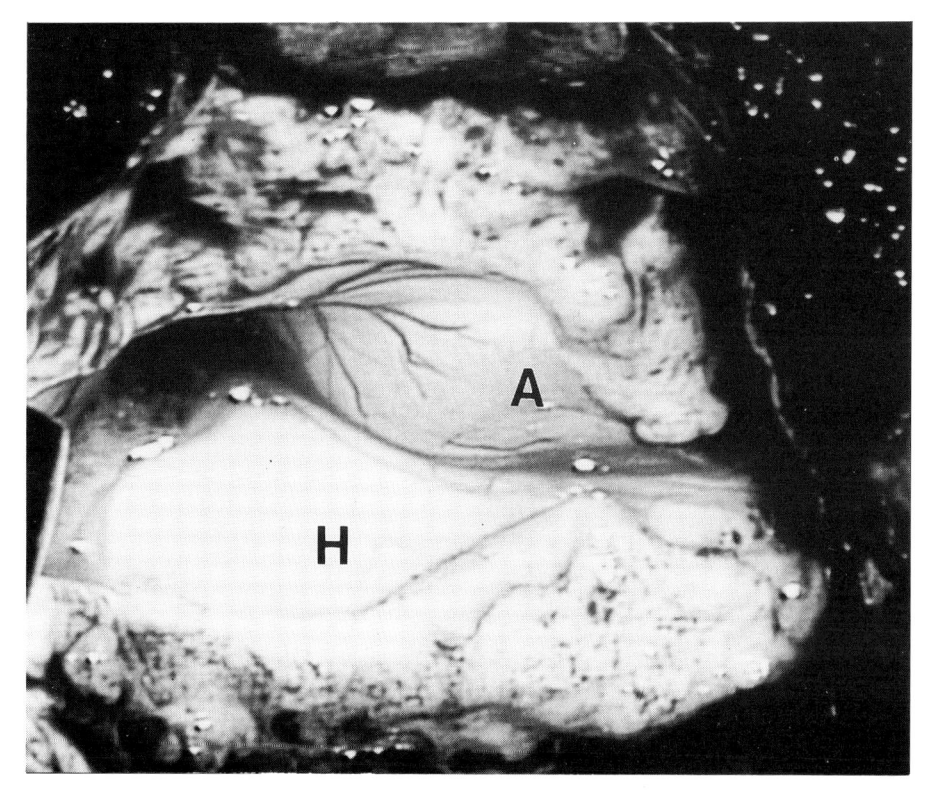

図 8.21 脳室が開放されると、天井に灰色を帯びた扁桃体 (A)、床に純白の海馬頭 (H) が出現する.

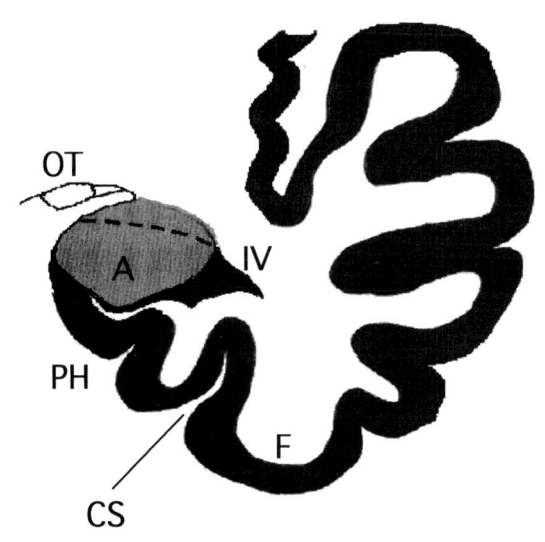

図 8.22 扁桃体は上内側が実質のまま基底核に連続しているので、切除は上内側の1/4を残し、内側面がくも膜面に接している範囲に留める.
F：紡錘状回(fusiform gyrus), CS：側副溝(collateral sulcus), PH：海馬傍回(parahippocampal gyrus), A：扁桃体(amygdala), OT：視索(optic tract), IV：側脳室下角(inferior horn of lateral ventricle).

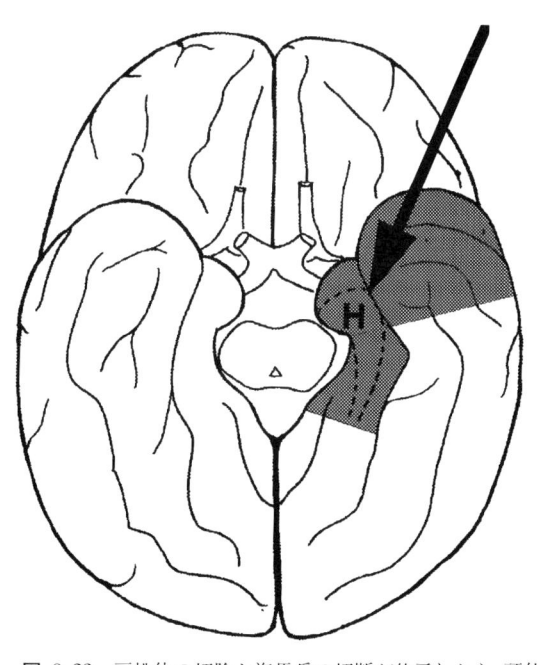

図 8.23 扁桃体の切除と海馬采の切断が終了したら、頭位を正中から30度ぐらいの傾斜にまで戻し、側頭葉長軸に近い角度からのぞき込む. この角度から海馬頭 (H) を摘出する.

90　　　　　　　　　　　　　　　　8．てんかんの手術法

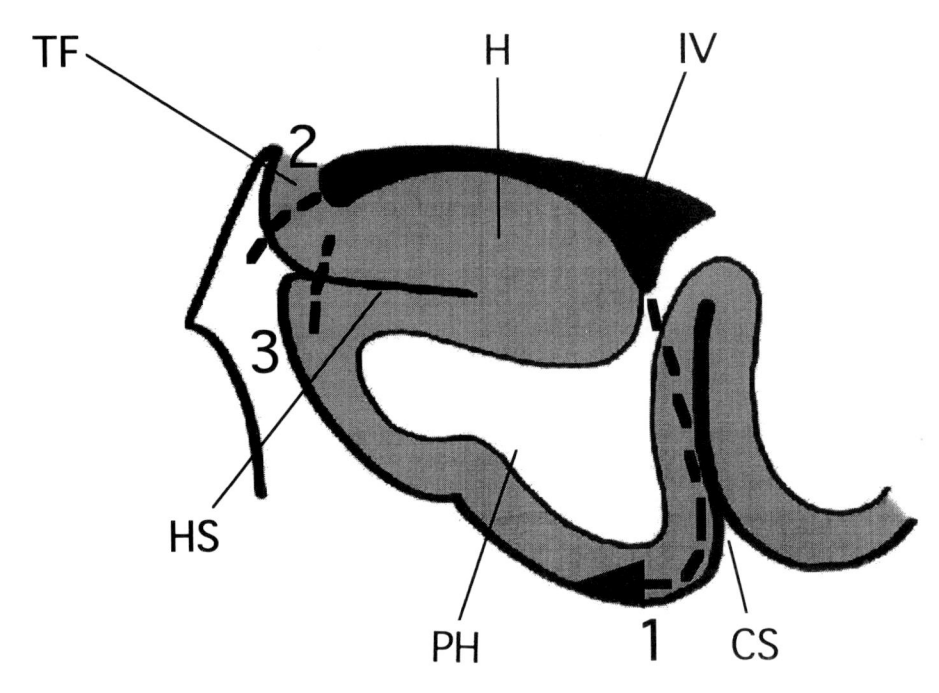

図 8.24 海馬頭の摘出には，外側は側副溝（1）からの剝離，内側は海馬采ヒモ（2）と海馬溝の血管群（3）の切断，底面は海馬傍回とくも膜面の剝離が必要である．
CS：側副溝（collateral sulcus），PH：海馬傍回（parahippocampal gyrus），HS：海馬溝（hippocampal sulcus），TF：海馬采ヒモ（taenia fimbria），H：海馬頭（hippocampal head），IV：側脳室下角（inferior horn of lateral ventricle）．

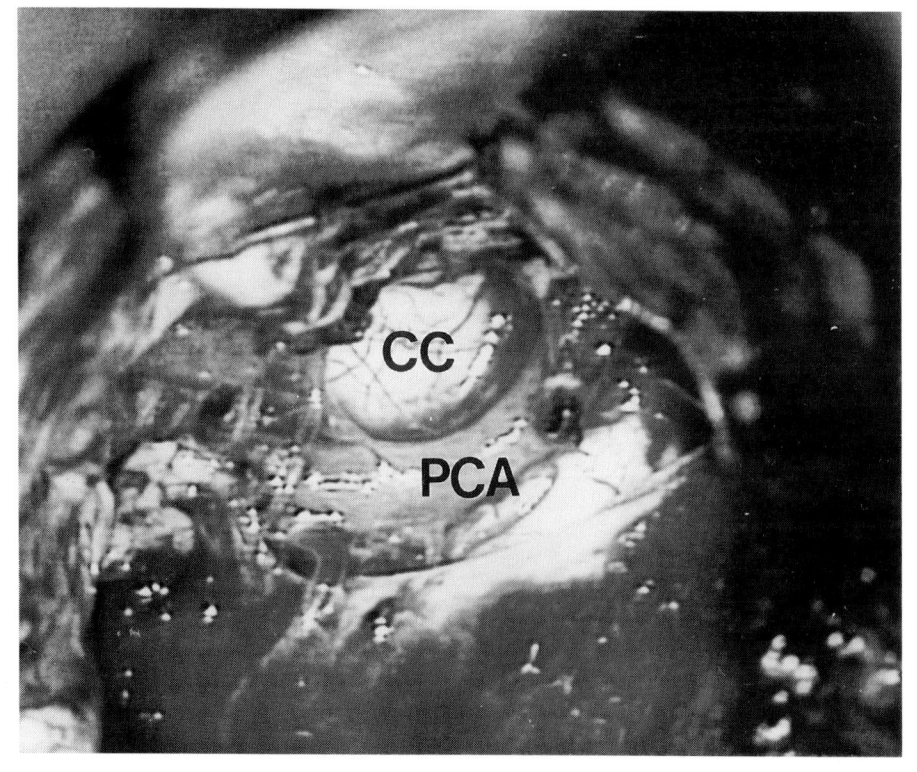

図 8.25 海馬頭が切除されると，内側に脳脚（CC）とその表面を走る後大脳動脈（PCA）が出現する．

8.3 側頭葉切除術

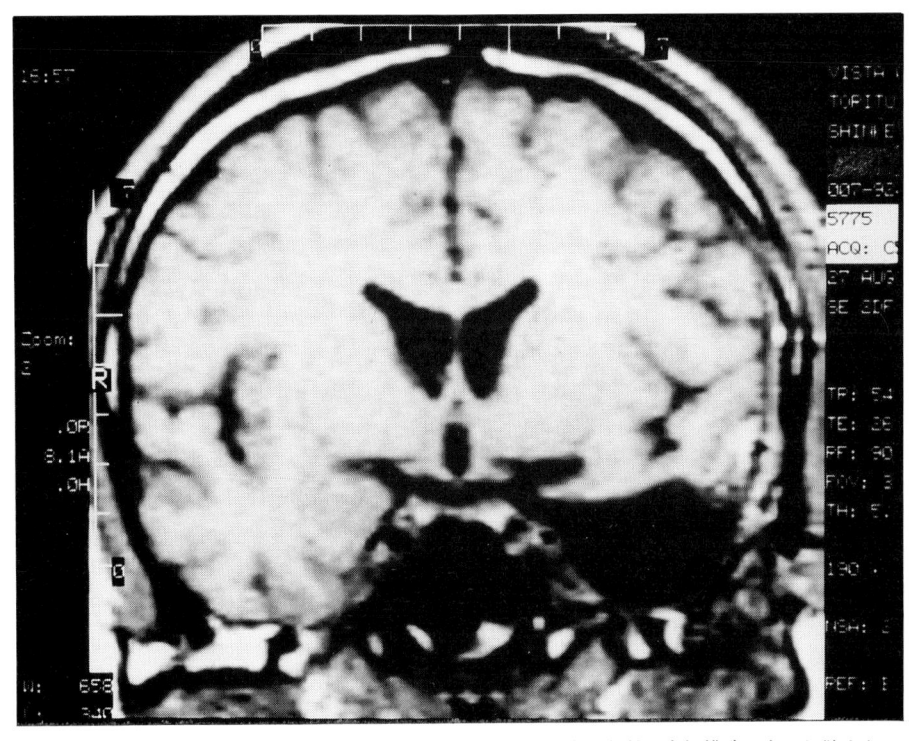

図 8.26 術後の MRI T_1 強調像冠状断面．扁桃体のレベルでは，外側皮質，内側構造ともに切除されている．

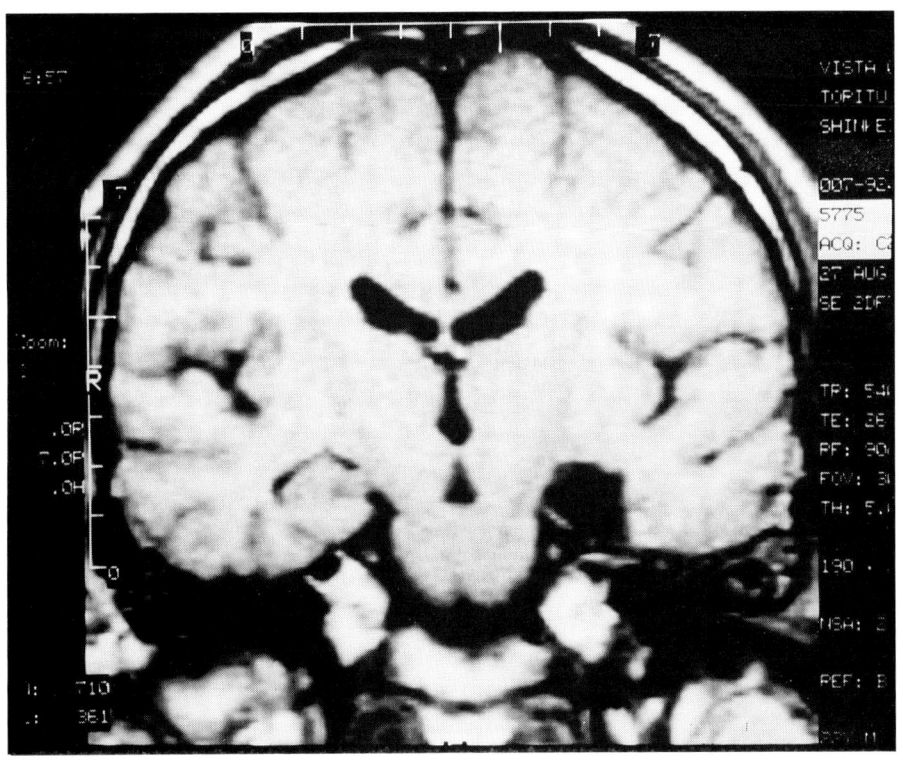

図 8.27 術後 MRI T_1 強調像冠状断面．海馬の現れるレベルになると外側皮質は温存され，内側構造のみが選択的に切除されているのがわかる．

[標準的前側頭葉切除術]（図8.28-8.29）

図8.28 モントリオール方式の標準的前側頭葉切除術では，シルヴィウス裂に沿って上側頭回の内側の灰白質を吸引していく（上の矢印）．灰白質が内側に折れ返る点まで達したら，そこから中頭蓋底に向かって外側皮質を1塊として切断する．紡錘状回外側あたりを見当に切り下ろす（下の矢印）．
SF：シルヴィウス裂(sylvian fissure)，ST：上側頭回(superior temporal gyrus)，MT：中側頭回(middle temporal gyrus)，IT：下側頭回(inferior temporal gyrus)，F：紡錘状回(fusiform gyrus)，TS：側頭幹(temporal stem).

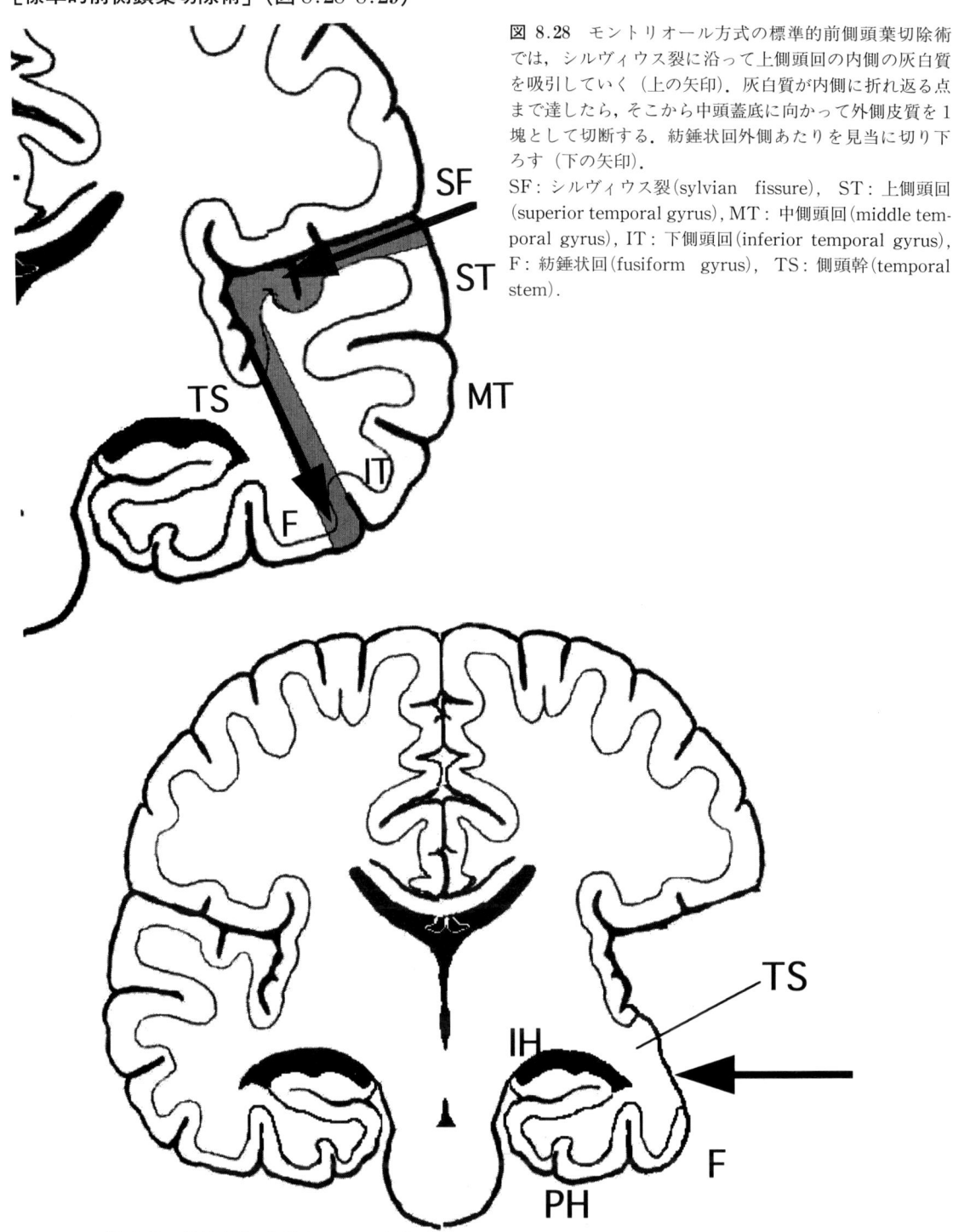

図8.29 外側皮質が切除されると，白質の表面がむき出しとなる．底部の灰白質の頂点よりやや上方で水平方向（矢印）に白質を吸引していくと下角が開放され，海馬，扁桃体が出現する．それ以後の内側構造の処理は，lateral temproal polar approach と同様である．
TS：側頭幹(temporal stem)，F：紡錘状回(fusiform gyrus)，PH：海馬傍回(parahippocampal gyrus)，IH：側脳室下角(inferior horn of lateral ventricle).

8.3 側頭葉切除術

[選択的扁桃体海馬切除術]（図 8.30-8.31）

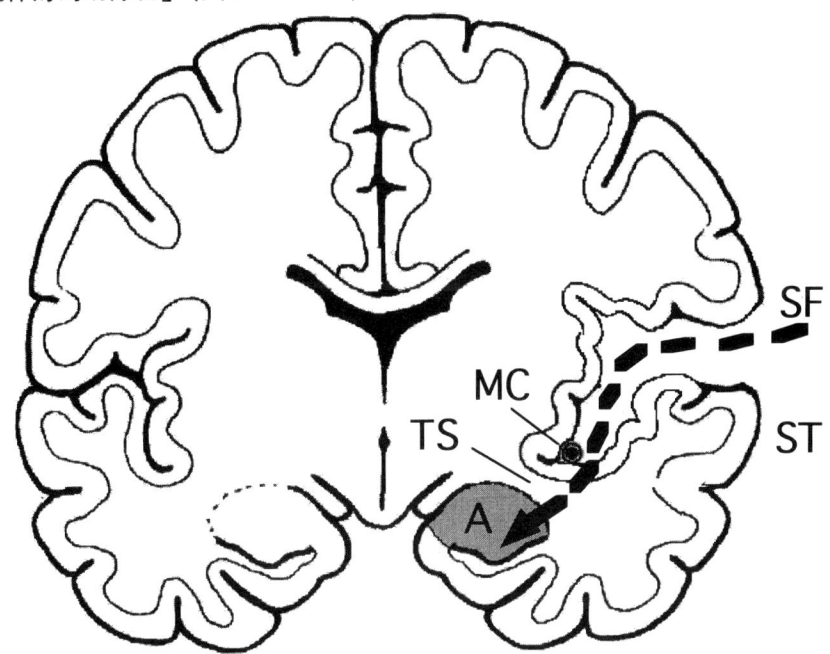

図 8.30 Selective amygdalohippocampectomy. ウィリス輪の動脈瘤の手術時と同様に，シルヴィウス裂のくも膜を開いて，側脳室下角の天井から接近する．
SF：シルヴィウス裂(sylvian fissure)，ST：上側頭回(superior temporal gyrus)，A：扁桃体(amygdala)，TS：側頭幹(temporal stem)，MC：中大脳動脈(middle cerebral artery).

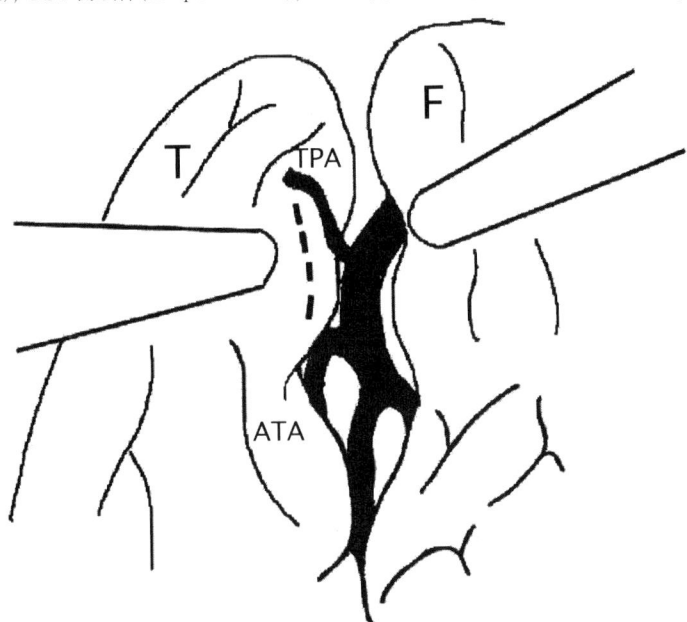

図 8.31 中大脳動脈の血管群を前頭側に圧排しながら，上側頭回の底部に temporal polar artery と anterior temporal artery の間で小切開を加える．ここから白質を吸引して側頭幹に達し，これを経由して下角を開放する．扁桃体，海馬が視野に現れたら，脳室内から軟膜下にこれらの内側構造を切除する．シルヴィウス裂のくも膜をなるべく後方から広く開くのがこのアプローチのポイントである．
T：側頭葉(temporal lobe)，F：前頭葉(frontal lobe)，TPA：前頭極動脈(temporal polar artery)，ATA：前側頭動脈(anterior temporal artery).

[Superior temporal approach による側頭葉切除術] (図 8.32-8.34)

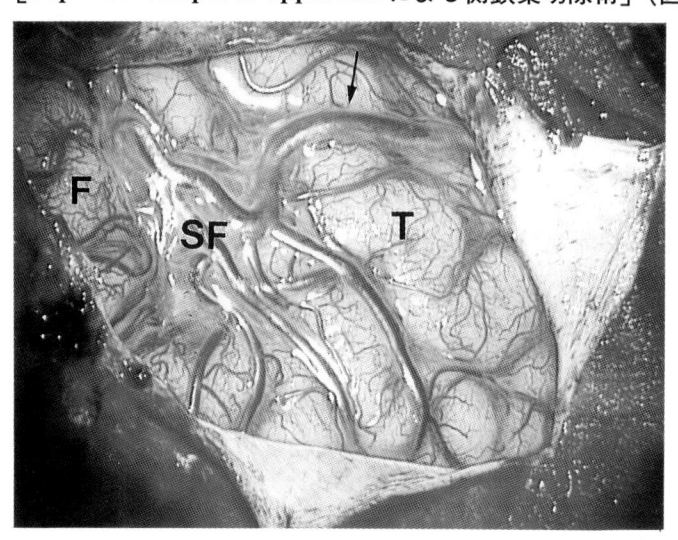

図 8.32 側頭葉を露出したら，異常に大きな静脈（矢印）が側頭葉先端部の脳表を走っていて，通常のアプローチが困難な場合がある．このようなときは，superior temporal approach がよい適応となる．
T：側頭葉(temporal lobe)，SF：シルヴィウス裂(sylvian fissure)，F：前頭葉(frontal lobe)．

図 8.33 Superior temporal approach では，上側頭回に沿って約 3 cm くらいの皮質切開(破線)をおく．上側頭回が狭いときは，中側頭回に切開をおいてもよい．
SF：シルヴィウス裂(sylvian fissure), ST：上側頭回(superior temporal gyrus), MT：中側頭回(middle temporal gyrus).

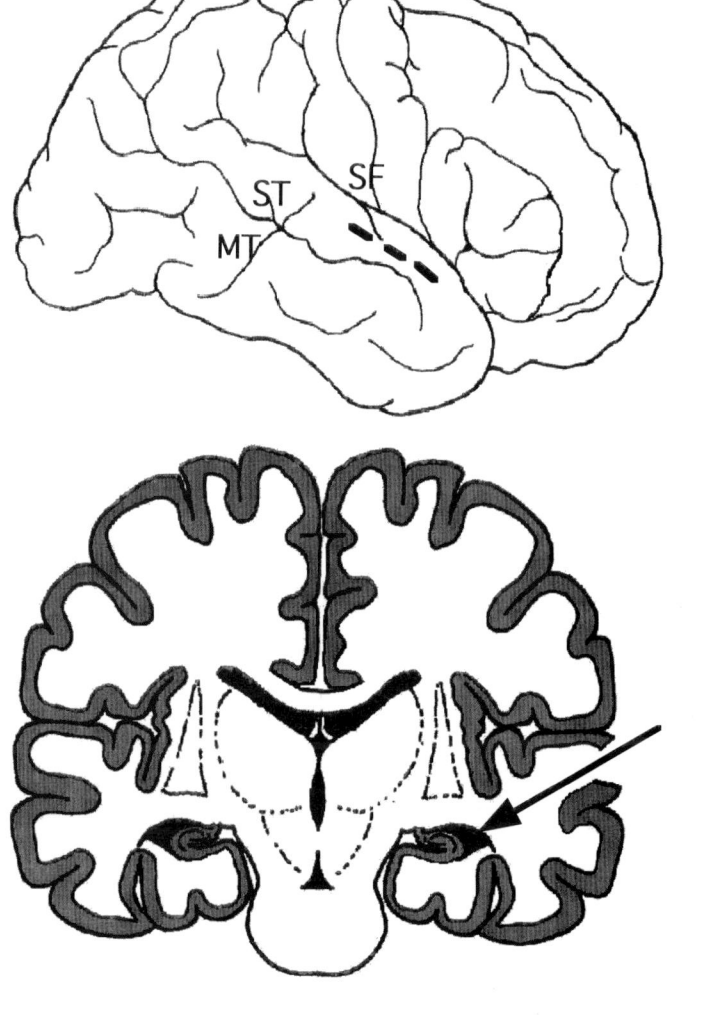

図 8.34 上下の灰白質に切り込まないように，白質のみをたどっていけば，側頭幹を経由して側脳室下角に到達する．下角の両端に脳べらをかけて視野を広げながら，軟膜下に扁桃体，海馬などの内側構造を切除する．

馬の萎縮が明瞭で，脳波上てんかん波が一側に限局している場合は，健忘症候群は出現しないか，出現してもごく軽度である (Wolf ら，1993)．また，術後にうつ的傾向が増強した場合などにも記銘力低下を訴えることがあるので (McGlone, 1994)，精神面も含めた患者の評価が重要である．

側頭葉てんかん患者は，術前にいらいら感や，攻撃的な反応を示す場合がしばしばみられるが，手術により発作が消失すると，これらの症状も著明に改善する．しかし，精神症状の改善は，術後数ヵ月の期間を要することが多い．攻撃性とともに側頭葉てんかん患者によくみられる粘着気質も，術後長期間の観察で軽減する傾向を示す．

同じ精神症状でも，幻覚，被害妄想などの分裂病様症状は，攻撃的性格のような改善を術後期待できない．術前に分裂病様症状がみられず，術後年余を経過して，発作が完全消失しているにもかかわらず，幻覚などの症状が新たに出現することがある (Jensen, Vaernet, 1977)．これまでの報告では，分裂病様症状は，術前では左側焦点が多く (Sherwin, 1981 ; Roberts ら, 1990)，術後に発生する場合は，右側頭葉切除後が多い (Manchanda ら, 1993, Kanemoto ら, 1995)．いずれにせよ，側頭葉てんかんを長期間患っている例では，手術の成績にかかわらず，術後に分裂病様症状が出現する可能性があることは留意すべきである．

文献

Bailey P, Gibbs FA : The surgical treatment of psychomotor epilepsy. *JAMA* **145** : 365-370, 1951.

Duvernoy HM : The Human Hippocampus. An Atlas of Applied Anatomy, JF Bergmann Verlag, München, 1988.

Falconer MA, Meyer A, Hill D, Mitchell W : Treatment of temporal-lobe epilepsy by temporal lobectomy. A survey of findings and results. *Lancet* **1** : 827-835, 1955.

Germano IM, Poulin N, Oliver A : Reoperation for recurrent temporal lobe epilepsy. *J Neurosurg* **81** : 31-36, 1994.

Gotman J : Localization of lesions by neruropsychological testing. *Epilepsia* **32** (Suppl 5) : S 41-S 52, 1991.

Green R Jr, Duisberg REH, McGrath WB : Focal epilepsy of psychomotor type : a preliminary report of observations on effects of surgical therapy. *J Neurosurg* **8** : 157-172, 1951.

Hansebout RR : Surgery of epilepsy—Current technique of cortical resection. In : Operative Neurosurgical Techniques. Indications, Methods, and Resutls (Schmidek HH, Sweet WH, ed), Grune & Stratton, New York, 1977, pp 963-979.

Hirsch L, Spencer S, Spencer D, Williamson P, Mattson R : Temporal lobectomy in patients with bitemporal epilepsy defined by depth electroencephalography. *Ann Neurol* **30** : 347-356, 1991.

Hori T, Tabuchi S, Kurosaki M, Kondo S, Takenobu A, Watanabe T : Subtemproal amygdalohippocampectomy for treating medically intractable temporal lobe epilepsy. *Neurosurgery* **33** : 50-57, 1993.

Jensen I, Vaernet K : Temporal lobe epilepsy. Follow-up investigation of 74 temporal lobe resected patients. *Acta Neurochir* **37** : 173-200, 1977.

Kanemoto K, Kawasaki J, Takeuchi J, Kawai I : Psychiatric symptoms following anterior temporal lobectomy. *Jpn Epilepsy Soc J* **13** : 202-210, 1995.

Manchanda R, Miller H, McLachlan R : Post-ictal psychosis after right temporal lobectomy. *J Neurol Neurosurg Psychiatry* **56** : 277-279, 1993.

Margersison JH, Corsellis JAN : Epilepsy and the temporal lobes. *Brain* **89** : 499-530, 1966.

真柳佳昭：側頭葉てんかんの手術．顕微鏡手技を用いた側頭葉切除．脳神経外科 **14**：715-722, 1986.

真柳佳昭：側頭葉切除における下角と脈絡裂の意義．*Neurosurgeons* **9**：96-104, 1990.

McGlone J : Memory complaints before and after temporal lobectomy : Do they predict memory performance or lesion laterality? *Epilepsia* **35** : 529-539, 1994.

Milner B : Psychological aspects of focal epilepsy and its neurosurgical management. In : Advances in Neurology (Purpura D, Penry J, Walter R, ed), Raven Press, New York, 1975, pp 299-321.

Morris AA : Temporal lobectomy with removal of uncus, hippocampus, and amygdala. *Arch Neurol Psychiatry* **76** : 479-496, 1956.

Niemeyer P, Bell H : Amygdalo-hippocampectomy for temporal lobe epilepsy. Microsurgical technique. *Excerpta Medica* **293** : 20 (abstr no. 48), 1973.

Olivier A : Commentary : cortical resections. In : Surgical Treatment of Epilepsies (Fengel J Jr, ed), Raven Press, New York, 1987, pp 405-416.

Park T, Bourgeois B, Silbergeld D, Dodson W : Subtemporal transparahippocampal amygdalo-hippocampectomy for surgical treatment of mesial temporal lobe epilepsy. Technical note. *J Neuro-*

surg **85**: 1172-1176, 1996.

Penfield W, Baldwin M: Temporal lobe seizures and the technic of subtotal temporal lobectomy. *Ann Surg* **136**: 625-634, 1952.

Penfield W: Temproal lobe epilepsy. *Br J Surg* **41**: 337-343, 1954.

Risinger M, Engel JJ, Van Ness P, Henry T, Crandall P: Ictal localization of temporal lobe seizures with scalp/sphenoidal recordigns. *Neurology* **39**: 1288-1293, 1989.

Roberts G, Done D, Bruton C, Crow T: A "mock up" of schizophrenia: temporal lobe epilepsy and schizophrenia-like psychosis. *Biol Psychiatry* **28**: 127-143, 1990.

Sano K, Malamud N: Clinical significance of sclerosis of the cornu ammonis. *Arch Neurol Psychiatry* **70**: 40-53, 1953.

Sherwin I: Psychosis associated with epilepsy: significance of the laterality of the epileptogenic lesion. *J Neurol Neurosurg Psychiatry* **44**: 83-85, 1981.

Shimizu H, Ohta Y, Suzuki I, Ishijima B, Sugishita M: Lateral temporal polar approach to mesial temporal lesions. *Neurol Med Chir* **33**: 360-364, 1993.

So N, Olivier A, Andermann F, Gloor P, Quesney L: Results of surgical treatment in patients with bitemporal epileptiform abnormalities. *Ann Neurol* **25**: 432-439, 1989.

Spencer DD: Anteromedial temporal lobectomy: directing the surgical approach to the pathologic substrate. In: Surgery for Epilepsy (Spencer SS, Spencer DD, ed), Blackwell Scientific Publications, Boston, 1991, pp 129-148.

Sperling M, O'Connor M, Morrell M, Phillips C, Bridgman P, Tatum W, French J: A noninvasive protocol for anterior temporal lobectomy. *Epilepsia* **31**: 637, 1990.

杉下守弘：記憶する memory．ヒトの場合．*Brain Med* **2**：107-121，1990．

田中達也，米増祐吉，Olivier A, Andermann F：複雑部分発作再手術例の検討．脳神経外科 **17**：933-937, 1989．

Tecoma E, Laxer K, Barbaro N, Plant G: Frequency and characteristics of visual field deficits after surgery for mesial temporal sclerosis. *Neurology* **43**: 1235-1238, 1993.

Thadani V, Williamson P, Berger R, Spencer S, Spencer D, Novelly R, Sass K, Kim J, Mattson R: Successful epilepsy surgery without intracranial EEG recording: criteria for patient selection. *Epilpesia* **36**: 7-15, 1995.

Walker AE: Temporal lobectomy. *J Neurosurg* **26**: 641-649, 1967.

Wieser HG, Yasargil MG: Selective amygdalo-hippocampectomy as a surgical treatment of mesiobasal limbic epilepsy. *Surg Neurol* **17**: 445-457, 1982.

Wieser H: Selective amygdalo-hippocampectomy for temporal lobe epilepsy. *Epilepsia* **29**(Suppl 2): S 100-S 113, 1988.

Wolf R, Ivnik R, Hirschorn K, Sharbrough F, Cascino G, Marsh W: Neurocognitive efficiency following left temporal lobectomy: standard versus limited resection. *J Neurosurg* **79**: 76-83, 1993.

Wyler AR, Bruce PH, Richey ET: Results of reoperation for failed epielpsy surgery. *J Neurosurg* **71**: 815-819, 1989.

Wyler A, Hermann B, Somes G: Extent of medial temporal resection on outcome from anterior temporal lobectomy: a randomized prospective study. *Neurosurgery* **37**: 982-991, 1995.

Yasargil MG, Teddy PJ, Roth P: Selective amygdalo-hippocampectomy. Operative anatomy and surgical technique. In: Advanced Technique of Standard Neurosurgery, Springer, Vienna, 1985, vol 12, pp 93-123.

8.4 脳梁離断術

(1) 概　要

　脳梁離断術はきわめて歴史の古い手術で，1940年にVan WagenenとHerrenにより初めて報告された．Van Wagenenは，脳梁離断術の術式を記載した論文の中で，てんかん発作に対する脳梁離断術に思い至ったのは，いくつかの臨床的観察に基づくことが述べられいる．脳梁に脳腫瘍のあった患者が，その晩期に発作が減少したこと，頻繁なてんかん発作を有していた患者が，死の直前の5年間は発作が消失していたが，剖検により，死の5年前に患った脳出血が脳梁の体部から膝に及んでいたことが確認された，などの興味深いエピソードが記載されている．

　Van Wagenenは，1939年の2月11日に最初の脳梁離断術を施行し，同年5月19日のわずか4カ月足らずの間に，10人の手術を行っている．脳梁の離断範囲は，部分的離断から全離断とさまざまで，症例によっては，モンロー孔の直前で脳弓も切断している．

　詳細に記載されている術式は，今日のわれわれにも示唆に富むものを多く含んでいる．手術の効果は顕著で，認むべき脱落障害をもたらしていない事実は，肉眼下の手術であることを考えると，驚嘆すべき手術技量がうかがえる．しかし，Van Wagenenの論文は，1939年の7月1日に書かれおり，わずか2～6カ月の追跡に基づいた性急なものであったためか，脳梁離断術はその後長いこと無視され続ける運命となる．

　BogenとVogelが，第2次世界大戦の負傷に起因する難治てんかん患者に対して，脳梁離断術を施行したのは1962年のことであり，Van Wagenenの報告から，実に22年の歳月が経過していた．この手術は脳梁の全離断と前交連の切断が行われており，手術は劇的な効果をおさめた．

　その後，脳梁離断術は次第に浸透していき，1970年には小児に対する脳梁離断術の報告がLuessenhopらによってなされている．この報告の中には，最年少4カ月の女児例も含まれていた．初期の頃，左右半球の交連線維の遮断は，脳梁のみならず前交連や脳弓などを含み，報告者により術式がまちまちであった．手術用顕微鏡下に，脳梁のみの離断で安全で同様な効果が得られることを最初に報告したのはWilsonら（1982）である．Wilsonは，最初に脳梁前半分の離断を行い，効果が乏しいときは後半部の離断を追加する2期的手術を提唱し，その後多くの支持者を得ている．日本でも1990年以後,脳梁離断術は大いにてんかん外科に取り入れられてきた（馬場ら，1990；Nakataniら，1990）．

　脳梁離断が大脳機能に与える影響に関しては，これまで多くの報告がみられる．Van Wagenenの手術患者について詳細な神経学的検査を施行したのは，Akelaitis（1944）であり，特記すべき脱落症状を認めなかったことから，左右半球間の連絡線維は脳梁と前交連以外にも存在する可能性を述べている．

　Bogenの患者を観察したSperryは，一見まったく性格も知能も障害されていない状態を不思議に思い，患者の協力下に種々の神経学的検査を施行した．その結果，この右利きの患者は，左視野に置かれたものを言語的に判読できず，左右脳のdisconnection syndrome（離断脳症候群）が出現していることを確認した．Sperryはその後，巧妙な動物実験モデルをいろいろと考案し（Sperry，1964），離断脳症候群の業績によりノーベル賞を受賞したのは周知の事実である．

　脳梁離断範囲により術後の神経脱落症状を比較すると，全離断を施行した例で圧倒的に，発語減少，構音障害，失行などの大脳機能低下を示す例が多いという報告がみられる（Gordonら，1971；Provincaliら，1988；Cendesら，1993）．とくに，脳梁膨大は，単に後頭葉の視覚線維の連絡だけでなく，運動感覚の大脳間の連絡にも大切な役割を果たしているという指摘もある（Risseら，1989）．

　また，Sassらは，脳梁離断術を受けた32例の患者の言語機能を詳細に検討し，利き手と優位半球が交差したcrossed cerebral dominanceの4例に有意の言語性障害がみられ，その内容は言語表

出に関するもので，言語理解は障害されなかったと報告している（Sassら，1990）．

しかし，脳梁離断範囲も crossed cerebral dominance も術後の障害には関係なく，とくに脳梁離断術による脱落症状はみられなかったとする報告もあり（Ferrellら，1983；Gatesら，1984；Nakataniら，1990；Mamelakら，1993），脳梁離断術が大脳機能に与える影響については，臨床的には完全に解明されているとはいいがたい．

また，思春期前の小児例では，離断症候群は出現しにくく（Lassondeら，1986），むしろ脳梁離断術により，多動の消失，認識能力の増大などの大脳機能の改善を認めることが少なくない（Nordgrenら，1991；Cendesら，1993）．

（2）適　　応

脳梁離断術は，外傷を伴うような激しい転倒発作を反復する症例が，最もよい手術適応となる．転倒発作のために生傷が絶えず，常に保護帽の着用が必要な例では，劇的な効果が期待できる．転倒に至らなくても，首を激しく前屈させてテーブルに額をぶっつけるような脱力発作型にも有効である．転倒発作などにしばしば合併する非定型欠神発作にも，ある程度の効果は期待できる．全身けいれん発作に対しては，強直性要素が強いもので発作頻度が高いもの，あるいは発作重積を起こしやすいものなどは，発作の程度を軽減する目的で脳梁離断術の適応となる．一般的に部分発作は，複雑部分発作でも単純部分発作でも，手術の効果は期待できない．また前頭葉起始の向反発作なども，脳梁離断術には反応しない．

年齢的にはとくに制限はなく，脳波上左右同期性の広範囲突発性異常波がみられ（図8.35），転倒や脱力発作を反復する例は，なるべく早期に脳梁離断術を施行するのが，身体の安全のためにも，大脳機能を保護する上からも望ましい．

一側半球が広範囲に萎縮したり梗塞に陥っている例で，脳梁が萎縮変性して紙のように薄くなっていることがある．また，先天的に脳梁が欠損していることもある．このような症例でも，臨床的には転倒発作を反復することがあるが，当然のこ

とながら脳梁離断術の効果は期待できない．したがって，術前に，正中矢状断のMRI T_1 強調像を撮影し，脳梁の存在とその形態を確認することが大切である．

（3）解　　剖

脳梁は側脳室の天井を形成しており，矢状断面で見ると上方に膨らんだループを形成している．前交連の直上の細くくびれた部分を脳梁吻（rostrum），前方の折れ曲がりを脳梁膝（genu），水平部を脳梁幹（truncus（body）），下降する細くくびれた部分を脳梁峡（isthmus），最下端の蟻の尻のように膨らんだ箇所を脳梁膨大（splenium）と呼ぶ（図8.36）．

だいたいの目安として，脳梁幹の中央までが脳梁の前1/2，脳梁峡の直前までが2/3，脳梁峡の後縁すなわち脳梁膨大の直前までが4/5となる（図8.37）．

脳梁は交連線維で，左右大脳皮質の対応する部分を線維連絡している．前1/2までが前頭葉，2/3までになると頭頂葉，4/5で側頭葉上端，膨大部まで含むと側頭葉の下端と後頭葉までの大脳円蓋部がすべて含まれる（Witelson, 1989）（図8.38）．

（4）手術手技

脳梁離断術で重要なことは，1) 適切な離断範囲の決定と，2) 術中の正確な離断範囲の確認である．Wilsonが提唱したように，最初に前半部の離断を施行し，クリップでマークをしておき，手術効果が乏しい場合は，後半部の離断を追加する2期的手術も一法であろう（Wilsonら，1982）．

Marinoらのように，前方の部分的離断だけで十分な効果が得られるという報告もあるが（Marinoら，1990），Oguniらのモントリオールシリーズの報告（1991）では，前1/2と2/3の離断では，手術効果に著明な差が認められている．またSpencerら（1988）も，2次性全般化発作に対して，前半部の離断では35%の患者にしか効果がなかったが，全離断を追加施行することにより，77%の2倍強の患者に効果がみられたと報告している．Fuiksらの論文（1991）では，80人の前方

8.4 脳梁離断術

脳梁離断例のうち，10人に対して後半切除を追加した．その結果，半分の5人に発作の改善がみられている．

このように，離断範囲が広いほど手術効果が増強することは事実であるが，前方2/3または4/5の離断で，大半の症例が十分な効果が得られることもまた事実である．一般的に，小児は脳梁離断術による後遺症が出現しにくく（Lassondeら，1986），また広範囲にてんかん波が伝播しやすいことを考慮すると，1期的に全離断を行うのが妥当かもしれない．成人の場合，脳波，発作症候，知的レベルなどから，両側半球の広範囲がてんかん発射に関与していることが推測されれば，これも全離断が望ましい（Shimizuら，1994）．しかし，それ以外の成人では，まず前2/3の離断を行って効果が乏しいときに後半を追加するか，術中の皮質脳波のモニタリング（Marinoら，1990）などから，最も適した離断範囲を決定するのが適切と思われる．ちなみに，われわれの脳梁離断のシリーズ81例では，全離断37例，前4/5離断28例，前2/3離断16例となっている．

次に，術中の離断範囲の正確な同定であるが，脳梁離断術の術式に馴れるまでは，客観的な計測法（Awadら，1990；Shimizuら，1993）を使用するのが望ましい．ある程度経験を積むと，脳梁幹の中央，脳梁幹から脳梁峡への移行部，脳梁峡から脳梁膨大への角度の変化などが認識できるようになるので，これらの点が前1/2，2/3，4/5の離断範囲の目安となる．

脳梁離断術では，患者の体位が重要である．静脈のうっ血をきたさない程度に頭を前屈させ，軽く上半身を起こし，脳梁前部に対してほぼ垂直に接近できるようにする．しかし，空気塞栓を避けるために，開頭の間は手術台の縦転で頭位を下げ，骨や硬膜からの出血を確実に処理しておく（図8.39）．

通常は非優位半球の右側から，病巣が左中心であるときは，左側からアプローチする．前頭部の髪の生え際の後縁で，bregmaの後方を迂回する冠状切開を，正中線を越えて右前頭部中心におく．骨の穴は上矢状洞の直上，正中線上に前後2つ，右外側に1つあけ，正中線を越えて対側に膨らむ約5cm四方の骨窓をつくる（図8.40）．硬膜は，上矢状洞が基部となるように切開して正中側に折り返す．硬膜を開放後は縦転で頭部を挙上し，手術用顕微鏡の鏡筒がほぼ垂直に脳表に向かうように留意する（図8.41）．

大脳間裂面を少しずつ脳べらで圧排しながら，脳梁表面に達する．この間，間裂面の脳表を確実に綿片で覆い，脳組織や血管を傷つけないよう細心の注意を払う．くも膜の癒着がなく，接近方向さえ正しければ，比較的容易に脳梁表面に到達できる．

しかし，脳梁離断術を必要とするような症例では，大脳鎌を過ぎるとしばしば両側の帯状回が癒着して通路をふさいでいることがある．変性した脳はもろく易出血性であるので，癒着が強固な場合は間裂面のくも膜腔を確保することが困難なことがある．このようなときは，いたずらに時間を費やすよりは，右側の帯状回の小範囲を吸引して，とりあえず脳梁表面を確保すれば，あとの操作がきわめて容易となる．

脳梁表面に到達したら，前方に剥離を進め，脳梁膝を確認する．脳梁膝では角度が急激に前方に折れ，両側前大脳動脈が登ってくる．前大脳動脈を綿片でしっかりと保護し，脳べらでこれを圧排して脳梁表面を確保する．脳梁表面の小血管を電気凝固した後，吸引管で脳梁を縦方向に吸引していく．脳梁膝の後端で，若葉マークのような形をした透明中隔板（laminae septi pellucidi）が出現する（図8.42）．透明中隔板は正中線の目印となるので，その後の操作はこれをたどっていけばよい．

脳梁膝の吸引が正中からずれていると，透明中隔板からはずれて，一側の脳室の天井が開くことになる．このときは，脳室天井は正中線に向かって軽く下方に傾斜すること，および外側の尾状核の存在などから，どちらの脳室の進入したかを的確に判断し，正中線の方向に軌道修正をする．脳梁離断術は，透明中隔板が確保されれば，ほぼ道のりの半分に達したといえる．透明中隔板から前方の脳梁膝部は，前方の前大脳動脈が見えてくる

まで完全に切断する．また下方は，脳梁吻に移行するくびれた部分まで吸引除去する．

脳梁膝の離断が終了したら，上方の大脳間裂面の剥離を後方に広げながら，脳梁離断を後方へ進めていく．脳梁幹の離断が終わりに近づき，脳梁峡部直前になると，脳梁の角度が急激に下方に折れ曲がってくる．また，透明中隔板が脳弓にとって代わり，脳弓柱から次第に脳弓脚となって，左右に分離していく．前2/3の離断を目指す場合は，脳梁峡の直前で操作を終える（図8.43）．

さらに脳梁の離断を進める場合は，縦転で頭位を下方に傾けながら，常に視野の中央に脳梁の横断面を捉えるようにする（図8.44）．また，術野が深く狭くなるので，細い脳べらで脳表を傷つけないように，両側の脳を圧排していく．実際の手術中の操作では，脳梁峡はきわめて長く，いくら吸引しても終わりがないように感じられる．しかし，これは術野が極端に深く狭くなったための錯覚であり，次第に脳梁は垂直からやや前方に彎曲し，膨大部の広がりが意識されてくる．4/5の離断はここまでで終了する（図8.45）．

脳梁全離断を目指すには，前方に彎曲していく膨大部を完全に切断する．ここまでくると双極凝固ピンセットの先端がやっと届くくらいに術野が深くなる．膨大部を切断すると，底面にガレン静脈がくも膜を透して青黒く見えてくる．脳梁膨大が上下にわたって完全に離断されたことを確認し，小血管からの出血を完全に凝固止血して操作は終了する（図8.46）．

生理的食塩水をかけながら，敷きつめた綿片をていねいにはがしていく．大脳間裂面を満たした生理的食塩水が透明となるまで，完全に止血を確認する．帯状回の一部を吸引した場合は，サージセルで覆い，後出血の憂いを残さないようにする．

(5) 手術効果

通常，手術後1週間ぐらいは反応が乏しく，寡動寡言状態に陥る．この反応は成人のほうが顕著で，ひどい場合は大小便の失禁を伴うこともある．この acute disconnection syndrome は，長くとも2週間以内には必ず回復する．

小児では，多動の消失，自己主張の出現，感受性の増大などの大脳機能の改善がみられる場合が少なくない（Nordgrenら，1991）．成人では，このような精神面の改善は乏しい．一般に，永続的な術後の脱落症状は驚くほど軽微である（Mamelakら，1993）．しかし，成人の少数例で，言語不明瞭，無気力などが，永久に残存する場合がある．われわれの1年以上の追跡51例中，小児の21例中16例（76％）に何らかの行動面，精神面の改善がみられた．しかし，成人の追跡例30人中10例（33％）で言語不明瞭や無気力などの訴えが残った．しかし，これらは程度の軽い主観的なものが多く，客観的に重篤な後遺症は1例もみられていない．

発作に対する手術効果では，外傷を伴うような転倒発作に対しては，著明な改善が期待できる．われわれの長期追跡シリーズでは，転倒発作は84％で消失またはきわめてまれとなっている．まったく効果がなかったのは，わずか4％に過ぎない．首を激しく前屈する脱力発作や非定型欠神に対しても，かなりの例で効果が得られた．

しかし，全身けいれんに対しては，強直性要素の強い発作のほうが，間代性要素を主体とする発作より脳梁離断術に対する効果が期待できるが，転倒発作ほど劇的な改善は期待できない．全般的に，発作回数の減少，発作時間の軽減，発作後の入眠，朦朧状態の軽減または消失，などの形で効果が現れる場合が多い．

複雑部分発作に対しては，ある程度の効果ありとする報告もいくつかみられるが（Wada, Purves, 1984；Gatesら，1987），われわれの経験では，自動症に対しては効果がみられなかった．単純部分発作は，向反発作を含めて一般に効果が乏しい．逆に，脳梁離断術後に，術前にみられなかった新たな部分発作が出現したり，術前あった部分発作が悪化したりすることがある（Spencerら，1984）．しかし，手術により，転倒発作などの重篤な発作が消失する恩恵のほうがはるかに大きいことはいうまでもない．

脳梁離断術を施行すると，術前左右同期性に出現していたてんかん性異常波が同期性が消失し，

8.4 脳梁離断術

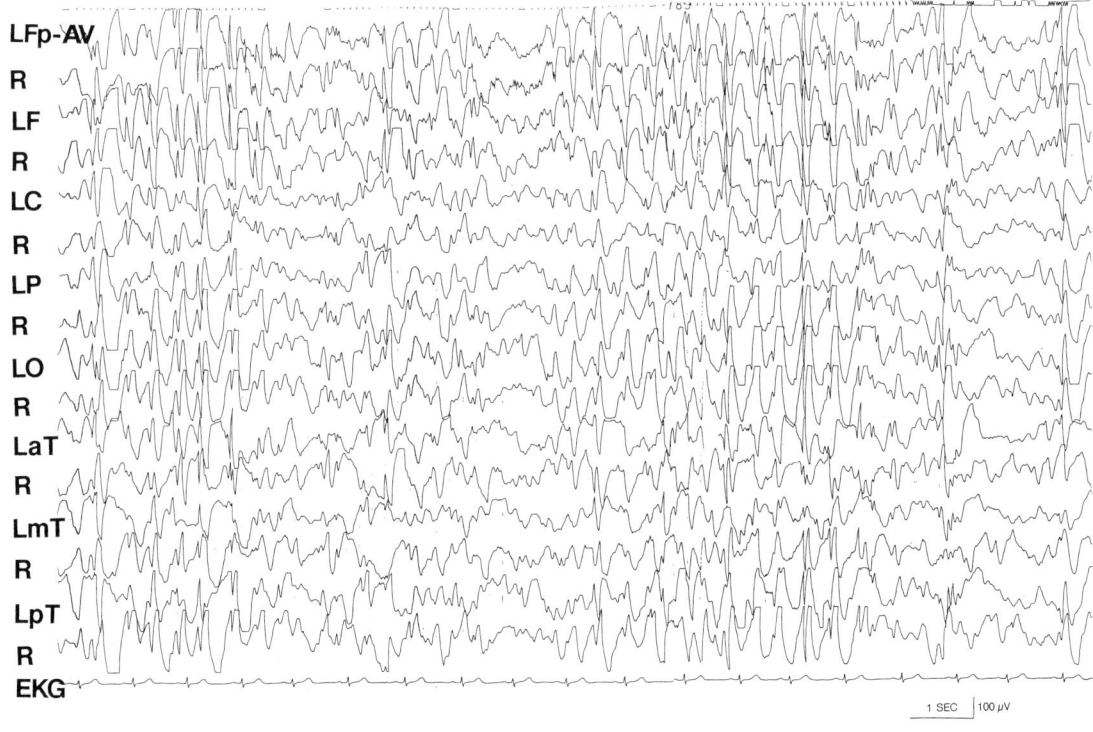

図 8.35 転倒発作を反復する患者の脳波．脳梁離断術の適応となるような転倒発作を反復する患者の脳波は，両側同期性のてんかん性異常波が広範囲に出現することが多い．

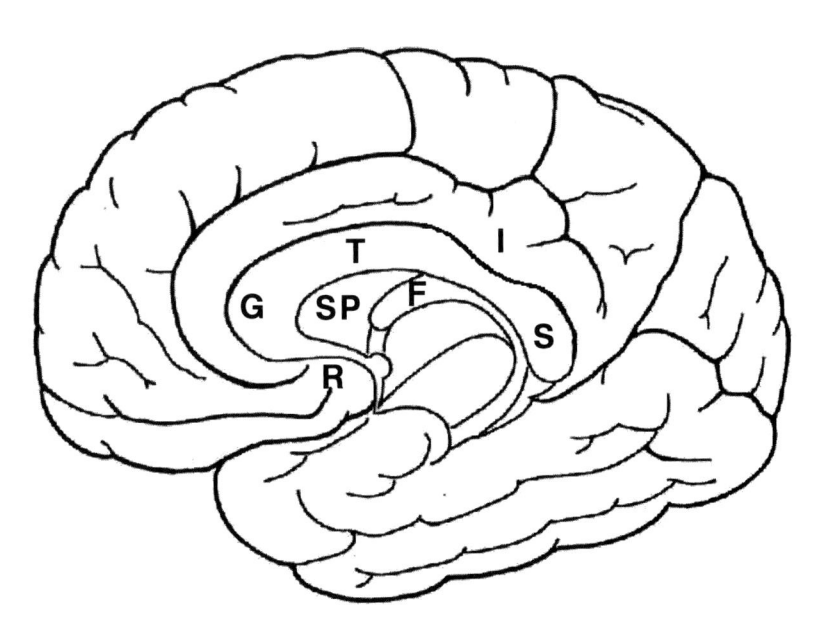

図 8.36 脳梁の解剖．
R：脳梁吻（rostrum），G：脳梁膝（genu），T：脳梁幹（truncus），I：脳梁峡（isthmus），S：脳梁膨大（splenium），SP：透明中隔（septum pellucidum），F：脳弓（fornix）．

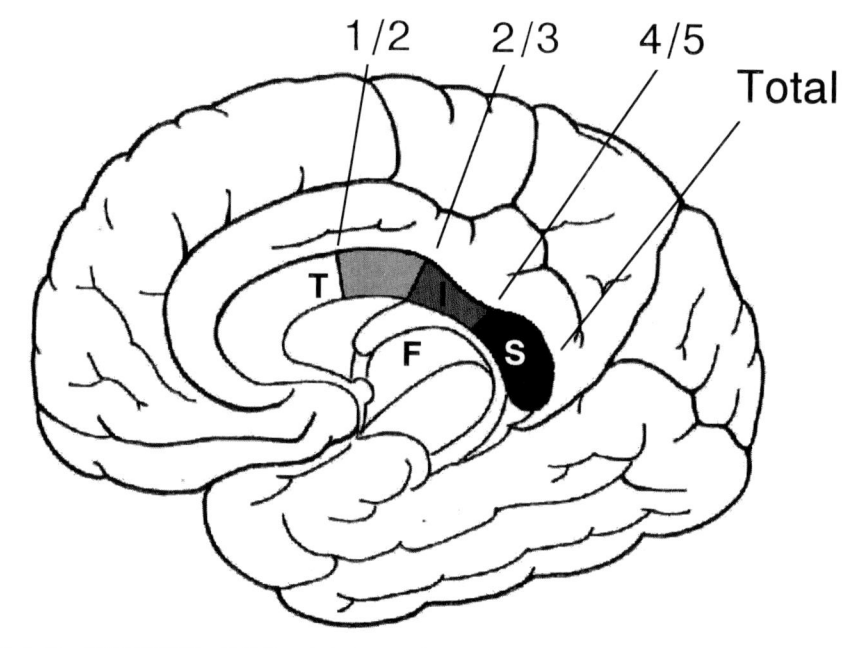

図 8.37 脳梁離断範囲.脳梁幹の中央までが 1/2,脳梁峡の直前までが 2/3,脳梁膨大の直前までが 4/5,脳梁膨大まで完全に離断すれば全離断となる.
T:脳梁幹(truncus),I:脳梁峡(isthmus),S:脳梁膨大(splenium),F:脳弓(fornix).

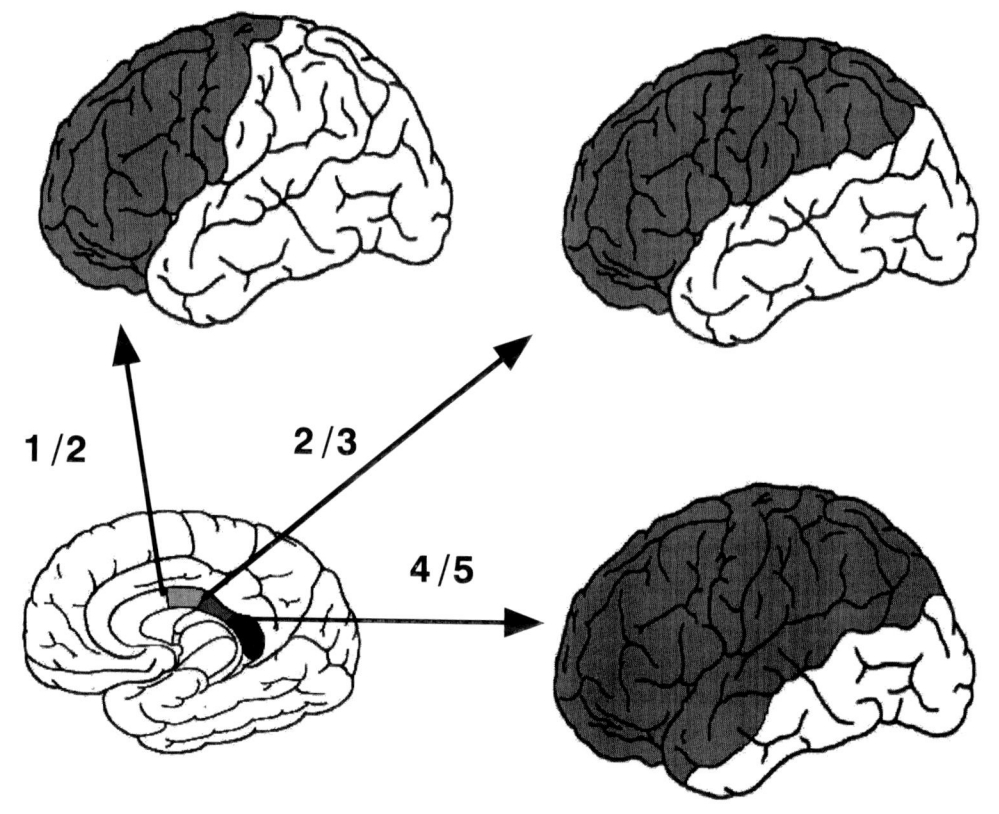

図 8.38 脳梁の連絡線維と皮質対応部位.前 1/2 の線維は前頭葉を連絡,前 2/3 になると頭頂葉の大部分が含まれ,脳梁峡までの前 4/5 では頭頂葉全部と側頭葉の上端が加わる.

8.4 脳梁離断術

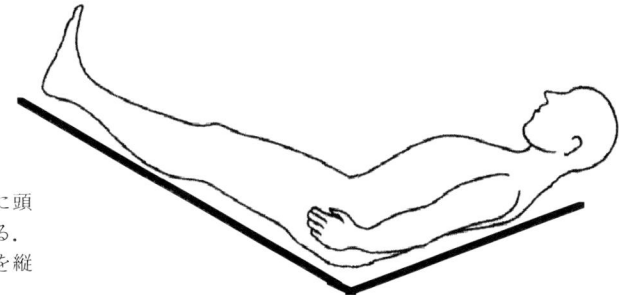

図 8.39 脳梁離断術では，静脈がうっ血しない程度に頭を前屈させ，上半身を挙上し lounging position とする．しかし，開頭の間は，空気塞栓を避けるために手術台を縦転して頭位を下げる．

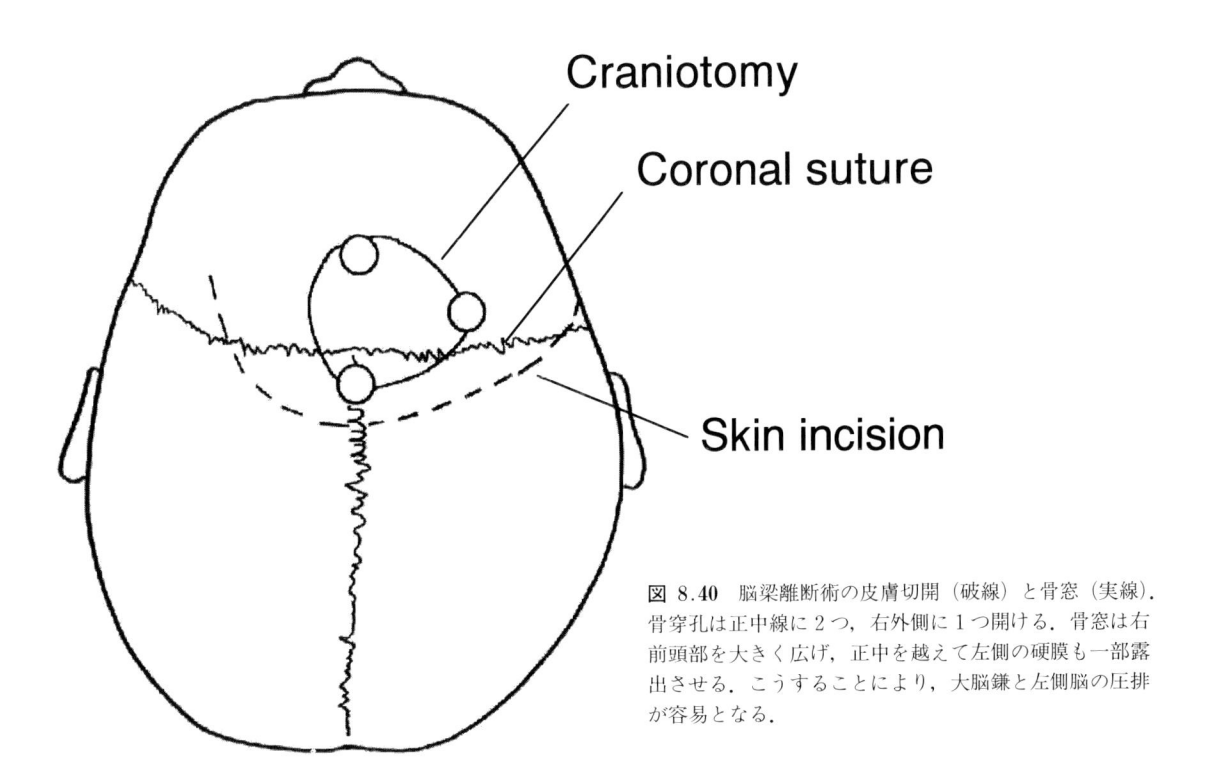

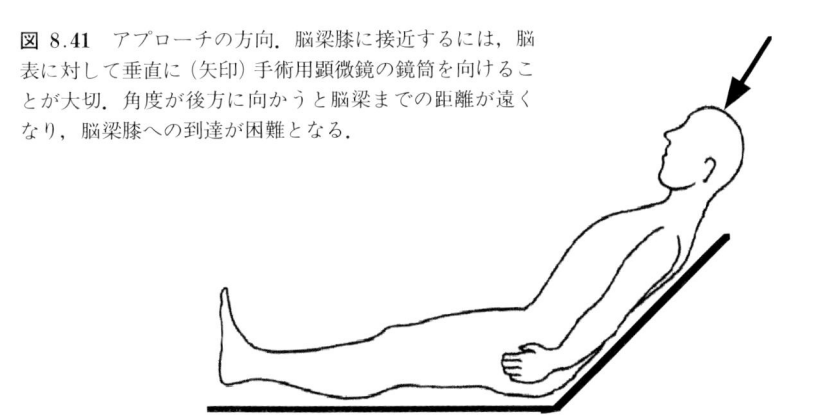

Craniotomy
Coronal suture
Skin incision

図 8.40 脳梁離断術の皮膚切開（破線）と骨窓（実線）．骨穿孔は正中線に2つ，右外側に1つ開ける．骨窓は右前頭部を大きく広げ，正中を越えて左側の硬膜も一部露出させる．こうすることにより，大脳鎌と左側脳の圧排が容易となる．

図 8.41 アプローチの方向．脳梁膝に接近するには，脳表に対して垂直に（矢印）手術用顕微鏡の鏡筒を向けることが大切．角度が後方に向かうと脳梁までの距離が遠くなり，脳梁膝への到達が困難となる．

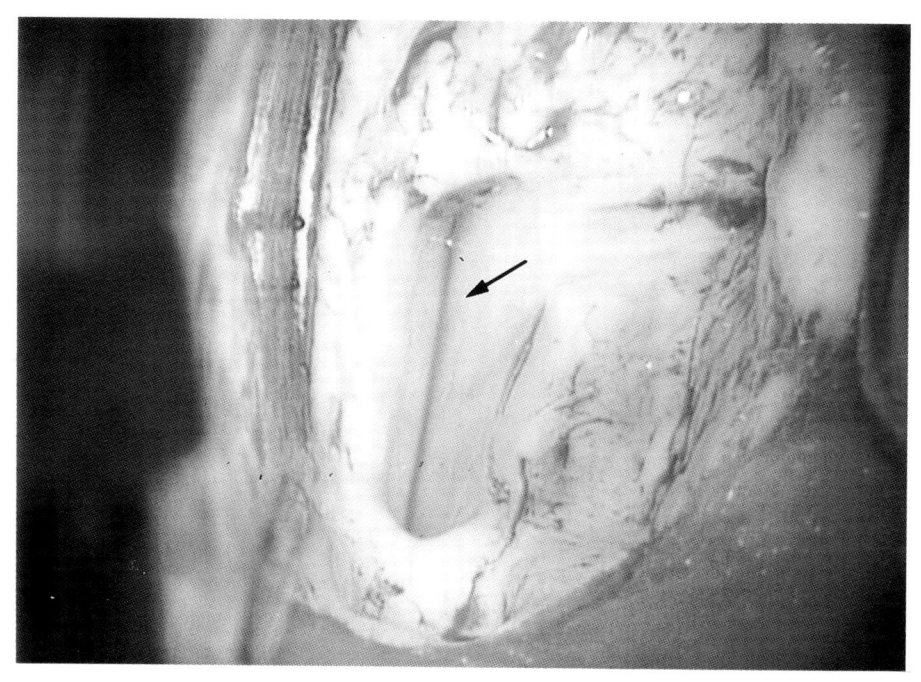

図 8.42 透明中隔板．脳梁膝を吸引していくと，正中線に非常に明瞭に透明中隔板(矢印)が出現する．それ以後の操作は，これをたどることにより容易になる．

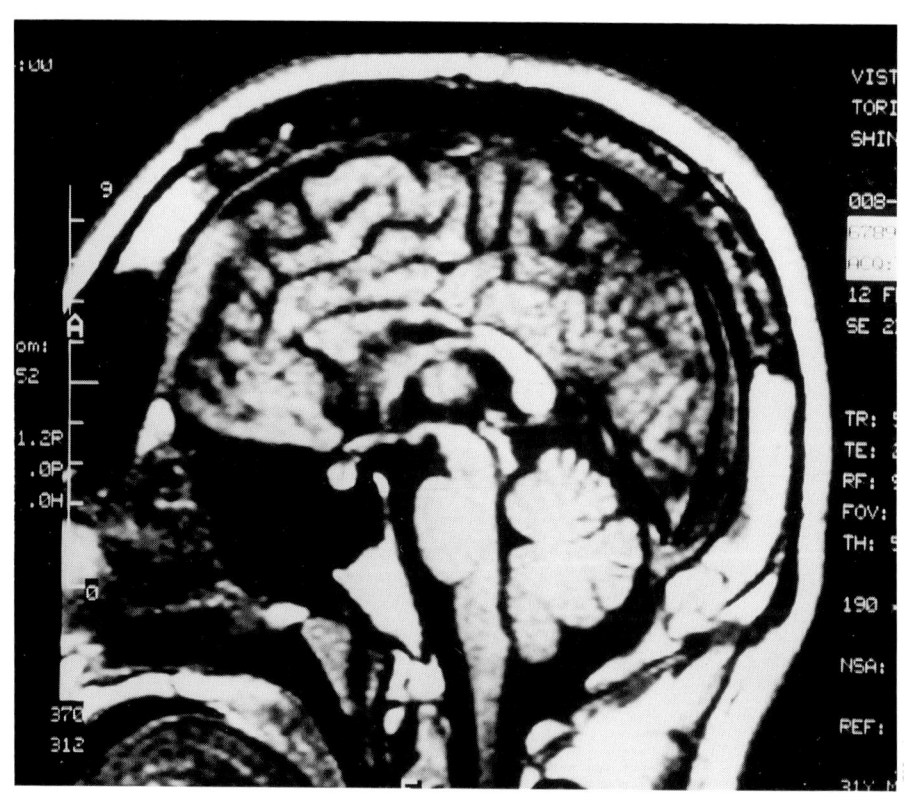

図 8.43 脳梁前 2/3 離断後の MRI．脳梁体部の後端，脳梁峡で脳弓が合流する部位まで切断されているのがわかる．

8.4 脳梁離断術

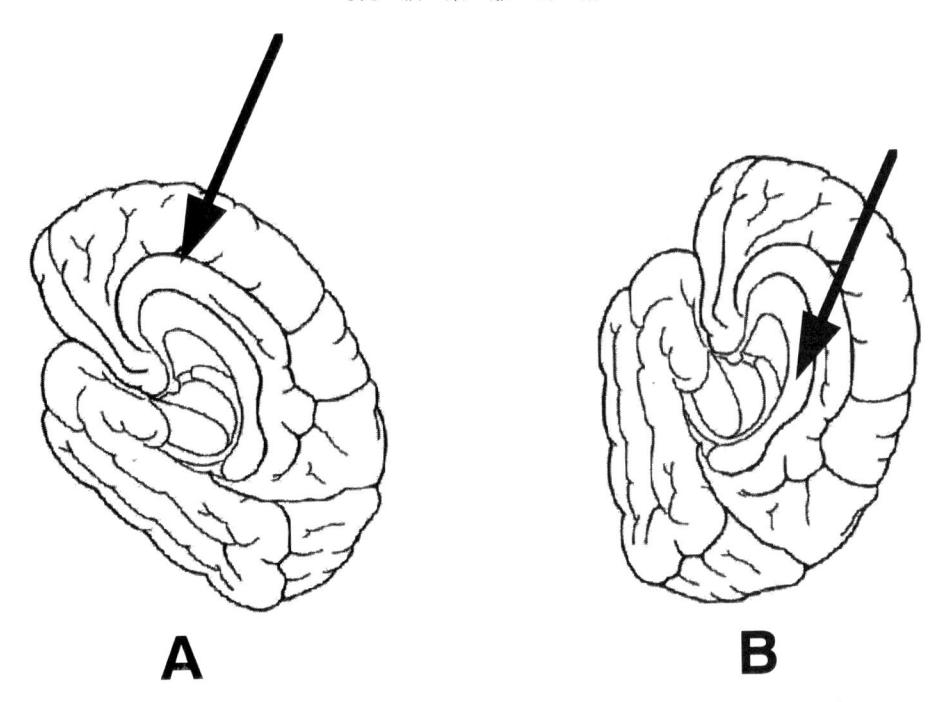

A **B**

図 8.44 脳梁後半部離断のための頭位変換．脳梁の離断が後方に及ぶにつれ，手術台を縦転させて頭位を下げていく．常に脳梁の背側と腹側が視野に捉えられていることが重要．A：脳梁膝を離断するときの方向．B：脳梁峡以下を操作するときは，手術台を縦転して頭位を徐々に下げていく．

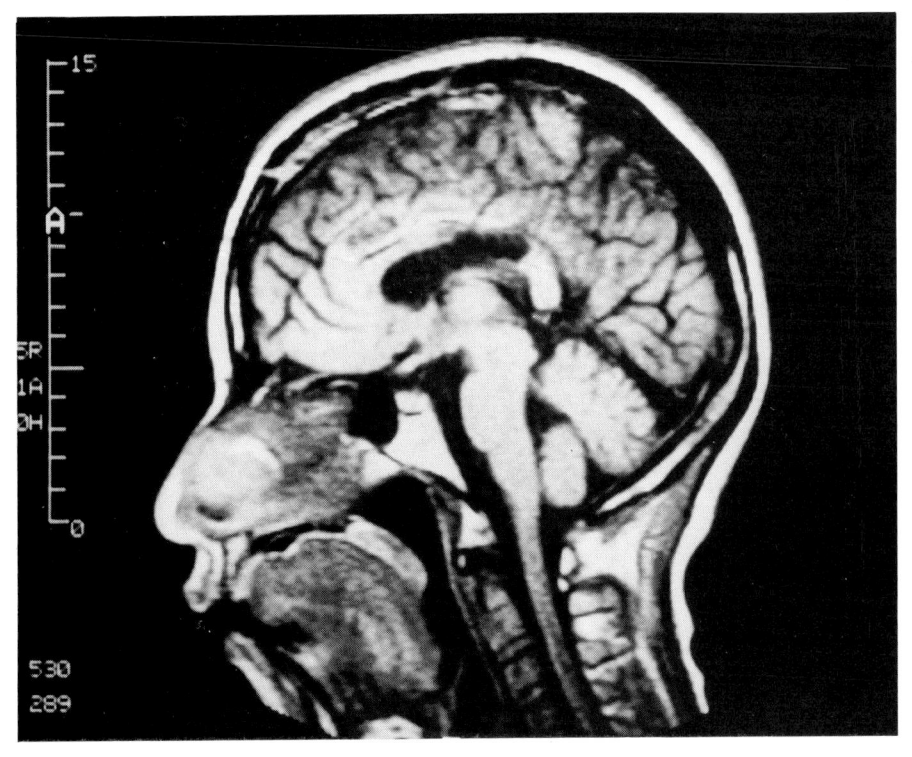

図 8.45 脳梁前 4/5 離断後の MRI 矢状断像．脳梁峡まで離断されているのがわかる．

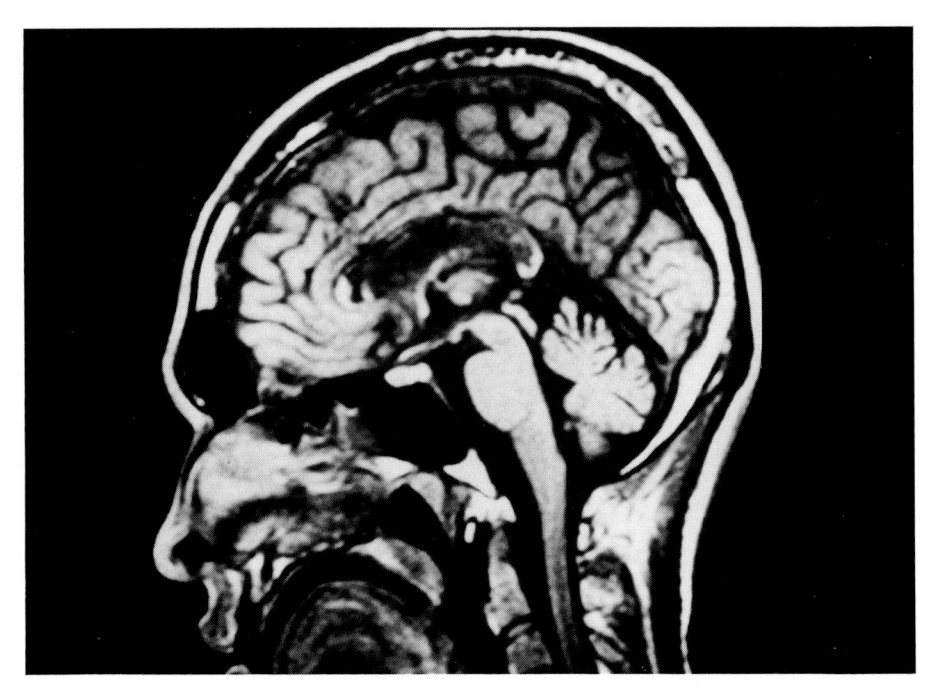

図 8.46 全離断後の MRI 矢状断．脳梁膨大まで完全に離断されている．

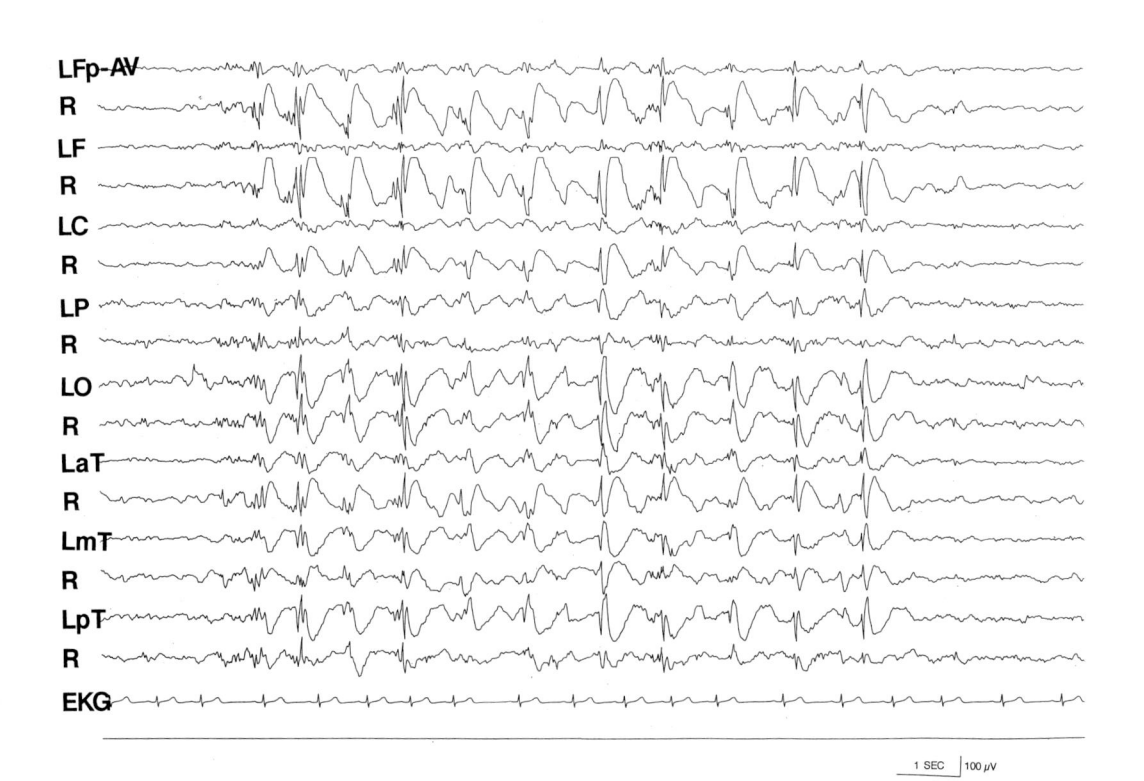

図 8.47 脳梁離断術後の脳波の変化．脳梁離断術後は，術前に左右同期していたてんかん波が，非同期性となり独立して出現する．この所見から，てんかん原性領域の分布が診断できるようになり，2次的に根治手術が可能となる例もある．

左右独立して出現するようになる(図8.47).このことから,てんかん焦点の分布がより正確に診断できるようになる.もし,てんかん焦点が一側の特定の領域に限局していることが判明すれば,2次的により根治的な手術が可能となる.われわれの脳梁離断のシリーズで,9例にこのような根治手術が行われたが,術後3例がまれな発作に,4例が有意な改善を示した.

文献

Akelaitis A : A study of gnosis, praxis and language following sectin of the corpus callosum and anterior commissure. *J Neurosurg* **1** : 94-102, 1944.

Awad I, Wyllie E, Lüders H, Ahl J : Intraoperative determination of the extent of corpus callosotomy for epilepsy : two simple techniques. *Neurosurgery* **26** : 102-106, 1990.

馬場啓至,小野憲爾,森 和夫,高橋克郎,川浪由喜子,岡本 基:脳梁前半部離断術の有効であったLennox-Gastaut症候群の1例.てんかん研究 8:54-60,1990.

Bogen JE, Vogel PJ : Cerebral commissurotomy in man. Preliminary case report. *Bull Los Angeles Neurol Soc* **27** : 169-172, 1962.

Cendes F, Ragazzo P, Costa VD, Martins L : Corpus callosotomy in treatment of medically resistant epilepsy : preliminary results in a pediatric populaton. *Epilepsia* **34** : 910-917, 1993.

Ferrell R, Culver C, Tucker G : Psychosocial and cognitive function after commissurotomy for intractable seizures. *J Neurosurg* **58** : 374-380, 1983.

Fuiks K, Wyler A, Hermann B, Somes G : Seizure outcome from anterior and complete corpus callosotomy. *J Neurosurg* **74** : 573-578, 1991.

Gates J, Leppik I, Yap J, Gumnit R : Corpus callosotomy : clinical and electroencephalographic effects. *Epilepsia* **25** : 308-316, 1984.

Gates JR, Rosenfeld WE, Maxwell RE, Lyons RE : Response of multiple seizure types of copurs callosum section. *Epilepsia* **28** : 28-34, 1987.

Gordon H, Bogen J, Sperry R : Absence of deconnexion syndrome in two patients with partial sectin of the neocommissures. *Brain* **94** : 327-336, 1971.

Lassonde M, Sauerwein H, Geoffroy G, Decarie M : Effects of early and late transection of the corpus callosum in children. A study of tactile and tactomotor transfer and integration. *Brain* **109** : 953-967, 1986.

Luessenhop AJ, Dela Cruz TC, Fenichel GM : Surgical disconnection of the cerebral hemispheres for intractable seizures. Results in infancy and childhood. *JAMA* **213** : 1630-1636, 1970.

Mamelak AN, Barbaro NM, Walker JA, Laxer KD : Corpus callosotomy : a quantitative study of the extent of resection, seizure control, and neuropsychological outcome. *J Neurosurg* **79** : 688-695, 1993.

Marino R Jr, Radvany J, Huck FR, De Camargo CHP, Gronich G : Selective electroencephalograph-guided microsurgical callosotomy for refractory generalized epilepsy. *Surg Neurol* **34** : 219-228, 1990.

Nakatani S, Nii Y, Ikejiri Y, Tanabe H, Mogami H : Partial callosotomy for Lennox-Gastaut syndrome —First cases in Japan—. *Neurol Med Chir* **30** : 930-939, 1990.

Nordgren RE, Reeves AG, Viguera AC, Roberts DW : Corpus callosotomy for intractable seizures in the pediatric age group. *Arch Neurol* **48** : 364-372, 1991.

Oguni H, Olivier A, Andermann F, Comair J : Anteiror callosotomy in the treatment of medically intractable epilepsies : a study of 43 patients with a mean follow-up of 39 months. *Ann Neurol* **30** : 357-364, 1991.

Provincali L, Quattrini A, Papo I, Del Pesce M, Mancini S : Neuropsychological changes after callosotomy in drug-resistant epilepsy : a study of the short-term evolution. *Acta Neruochir* **94** : 15-22, 1988.

Risse G, Gates J, Lund G, Maxwell R, Rubens A : Interhemispheric transfer in patients with incomplete sectin of the corpus callosum. Anatomic verification with magnetic resonance imaging. *Arch Neurol* **46** : 437-443, 1989.

Sass KJ, Novelly RA, Spencer DD, Spencer SS : Post-callosotomy language impairments in patients with crossed cerebral dominance. *J Neurosurg* **72** : 85-90, 1990.

Sperry RW : The great cerebral commissure. *Sci Am* **210** : 42-42, 1964.

Shimizu H, Ohta Y, Suzuki I, Ishijima B, Sugishita M : Anterior extensive corpus callosotomy including resection of the isthmus. *Jap J Psychiat Neurol* **47** : 264-266, 1993.

Shimizu H, Suzuki I, Ishijima B, Sugishita M : Optimal range of callosal section based on cortical lesion and function. In : New Horizons in Neuropsychology (Sugishita M, ed), Elsevier, Amsterdam, 1994, pp 173-182.

Spencer SS, Spencer DD, Williamson PD, Mattson RH : More intense focal seizure types after callosal section : the role of inhibition. *Ann Neurol* **16** : 686-693, 1984.

Spencer SS, Spencer DD, Williamson PD, Sass K, Novelly RA, Mattson RH : Corpus callosotomy for epilepsy. I. Seizure effects. *Neurology* **38**: 19-24, 1988.

Van Wagenen W, Herren R: Surgical division of commissural pathways in the corpus callosum. Relation to spread of an epileptic attack. *Arch Neurol Psychiatry* **44**: 740-759, 1940.

Wada JA, Purves SJ: Oral bimanual-bipedal activity as ictal manifestations of frontal lobe epilepsy. *Epilepsia* **25**: 668, 1984.

Willson DH, Reeves AG, Gazzaniga MS: "Central" commissurotomy for intractable generalized epielpsy: series two. *Neurology* **32**: 687-697, 1982.

Witelson SF: Hand and sex differences in the isthums and genu of the human corpus callosum. *Brain* **112**: 799-835, 1989.

8.5 軟膜下皮質多切術

(1) 概論

軟膜下皮質多切術（multiple subpial transection, MST）は，Morrellにより考案された方法で，運動野や言語野などの切除不可能なてんかん焦点に対する外科的治療を可能にした画期的方法である．Morrellは，いくつかの学会報告（Morrell, Hanbery, 1969; Morrell, 1973; Morrell, Whisler, 1982）の後に，1989年にそれまでの20余年にわたる経験をまとめて，MSTの有効性とその効果の持続性を報告した（Morrellら, 1989a）．

この論文では，32例に対する手術例のうち20例について，5年から22年間の長期追跡がなされ，11例（55%）で完全な発作抑制が得られている．発作が再燃した残りの9例は，いずれもラスムッセン脳炎や腫瘍などの背景の進行性病変に起因するもので，MSTを施行した部位からの発作は，いずれの例にもみられなかった．また，32例の手術部位は，中心前回16例，中心後回6例，ブローカの言語野5例，ウェルニッケの言語野5例であったが，術後，臨床上問題となる神経学的脱落症状は1例においてもみられなかった．

MSTの手術法は，2つの原理に基づいている．その1つは，大脳皮質の神経細胞を連絡する神経線維のうち，大脳の機能にとっては垂直方向の線維が重要で，水平方向の線維はかなり細かに寸断されてもその機能は保たれるという事実である．この大脳皮質のcolumnar organizationは，Sperryにより1947年に実験的に証明された．彼は，サルの運動野の大脳皮質を，軟膜下に2.4mm間隔で碁盤目状に縦横に切断したが，驚くことに，軽度の対側の麻痺が術後数日間みられただけで，すぐに運動機能は完全に回復した（図8.48）．しかし，軟膜下切断が白質に及ぶと，麻痺の程度は強くなった．さらに，一側の運動野を完全に切除した後に対側の運動野に軟膜下切断を加えると，皮質切除側に対応する手足は完全麻痺を呈したが，軟膜下の線維切断に対応する側はかなり強い不全麻痺を示したものの，2カ月後には完全に回復した．このSperryの実験は，2つの重要な事実を示している．すなわち，脳回の水平方向の線維は，2.4mmの狭い幅で寸断されても大脳機能に大きな障害をもたらさないが，その機能温存において，対側の運動野の代償機能が重要な役割を果たしていることである．

MST手術の立脚するもう1つの重要な原理は，てんかん波の発作性発射を維持するためには，少なくとも5mm以上の幅の大脳皮質が必要なことである．この理論的根拠として，Morrellは2つの基礎的研究結果を引用している．すなわち，動物実験で，ペニシリンによる微小てんかん焦点を作成してその同期化の様子を観察すると，焦点間の距離が4mmのときは2つの焦点は同期するが，6mm離れると同期しないこと（Lüdersら, 1981），また形態学的に水平方向を連絡する神経線維の長さが2.5mm以下である（Szentagothai, 1965），などの基礎的事実である．

しかし，最近の病理組織学的研究では，単に脳回皮質の水平線維にとどまらず，より深部における軸索の損傷が，MSTの抗てんかん効果に関連しているとする説もある（Kaufmannら; 1996）．

MSTはてんかん外科においてきわめて重大な意義を有する独創的手術法で，その有効性は次第に認められつつある（Shimizuら, 1991; 中谷ら, 1993; Devinskyら, 1994; Dogaliら, 1994; Sawhneyら, 1995, Wylerら, 1995; Rougierら, 1996）．筆者自身は，MSTの最初の報告以来，すでに40例余りの症例で，MSTを単独または皮質焦点切除術と組み合わせて施行し，その有効性と効果の持続性を確認してきた．MSTはてんかん外科の広い分野で利用できるきわめて有効な手技であり，これによりてんかん外科の可能性が一挙に拡大されたといえる．

(2) 適応

MST手術の対象は，1つはMorrellらの報告（1989a）のように，運動野・言語野などの，切除すれば日常生活に障害をきたすような神経脱落症

状が出現する eloquent cortex に存在するてんかん焦点である（図8.49）．（ただし，運動野の下端である顔面の領域は切除しても，重篤な麻痺は生じない（Lehmanら，1994））．視覚領などは相対的な手術適応といえよう．てんかん焦点が後頭葉外側表面を中心に分布していれば，まずは視野の温存を目指してMSTを試みるのが適切であろう．しかし，てんかん焦点が後頭葉の内側や底面深くに存在するときは，視野を犠牲にして切除せざるをえない場合もありうる．

MSTのもう1つの重要な適応として，広範囲に分散した播種性焦点がある（図8.50）．てんかん焦点が優位半球の前頭葉に広範囲に分布している場合，前頭葉切除を施行するといわゆる前頭葉症候群と呼ばれる神経脱落症状をきたす危険性がある．このような場合，広範囲MSTで対処すれば，大脳機能を温存したままてんかん性発射を抑制することができる．

（3）　手術手技

大脳皮質は，くも膜と軟膜に覆われている．くも膜と軟膜の間にくも膜索があり，これに軟膜に包まれた血管が保持されている（図8.51）（Hutchigns, Weller, 1986）．MSTでは，表面の血管を損傷しないように，軟膜下にMST用のtransector（図8.52）（以下MSTフックと呼ぶ）を挿入し，灰白質のみを切断する（図8.53）．MSTフックは，先端が4mmの鉤状に彎曲しており，その先端は鈍的に丸くなっている．

実際の手術では，まず焦点と思われる部位を中心に，皮質脳波を記録する．術前に硬膜下電極で焦点の部位が大体診断されている場合でも，再度術中皮質脳波で厳密な範囲決定をするのが望ましい．焦点部位が同定されたら，MSTを施行する範囲を糸で囲む．距離の目安に小さな紙の物差しを術野の端に置く．脳回のいちばん辺縁，脳溝のすぐそばで，血管を避けながら11番メスを用いて大体5mm間隔でフックが挿入できる程度の穴を脳表に開けていく．このとき，どうしても小血管が邪魔になって適当な場所がみつからない場合は，双極凝固ピンセットで刺入点の小血管を電気凝固する．この穴からMSTフックを上向きに挿入し，先端の玉が軟膜下に透けて見えるように，下から少し押し上げるようにしながら，脳回の端から端まで灰白質を横断し，脳回の反対側に到達したら同じ経路をもどってきて，挿入した穴からフックを引き出す（図8.54）．刺入点から出血がみられる場合は，生理的食塩水で浸した綿片を当てておけば自然に止血される．フックで動脈を傷つけた場合は，双極凝固ピンセットで確実に凝固止血する必要がある．ちょうど食パンを輪切りにするようなイメージで，脳回の長軸に垂直の方向で軟膜下切断を反復する（図8.55）．現実には，小さな脳回から複雑に彎曲した脳回まで，その形態は多種多様であるので，MSTの方向は適宜工夫して行う必要がある．大切な点は，フックを必要以上にかき回して灰白質に余分な損傷を加えないことと，脳組織が確実に5mm間隔以内の幅で分断されることである．

糸で囲った範囲の処理が終了したら，再度，皮質脳波を記録する．周辺から同期性のてんかん波が記録されるようであったら，MSTを追加する．通常，MSTが有効である場合は，MST前にみられたスパイク波は劇的に消失する（図8.56）．しかし，周辺に伝播しない程度の散発性のスパイクが

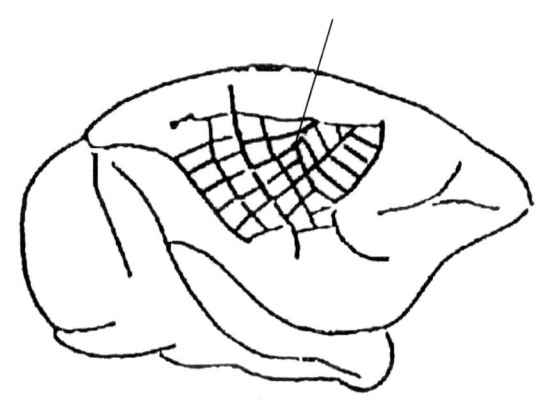

図8.48 Sperryの実験．Sperryは，サルの運動野の手の領域を中心に，2.4mm間隔で碁盤の目のように脳表の灰白質を軟膜下に切断したが，ほとんど認むべき麻痺は出現しなかった．この実験により，脳回の神経支配は水平方向より，垂直方向のほうが重要であること（columnar organization）が証明された．

8.5 軟膜下皮質多切術

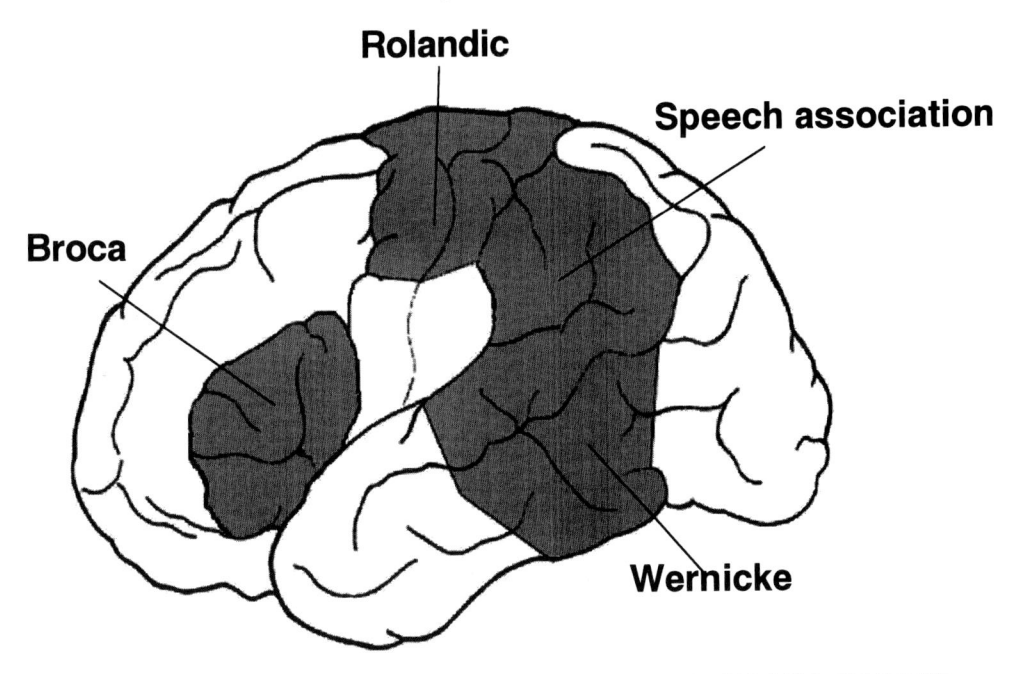

図 8.49 大脳の eloquent cortex と呼ばれる切除不能部位．顔面を除く運動感覚野，運動性言語野（Broca's area），感覚性言語野（Wernicke's area），言語性連合野などが含まれる．これらの部位の焦点に対しては，MST がよい適応となる．

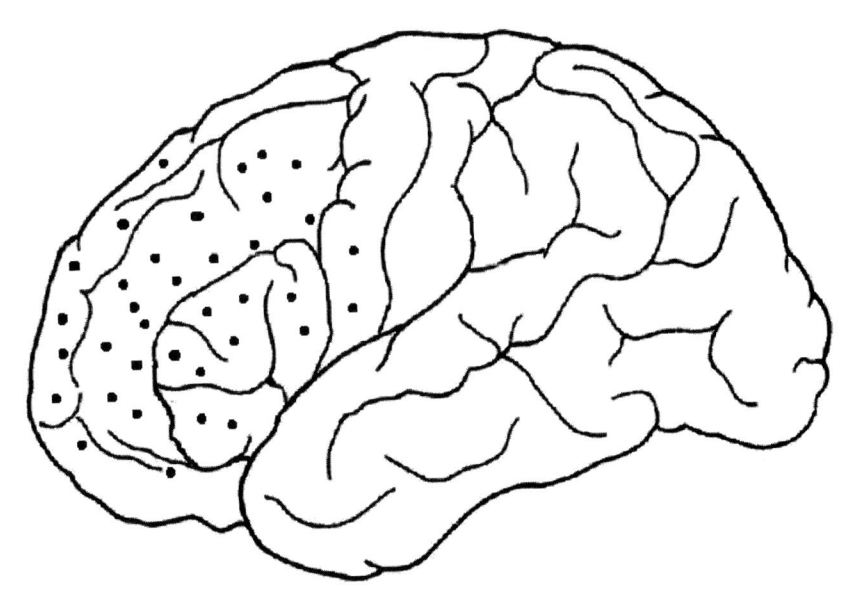

図 8.50 前頭葉外側，または前頭葉から側頭葉の外側広範囲に播種性に分布するてんかん焦点に対しては，不十分な切除よりも広範囲に徹底的に MST を加えるほうが有効である．

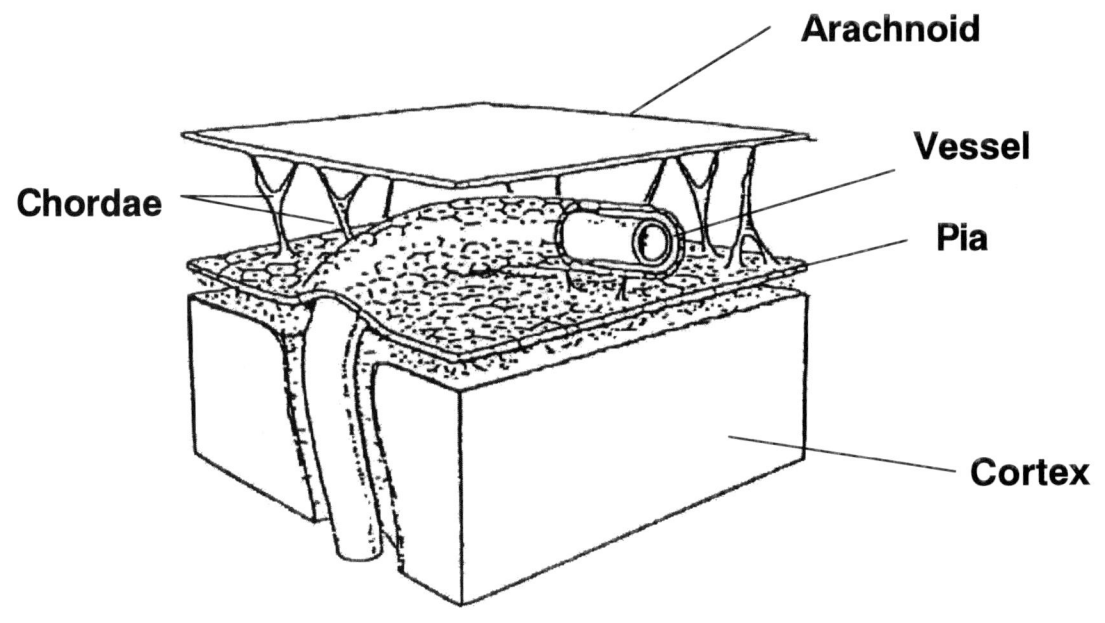

図 8.51 脳表の解剖．くも膜と軟膜の間にくも膜索（chordae）があり，これに脳表の血管が保持されている．MST では，軟膜の下に transector を挿入して，脳表の血管を損傷しないように操作を加える．

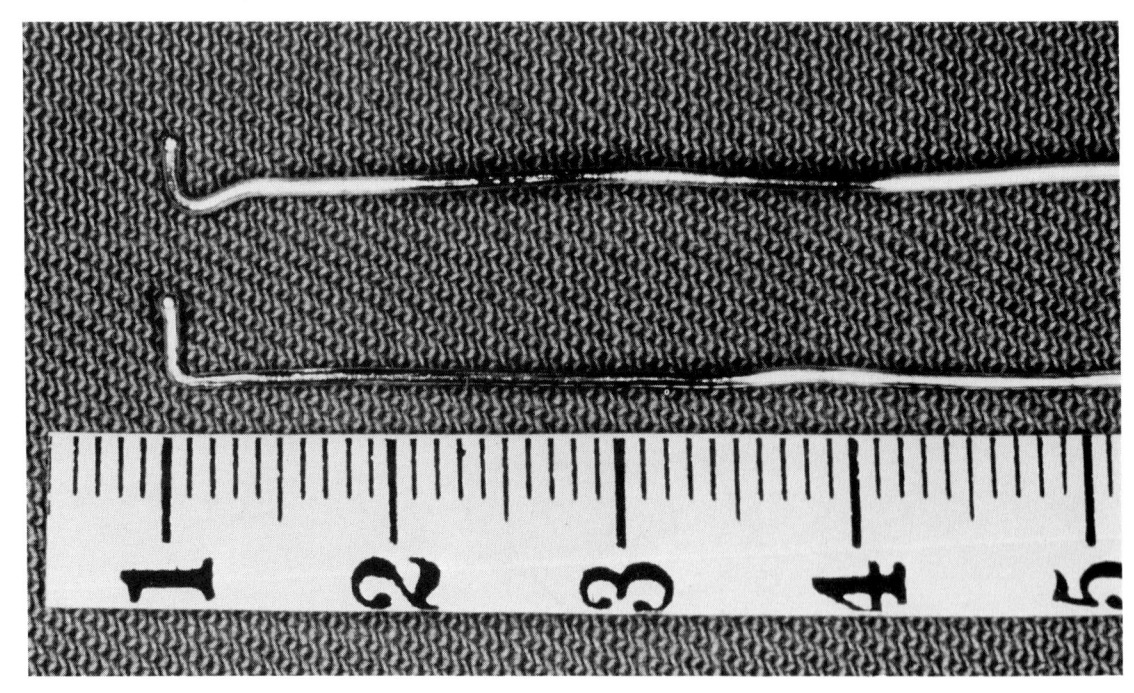

図 8.52 MST に用いる transector．先端部分が 4mm 直角に折れ曲がり，いちばん端は球状になっている．先端部が軽度彎曲したフックは垂直方向の MST に使用する．

8.5 軟膜下皮質多切術

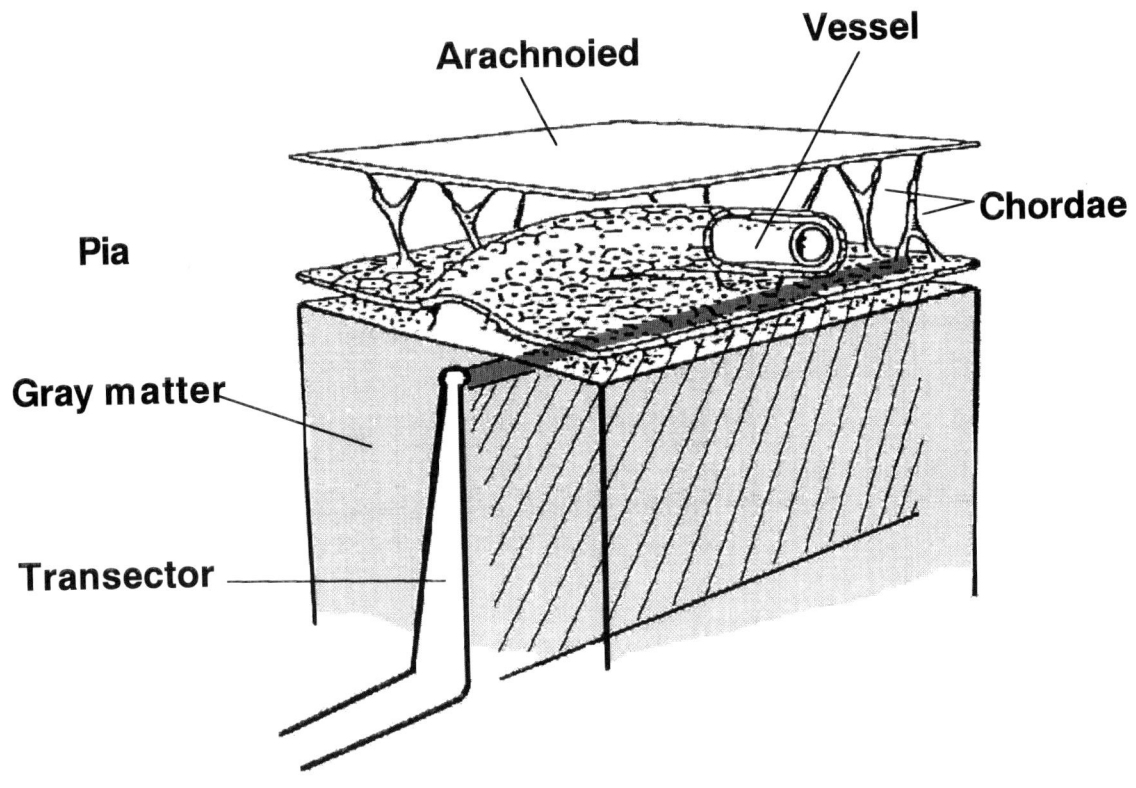

Arachnoied
Vessel
Chordae
Pia
Gray matter
Transector

図 8.53 MST 手技の拡大図. MST フックは軟膜下で灰白質を 4mm の深さで切断する.

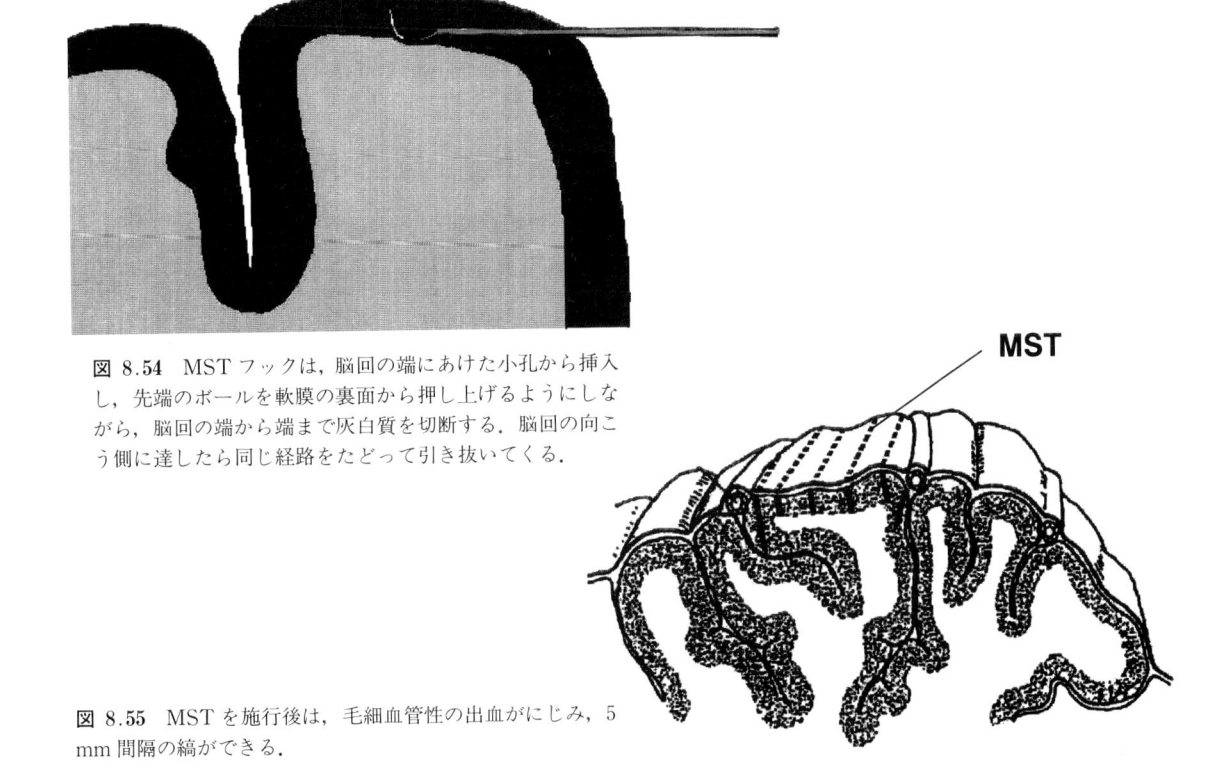

図 8.54 MST フックは,脳回の端にあけた小孔から挿入し,先端のボールを軟膜の裏面から押し上げるようにしながら,脳回の端から端まで灰白質を切断する.脳回の向こう側に達したら同じ経路をたどって引き抜いてくる.

MST

図 8.55 MST を施行後は,毛細血管性の出血がにじみ,5mm 間隔の縞ができる.

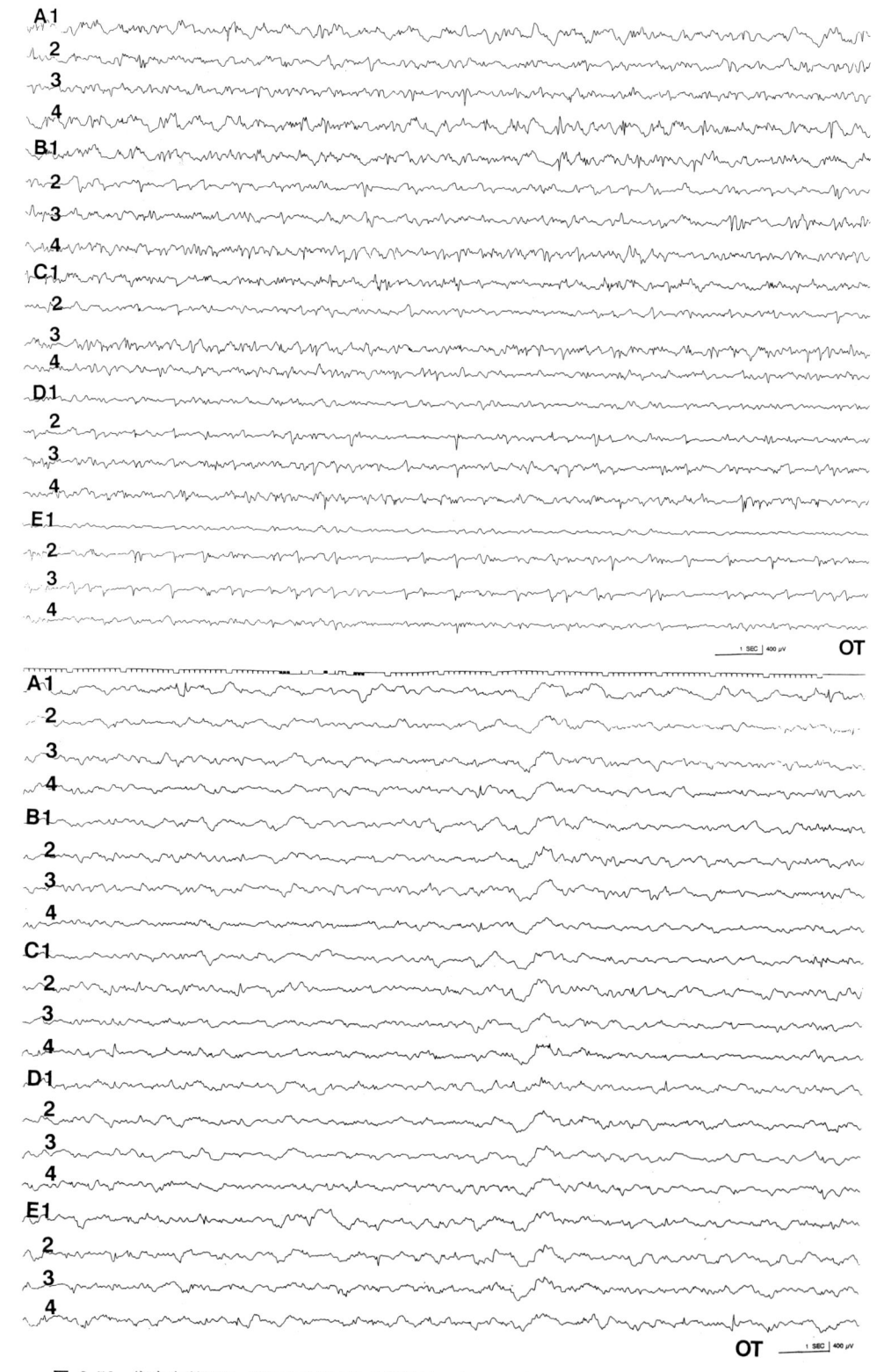

図 8.56 術中皮質脳波．MST 手術では皮質脳波がきわめて重要である．てんかん性異常波がみられる脳回に対して (A)，これがほぼ消失するまで (B) MST を加える．

軽度残存しても，無視してよい．また，てんかん焦点が術野より離れて存在し，そこから伝播したスパイクが出現している場合は，当然のことながらいくらMSTを加えてもてんかん波の消失は期待できない．前頭葉てんかんなどで対側にもてんかん焦点がある場合，しばしばこのような現象が起きるので注意を要する．

(4) 手術効果

さて，このようにきわめて魅力的な外科的治療法と思われるMSTの実際の効果は，切除手術と比較して遜色のないものなのだろうか．MSTの最も多数例の報告であるWhislerの論文（1995）によれば，97例の手術例中4年以上追跡した45例で，MST単独施行13例中75%の患者で90%以上の発作軽減を示し，MSTと切除を組み合わせた32例では84%の患者で同様な効果が得られている．

筆者らは，これまで40例以上の症例において，MSTが重要な役割を果たした手術を施行した．このうち1年以上追跡した36例についてみると，MST単独施行の5例では，発作の消失2例，90%以上の減少2例，不変1例，これに対して切除を組み合わせた30例では，発作消失またはまれな発作20例，90%以上の減少10例，不変1例となっている．焦点の分布や病態自体に相違があるので単純な比較はなかなか難しいが，概してMST単独施行例より，切除と組み合わせた場合のほうが成績がよい傾向がある．しかし，MSTのみで80%に発作の消失または著明な改善が得られていることから，MSTが有効な手術手技であることには異論はないであろう．

一方，MSTがすべての焦点に対して有効か否かの問題がある．われわれの例で，限局性の皮質形成異常に対して，MSTが明らかに無効であった1例を経験している．これは，皮質形成異常では正常の皮質構造が保たれておらず，白質・灰白質の境界が不明瞭な例もあることを考えると，当然の結果かもしれない．また，器質的疾患が存在する場合は核心となる病巣を切除しないでMSTのみを施行するのは無益であろう．

(5) 合併症と問題点

MSTによる合併症であるが，Whislerの97例の報告（1995）では，MST操作に起因すると思われる永久的障害が4例にみられ，その内容は運動，言語機能の悪化，出血性梗塞，脳内血腫などである．われわれも脳内血腫1例，梗塞1例を経験しており，梗塞例は長期にわたって言語障害と右半身不全麻痺が残存した．Sawhneyらは，21例に対してMSTを施行し，永久的神経脱落症状は1例も経験しなかったと報告している（Sawhneyら，1995）．

MSTの手技上の問題点として，垂直方向の脳回に対する処置がある．脳回の灰白質は，脳の断面を見ればわかるように深く垂直方向に延びている．MorrellのMSTの原法（Morrellら，1989a）では，脳表面に露出した灰白質のみが手術の対象となっている．これでは，表面下の灰白質の大部分は未処置のままに終わってしまう．てんかん原性領域が露出した脳表部のみに限定されるという

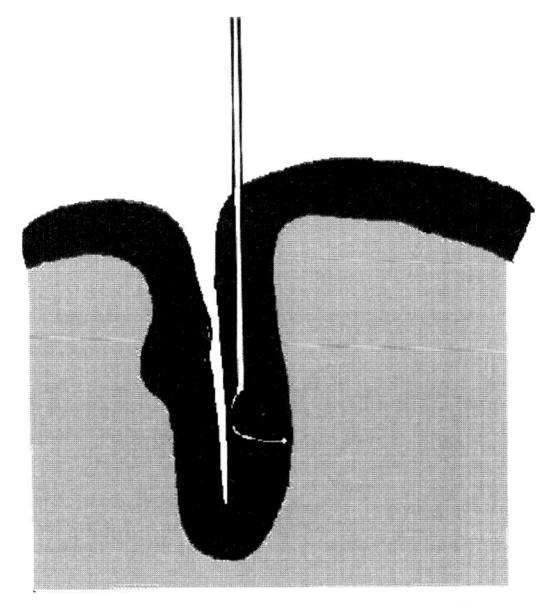

図 8.57 脳回の垂直方向にも当然てんかん原性領域が含まれている可能性がある．てんかん性異常波が消失しにくい場合は，垂直方向の脳回にもMSTを追加することを考慮する．この場合は，フックを逆に向けて，フックの彎曲部が脳溝側を向くように挿入する．まったく触感だけが頼りの操作なので，少しでも抵抗を感じたらそれより先にはフックを進めないことが重要．深部の血管を損傷する危険性がきわめて高い操作である．

事実はないわけであるから，当然不十分な治療といわざるをえない．そこで，われわれはMSTフックの先端を少し弧状に彎曲させ，背の側を脳溝側に向けながら，垂直方向のMSTも必要に応じて追加する試みを始めている（図8.57）．これは水平方向の操作と比較してまったく手探りの操作であるから，きわめて危険性をはらんでいる．少しもフックの先に抵抗を感じたら，それ以上深くフックを進めないようにしないと，血管を損傷し脳出血をきたす．これまでのMSTの報告はすべて表面の水平方向の処置のみであるが，それにもかかわらず相当良好な成績が報告されている．垂直方向のMSTをてんかん原性の強い脳回に対して追加することにより，はたしてより良好な手術成績が得られるかどうかは，今後の臨床経験の集積を待たざるをえない．

文献

Devinsky O, Perrine K, Vazquez B, Luciano D, Dogali M : Multiple subpial transections in the language cortex. *Brain* **117** : 255-265, 1994.

Dogali M, Devinsky O, Luciano D, Pezzine K : Invasive intracranial monitoring, cortical resection and multiple subpial transection for the control of intractable complex partial seizures of cortical onset. *Stereotact Funct Neurosurg* **62** : 222-225, 1994.

Hutchings M, Weller RO : Anatomical relationships of the pia matter to cerebral blood vessels in man. *J Neurosurg* **65** : 316-325, 1986.

Kaufmann WE, Kuarss GL, Uematsu S, Lesser RP : Treatment of epilepsy with multiple subpial transections : an acute histologic analysis in human subjects. *Epilepsia* **37** : 342-352, 1966.

Lehman R, Andermann F, Olivier A, Tandon P, Quesney L, Rasmussen T : Seizures with onset in the sensorimotor face area : clinical patterns and results of surgical treatment in 20 patients. *Epilepsia* **35** : 1117-1124, 1994.

Lüders H, Bustamante A, Zablow L, Goldensohn ES : The independence of closely spaced discrete experimental spike foci. *Neurology* **31** : 846-851, 1981.

Morrell F, Hanbery J : A new surgical technique for the treatment of focal cortical epilepsy. *Electroencephalogr Clin Neurophysiol* **26** : 120, 1969.

Morrell F : Multiple subpial transection for the surgical treatment of focal epilepsy. *Electroencephalogr Clin Neurophysiol* **34** : 714, 1973.

Morrell F, Whisler W : Multiple subpial transection for epilepsy eliminates seizures without destroying the function of the transected zone. *Epilepsia* **23** : 440-441, 1982.

Morrell F, Whisler W, Bleck T : Multiple subpial transection : a new approach to the surgical treatment of focal epilepsy. *J Neurosurg* **70** : 231-239, 1989 a.

Morrell F, Whisler W, Smith M, Pierre-Louis S-C, Schmitt J, Brocken C, Ali A, Cooper M, Andrews R : Landau-Kleffner syndrome : treatment with multiple subpial transection. *Epilepsia* **30** : 693, 1989 b.

中谷裕之, 大西英之, 東保肇, 渡部安晴, 古岡範彦, 山田圭介, 高岡諒, 妹尾誠, 高橋秀和, 唐沢淳, 坂本尚典, 呉原弘吉, 清水希功：器質性病変摘出後の残存焦点に対し multiple subpial transection を行った1例．脳神経 **45** : 277-280, 1993.

Rougier A, Sundstrom L, Claverie B, Saint-Hilaire J-M, Labrecque R, Lurton D, Bouvier G : Multiple subpial transection : report of 7 cases. *Epilepsy Res* **24** : 57-63, 1996.

Sawhney I, Robertson I, Polkey C, Binnie CD, Elwes RDC : Multiple subpial transection : a review of 21 cases. *J Neurol Neurosurg Psychiatry* **58** : 344-349, 1995.

Shimizu H, Suzuki I, Ishijima B, Karasawa S, Sakuma T : Multiple subpial transection (MST) for the control of seizures that originated in unresectable cortical foci. *Jpn J Psychiat Neurol* **45** : 354-356, 1991.

Sperry R : Cerebral regulation of motor coordination in monkeys following multiple transection of sensorimotor cortex. *J Neurophysiol* **10** : 275-294, 1947.

Szentagothai J : The use of degeneration methods in the investigation of short neuronal connections. *Progr Brain Res* **14** : 1-32, 1965.

Whisler W : Multiple subpial transection. *Tech Neurosurg* **1** : 40-44, 1995.

Wyler AR, Wilkus RJ, Rostad SW, Vossler DG : Multiple subpial transections for partial seizures in sensorimotor cortex. *Neurosurgery* **37** : 1122-1128, 1995.

8.6 前頭葉前半部離断術

(1) 解剖と適応

前頭葉前半部は，ブロードマンのマップのおおよそ第9野より前方で，前頭前野（prefrontal）と前頭葉辺縁系（frontal limbic）より構成される（Wieserら，1992）（図8.58）．この部位から起きる主な発作型としては，転倒発作，全身けいれん，複雑部分発作，自律神経発作などがあげられる（Bancaud, Talairach, 1992）．

筆者の経験では，脳梁離断術を必要とするような転倒発作の大半が，前頭葉前半部の広範囲焦点と関連している．また，側頭葉の複雑部分発作とは対照的な前頭葉起始の複雑部分発作は，前頭葉眼窩面や帯状回前部が関連する（Talairachら，1973; Williamsonら，1985; Rougier, Loiseau, 1988; Changら，1991）．したがって，難治性前頭葉てんかんにおいて前頭葉前半部が占める役割は非常に大きいと思われる．ここでは，前頭葉前半部の線維離断（anterior frontal disconnection）による機能的遮断法について述べることにする．

この技法は，いったん修得すれば物理的切除と比較して，操作が容易であるのみならず，確実な手術効果が得られる．前頭葉は側頭葉と比較して，1つの開頭で両側の脳葉を露出できる利点がある．脳波や発作症候から前頭葉前半部焦点が疑われたら，両側を広く開頭し，術中皮質脳波で焦点の分布を確認する．焦点が前頭葉前半部よりさらに後方まで広がるときは，まず前頭葉前半部離断術を施行し，残存焦点に対しては皮質切除やMSTで対処するのが，安全でかつ技術的にも容易である．もし焦点が両側前頭葉前半部に存在するときは，脳梁離断術とてんかん性活動がより活発な側を手術して，術後1年間ぐらい経過を観察し，反対側の追加手術を加えるか検討すればよい．

(2) 手術手技

患者は仰臥位とし，脳梁離断術の体位と同様に，頭部をやや挙上させ，前頭葉前半部がなるべく水平になるようにする．開頭時は頭位をやや低くして空気塞栓を避け，骨，硬膜などを十分に止血したのちに，硬膜切開時に縦転で頭部を高くすると安全である．皮膚切開は両側対称の冠状切開とし，後方はブレグマ（bregma）を少し越え，外側は側頭線（linea temporalis）に及ぶ範囲とする．穿頭は正中線に2つ，外側前後に左右それぞれ2つずつ設ける．外側は側頭線まで確実に骨窓を広げることが大切である（図8.59）．

硬膜を切開したら，手術用顕微鏡を用いて大脳間裂面を剥離し，脳梁表面に達する．脳梁は透明中隔の前端が見えるまで，すなわち前方1/3程度の離断とする．もし患者が複雑部分発作以外に転倒発作や全身けいれんを反復するようであったら，通常の脳梁離断術に準じて後方まで離断範囲を広げる必要がある．

脳梁の前半の離断が終了したら，両側の前頭極から眼窩面に硬膜下電極を挿入し，皮質脳波を記録する（図8.60）．脳梁離断術を先に施行しておくと，焦点の側方性を比較的容易に診断することができる（Talairachら，1992）．この場合，眼窩面の皮質脳波はしばしば大きな徐波を含んでいるので，あくまでもスパイクの多寡により焦点の側方性を決定する必要がある．前頭葉てんかんでは，しばしば両側性焦点も見られるが，この場合はより異常の強いほうの処理を行う．焦点の側方性が決定したら，今度は焦点側で眼窩面，内側面を中心に電極を多数配列して，より正確に焦点の分布を診断する．とくに，内側焦点の後方への広がりを厳密に診断する必要がある．

次に，側脳室前角の開放に移る．まず，脳梁膝の外側で透明中隔板の一部を破って脳室を開放し，ここに向かって脳表よりマンドリンの入った脳室チューブを刺入する．こうすれば，チューブを脳室前角に確実にもっていくことができる（図8.61）．内筒を抜いて脳室チューブのみを残し，このチューブに沿って切断を進め，脳室前角を開放する．前角が開放されたら，外側でテリオン（pterion）を確認し，前角外側端とテリオンを結ぶ皮質切開線を作成する（図8.62）．脳表の最も大きな橋静脈は静脈灌流を確保する意味から温存し，静脈の下にトンネルを掘るようにして皮質切開をお

外側　　　　　　　　　　内側　　　　　　　　　　底面

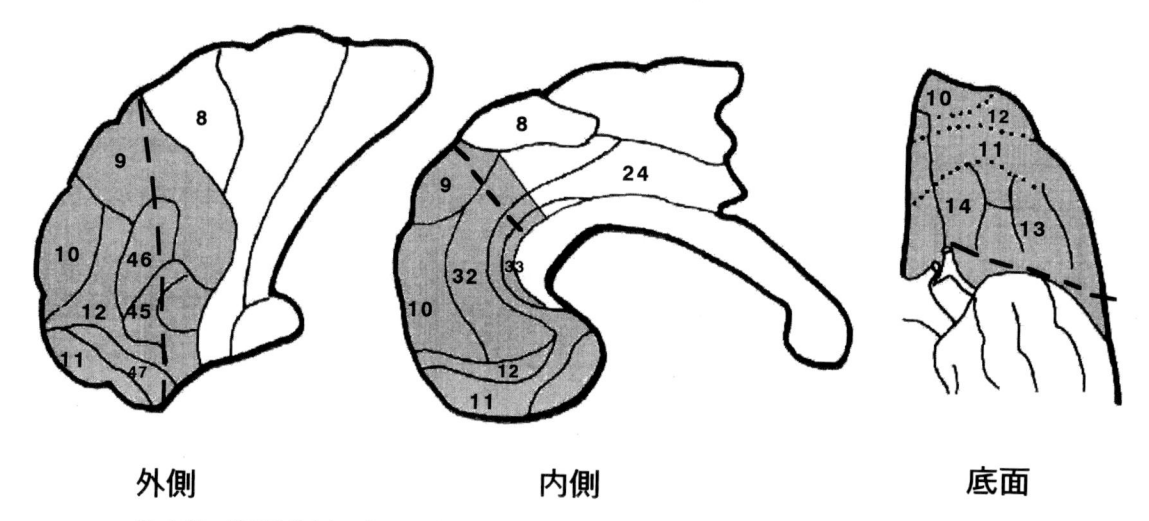

図 8.58 前頭葉前半部の解剖．前頭葉前半部の離断では，ブロードマン脳地図の第9野より前方で，内側はほぼ脳表に垂直，外側はテリオン（pterion）に向けて線維を離断する（破線）（Wieser, 1992 に基づき作図）．

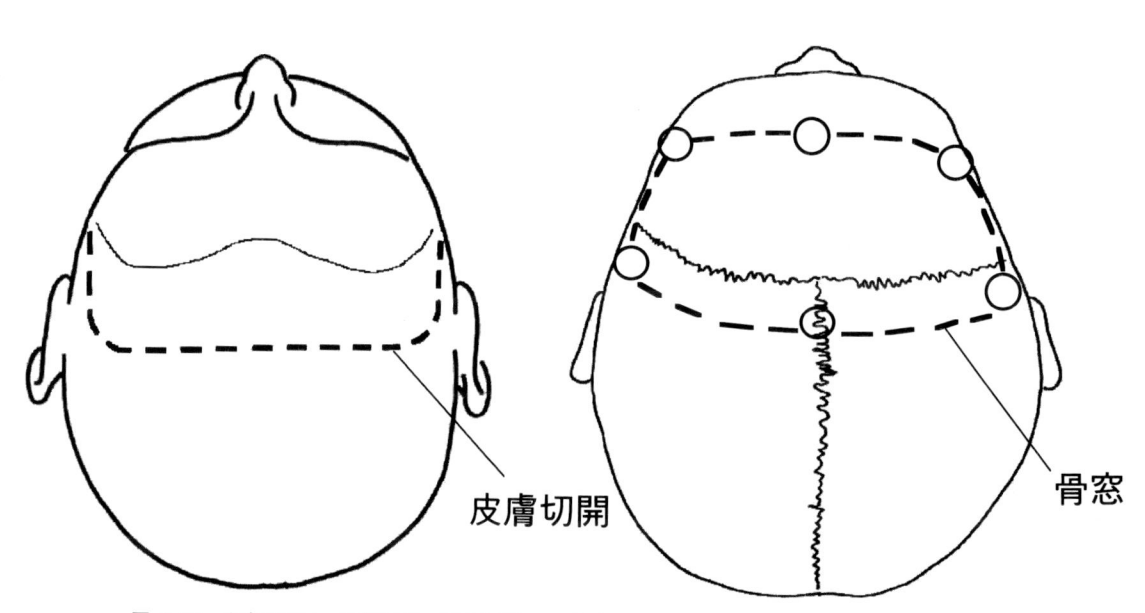

皮膚切開　　　　　　　　　　　　　骨窓

図 8.59 皮膚切開は，両側対称の冠状切開とし（上），骨窓は，後方はブレグマ（bregama）を少し越え，外側は側頭線まで広げる（下）．

8.6 前頭葉前半部離断術

脳梁前 1/3 の離断

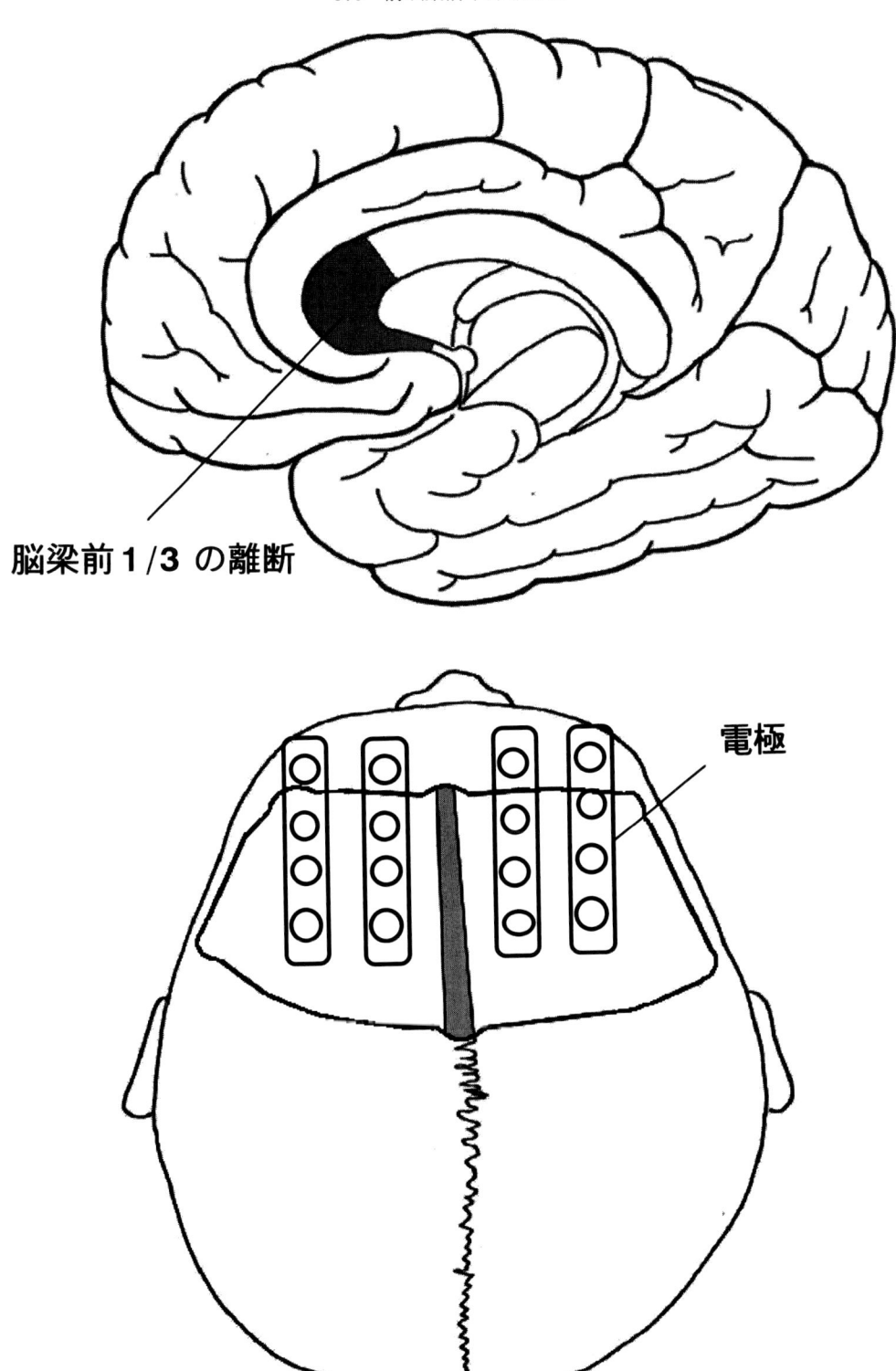

電極

図 8.60 最初に脳梁前 1/3 を離断する(上).その後に両側の前頭極表面から眼窩面にかけて,皮質脳波を記録する(下).脳梁離断を最初に施行することにより,対側への伝播が抑制され,焦点の側方性が正確に診断される.

8. てんかんの手術法

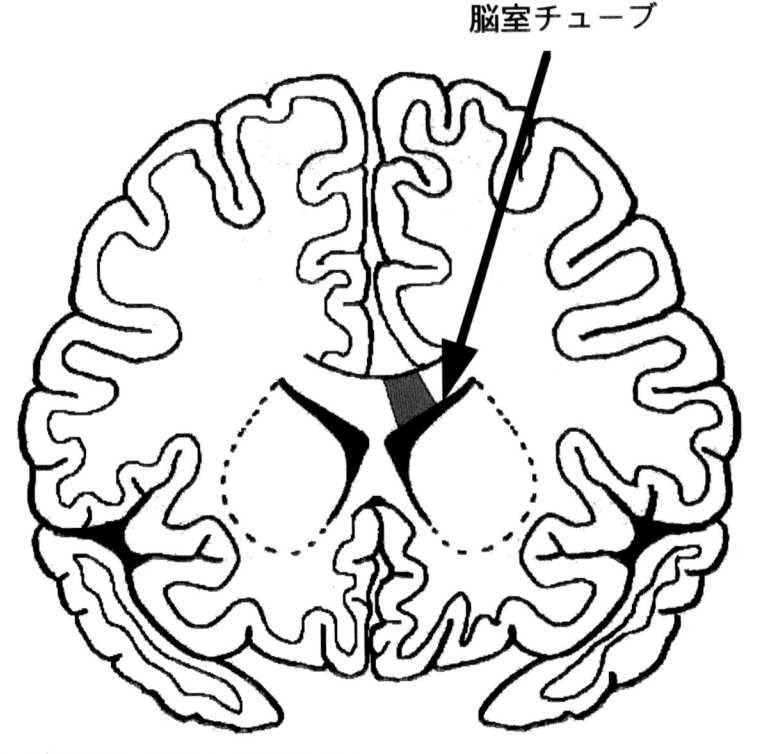

図 8.61 脳梁離断術を施行した大脳間裂面底部で，透明中隔板の先端部を破って脳室前角を開放する．脳表からこの部位に向けてマンドリン入りの脳室チューブを挿入する．このチューブに沿って進入すれば，容易に脳表と脳室を確実に交通させることができる．

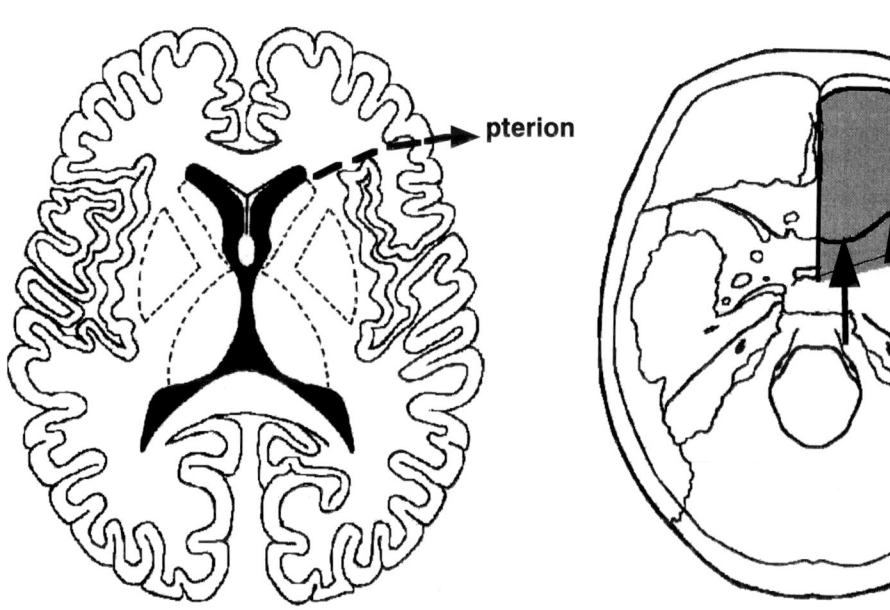

図 8.62 開放された脳室前角外側縁とテリオン (pterion) を結ぶように皮質切開をおく．このとき，大きな橋静脈は温存する．

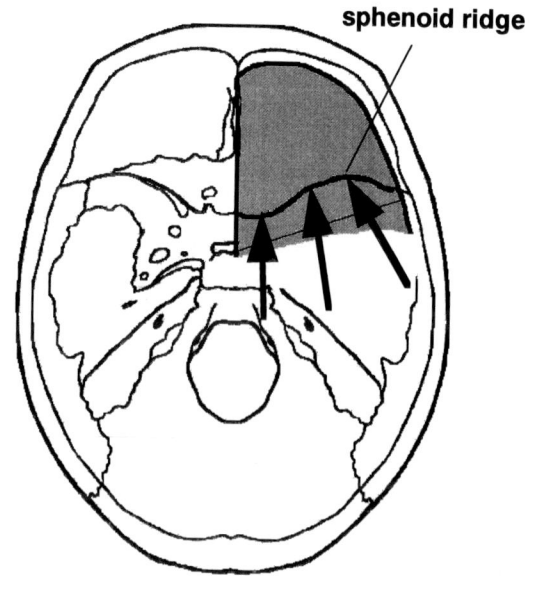

図 8.63 皮質切開線から前下方に向けて，蝶形骨縁 (sphenoid ridge) に突き当たるように白質を切断する．双極凝固ピンセットの先で骨縁を確認しながら，内側に離断を進めていく．底面のくも膜は止血するだけで切断する必要はない．

8.6 前頭葉前半部離断術

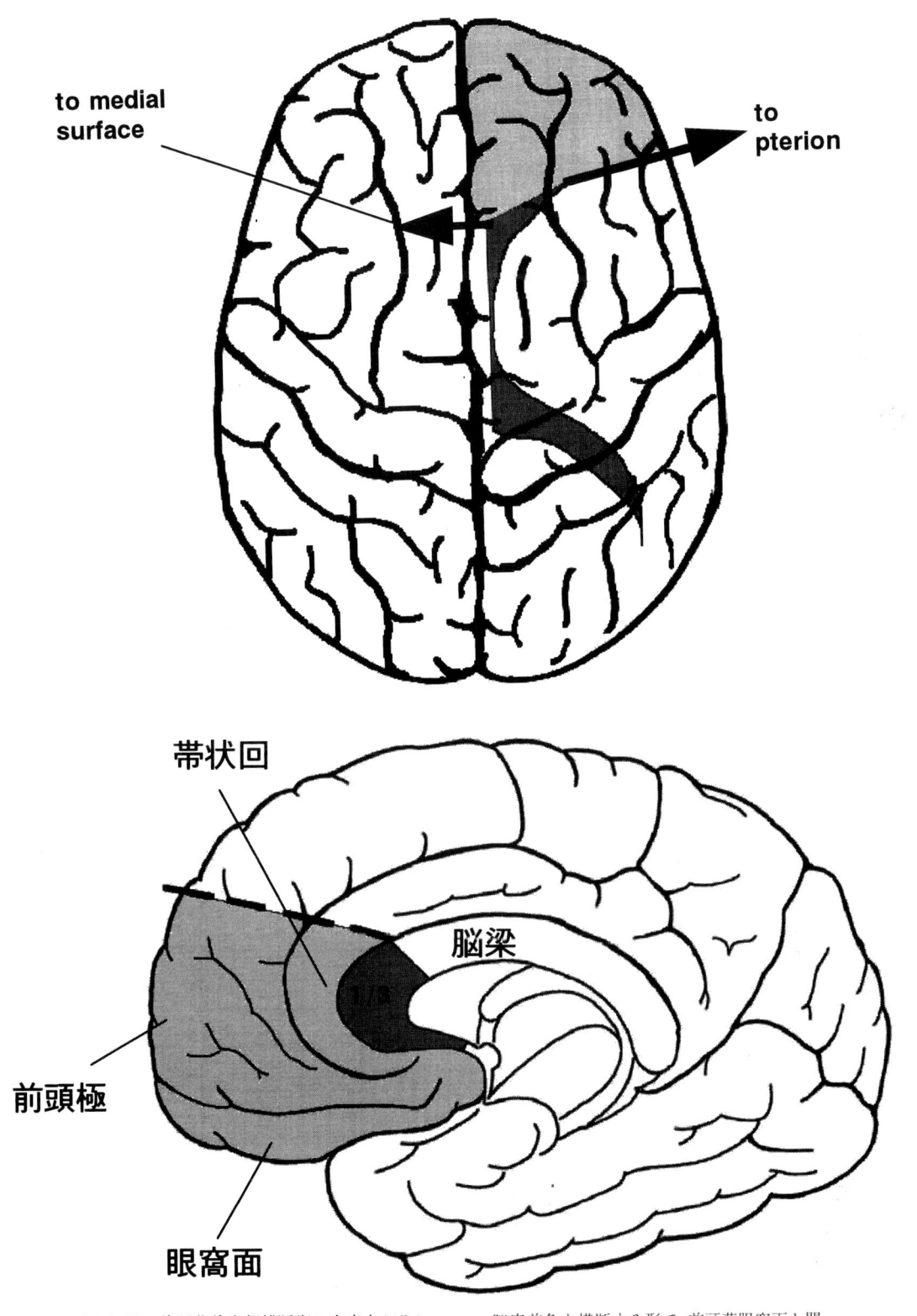

図 8.64 前頭葉前半部離断術の出来上がりシェーマ. 脳室前角を横断する形で, 前頭葉眼窩面と間裂面が離断される.

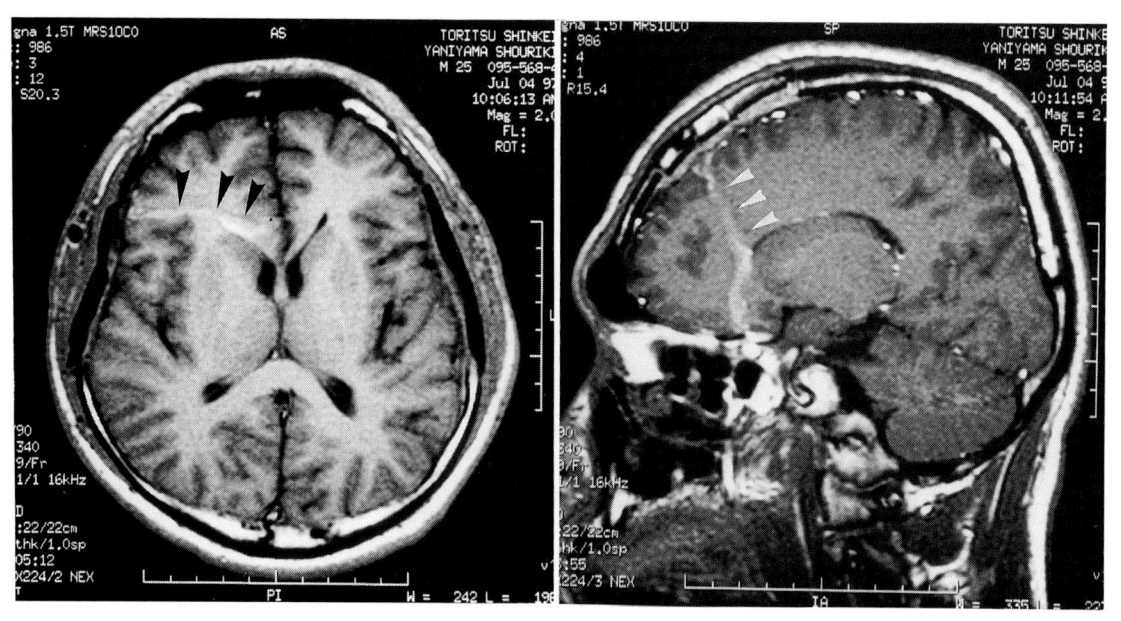

図 8.65 前頭葉前半部離断術2週間後のMRI T_1 強調像水平断像（上）と矢状断像（下）．前頭葉前半部の離断面（矢尻印）が高信号域として明瞭に描出されている．

く．
　この皮質切開線から，前下方の蝶形骨縁に向けて白質を切断していく（図8.63）．表面から深部に向かう切断面は必ず蝶形骨縁で終わるように，双極凝固ピンセットの先端で骨縁を触れながら操作を進めていく．切断面の底面のくも膜は，止血するだけで切断する必要はない．大きな出血は電気凝固し，毛細血管性の出血はサージセルを当てておけば自然に止血される．操作が内側に及んだら，脳室底を横断して蝶形骨縁に沿いながら剥離を進めていく．切断が正中近くに達すると，嗅神経と直回が確認できる．内側はここまで切断すれば十分である．
　次に，間裂面に沿った切離を行う．脳室前角から後方に向けて，先に皮質脳波で確認した内側焦点の後端まで，正中線と平行に後方に切断を進め，焦点の後端で内側のくも膜が確認されるまで確実に白質を切断する．このとき，内側の前大脳動脈の分枝を損傷しないように注意する．以上の操作で，前頭前野は完全に機能的に分離される（図8.64）．
　最後に，離断面より後方の脳表と大脳間裂面から皮質脳波を記録する．てんかん性異常波の残存

を認めるようであったら，内側の間裂面は切除，脳表は異常波の範囲と強さに応じて，皮質切除やMSTで対応する．このようにして，前頭葉底面，内側，表面のてんかん性活動を可及的に取り除くことが，術後の良好な発作抑制につながる．
　この手術法は，広範囲の病巣を確実に処理できるのみならず，脳血流は温存されるので，脳組織は生きたままで残存する．組織を摘出して大きな空洞を残すよりも，線維離断にとどめて分離された脳組織を残すほうが，手術操作が簡単であるのみならず，止血も確実であり，術後の硬膜下腔の髄液貯留などの髄液循環の問題も生じにくい．手術直後にCTやMRIを撮影すれば，離断線と離断された範囲が明瞭に確認できる（図8.65）．
　前頭葉全体を切除する場合（前頭葉切除術，frontal lobectomy）は，前中心溝の前から，灰白質をそぐように眼窩面に達する．外側は，非優位半球ではシルヴィウス裂まで，優位半球では前頭弁蓋の1cm上方までにとどめ，前頭葉の言語野を温存する．内側は，帯状回まで切除する（Rasmussen, 1987）．極端に一側の前頭葉が萎縮して，一側前頭葉全体がてんかん病巣に陥っている場合は前頭葉切除の適応になるが，萎縮が少なく，播種性に焦

点が分散している場合は，前頭葉前半部離断を後方に広げ，残りの部分は皮質切除，MST などで対処するほうが操作が簡単であるし，安全性も高い．

文 献

Bancaud J, Talairach J : Clinical semiology of frontal lobe seizures. In : Advances in Neurology (Chauvel P, Delgado-Escueta A, Halgren E, Bancaud J, ed), Raven Press, New York, 1992, pp 3-58.

Chang C-N, Ojemann L, Ojemann G, Lettich E : Seizures of fronto-orbital origin : a proven case. *Epilepsia* 32 : 487-491, 1991.

Rasmussen T : Commentary : extratemporal cortical excisions and hemispherectomy. In : Surgical Treatment of the Epilepsies (Engel J Jr, ed), Raven Press, New York, 1987, pp 417-424.

Rougier A, Loiseau P : Orbital frontal epielpsy : a case report. *J Neurol Neurosurg Psychiatry* 51 : 146-157, 1988.

Talairach J, Bancaud J, Geier S, Bordas-Ferrer M, Szikla G, Rusu M : The cingulate gyrus and human behaviour. *Electroencephalogr Clin Neurophysiol* 34 : 45-52, 1973.

Talairach J, Bancaud J, Bonis A, Szikla G, Trottier S, Vignal J, Chauvel P, Munari C, Chodkievicz J : Surgical therapy for frontal epilepsies. In : Advances in Neurology (Chauvel P, Delgado-Escueta A, Halgre E, Bancaud J, ed), Raven Press, New York, 1992, pp 707-732.

Wieser H, Swartz B, Delgado-Escueta A, Bancaud J, Wallsh G, Maldonado H, Saint-Hilaire J : Differentiating frontal lobe seizures from temporal lobe seizures. In : Advances in Neurology (Chauvel P, Delgao-Escueta A, Halgren E, Bancaud J, ed), Raven Press, New York, 1992, pp 267-285.

Williamson P, Spencer D, Spencer S, Novelly R, Mattson R : Complex partial seizures of frontal lobe origin. *Ann Neurol* 18 : 497-504, 1985.

8.7 後頭葉離断術

(1) 概論と適応

一側後頭葉が広範囲にてんかん焦点に含まれており，かつ半側の視野障害が存在するときは，後頭葉切除術（occipital disconnection）の適応となる．焦点が後頭葉に広範囲に分散しているが，視野障害が存在しないときは，原則として後頭葉切除術の適応にはならない．皮質切除と MST をうまく組み合わせて，視野障害を生じないようにてんかん病巣の処理を試みるべきであろう．また，優位半球側においては，側頭葉，頭頂葉の言語野に障害をきたさないように，注意深い操作が要求される（Rasmussen, 1987）．

後頭葉切除術において重要なことは，前方の側頭葉，頭頂葉との境界領域における正確な焦点分布の診断である．後頭葉の焦点は頭皮脳波での診断はしばしば不正確で，ときには誤った判断に導かれることもある（Williamson, Spencer, 1986；Sveinbjornsdottir, Duncan, 1993）．実際に，頭蓋内電極もしくは術中皮質脳波で検索すると予想以上に広範囲に焦点が分布していることが多い．Salanova ら（1992）の報告では，切除前の皮質脳波で焦点が後頭葉に限局していたのは 34 例中 13 例（39％）に過ぎなかった．したがって，後頭葉てんかんの手術においては，頭頂葉，側頭葉を含めた前方の境界を正確に診断することが最も重要である．

後頭葉焦点の前方への広がりを正確に診断するために，筆者は患者を側臥位とし，後頭葉そのものよりも，後頭葉の前半部，側頭葉の後端，頭頂葉の下方を中心に開頭し，皮質脳波で焦点の前縁を決定したのち，それより後方を線維離断して機能的に遮断する方法をとっている．こうすれば，広範囲焦点を確実に処理できるのみならず，手術侵襲も少なくてすむ利点がある．

(2) 手術手技

患者は側臥位とし，頭位は水平よりやや顔面を下方に向けて，後頭部を見やすくする．皮膚切開は耳介の後上方におく．後頭葉は前縁が露出されれば十分なので，皮膚切開は後方にそれほど広げる必要はない．むしろ側頭葉後端，頭頂葉の下端を十分に露出するように骨窓を作成する．骨窓の上縁は，側頭線を少し越える程度で足りる（図8.66）．

硬膜を切開後，皮質脳波を記録し，焦点の前縁を決定する（図8.67）．焦点の前縁はスケッチしたのち，糸でマークをつけておく．焦点の前縁に沿って皮質切開をおき，後頭葉を輪切りにするように白質を切断していく．切断面が側脳室三角部より後方の場合は，脳の底面と内側面は硬膜で囲まれているので，手術操作は比較的容易である．硬膜面が見えてきたら，くも膜を残しながら底面と内側面の離断を行う．内側面では，後大脳動脈を損傷しないように注意する（図8.68）．

焦点が前方に延びていると，側脳室の三角部が開放される．この場合は，内側で脳梁膨大部を切断して，対側脳からも完全に離断する必要がある（図8.69）．

(3) 手術効果

後頭葉焦点は一般に広範囲に分散しているので，後頭葉切除ではなく，皮質切除や MST の組み合わせにより，個々の焦点を処理した場合，あまり良好な手術結果は期待しがたい．とくに，焦点が内側の視覚領や底面深くに及んでいる場合は，十分な処理を行うことは困難である．また，外側表面の処理だけで，切除が深部の視放線までに及んでいなくても，循環障害などから，術後に視野障害をきたすことも少なくない．

これに対して，すでに半盲が存在し後頭葉切除が可能な例は，かなり良好な手術結果が期待できる．この場合重要なことは，術中皮質脳波を反復して，前方に広がる焦点を取り残さないことである．そのためには，ここで示した手術法のように，後頭葉そのものを露出するのではなく，焦点の境界領域を中心に脳表を露出して，後頭葉全体の焦点を離断する方法が優れている．離断部位よりさらに前方に焦点が残存する場合は，皮質切除やMSTを適宜追加すればよい．

8.7 後頭葉離断術

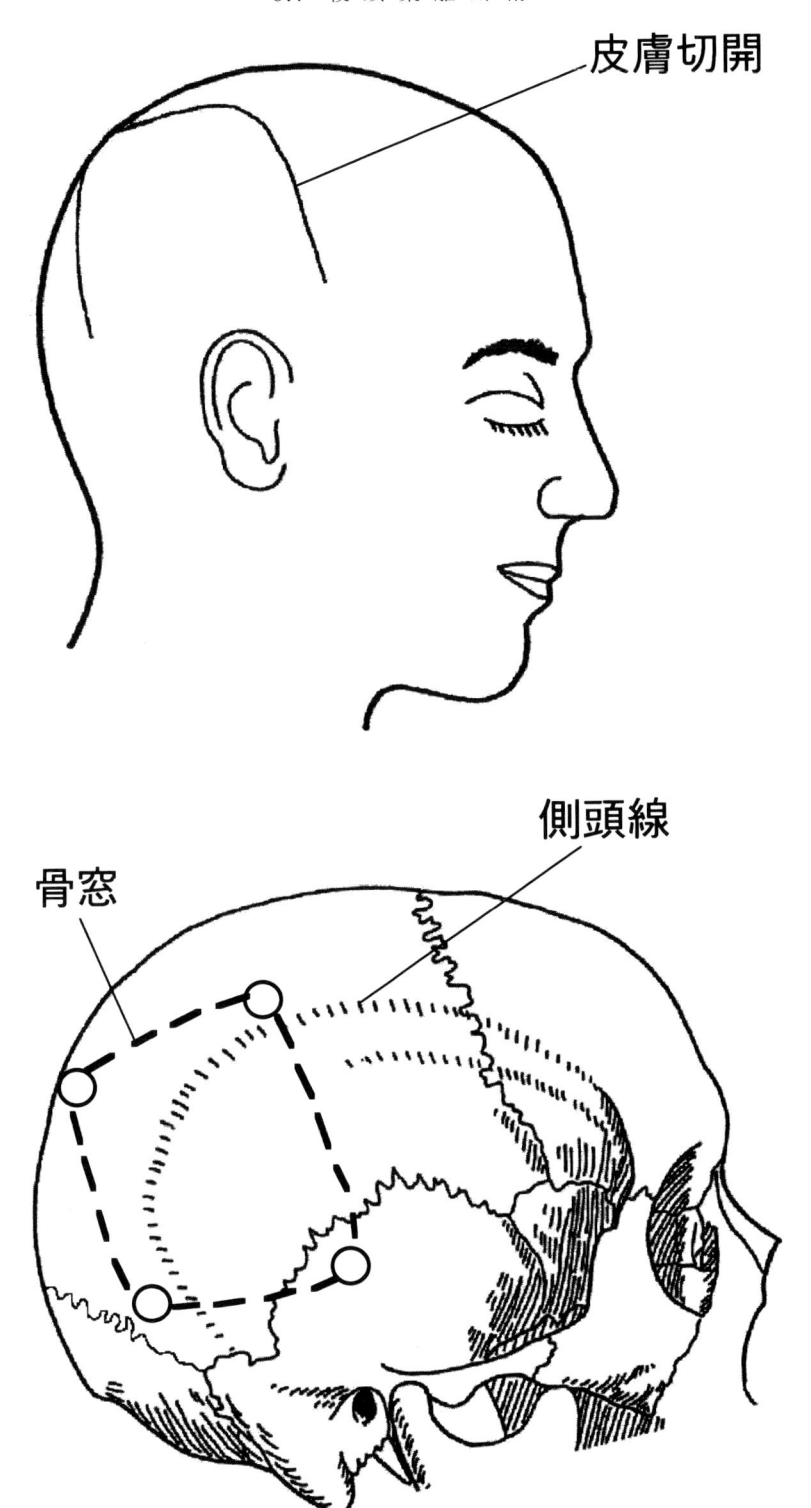

皮膚切開

骨窓　　　　　**側頭線**

図 8.66 皮膚切開は後頭葉の直上ではなく，後頭葉，頭頂葉，側頭葉の境界を中心にデザインする（上）．骨窓は，上方は側頭線のやや上方まで，後方は後頭葉の前半部，前方は側頭葉の後端からシルヴィウス裂の一部が見えるまで，下方はなるべく底面まで広げる（下）．

126   8. てんかんの手術法

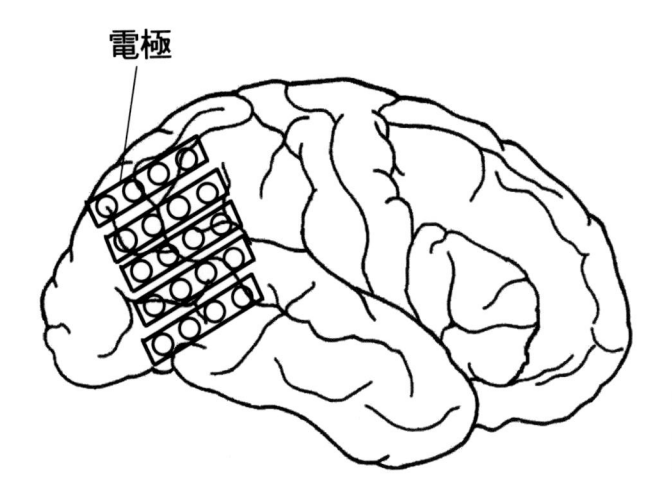

図 8.67 硬膜を切開後,焦点の前方の境界を決定するために皮質脳波を決定する.境界先が決まったら,糸でマークをつける.

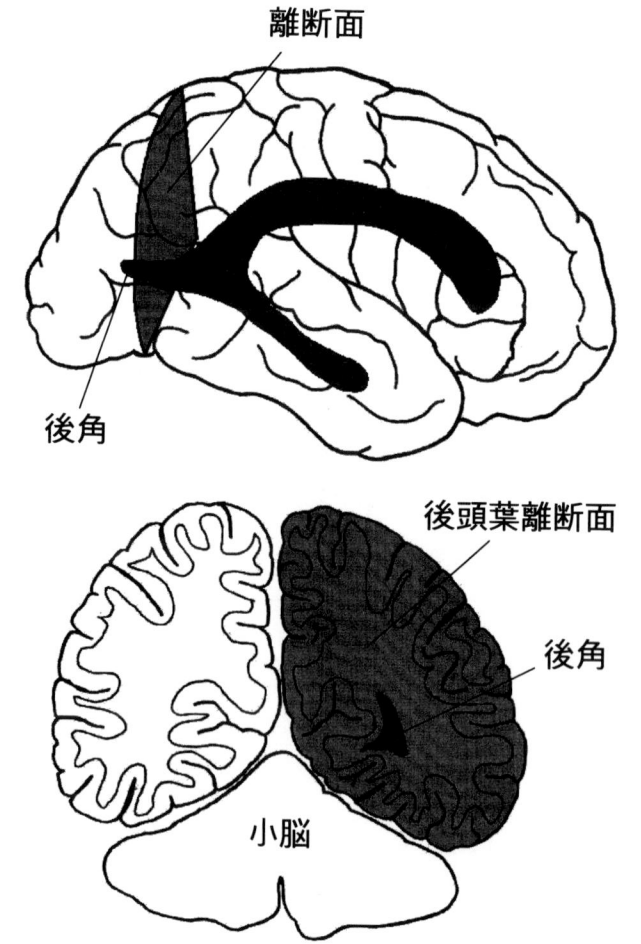

図 8.68 焦点の前縁が側脳室後角を横切るときは,操作は比較的簡単である.このレベルでは,大脳の底面と内側は硬膜で完全に覆われているので,底面と内側面のくも膜が出現するまで脳実質を切断する.内側面では,後大脳動脈を損傷しないように注意する.

8.7 後頭葉離断術

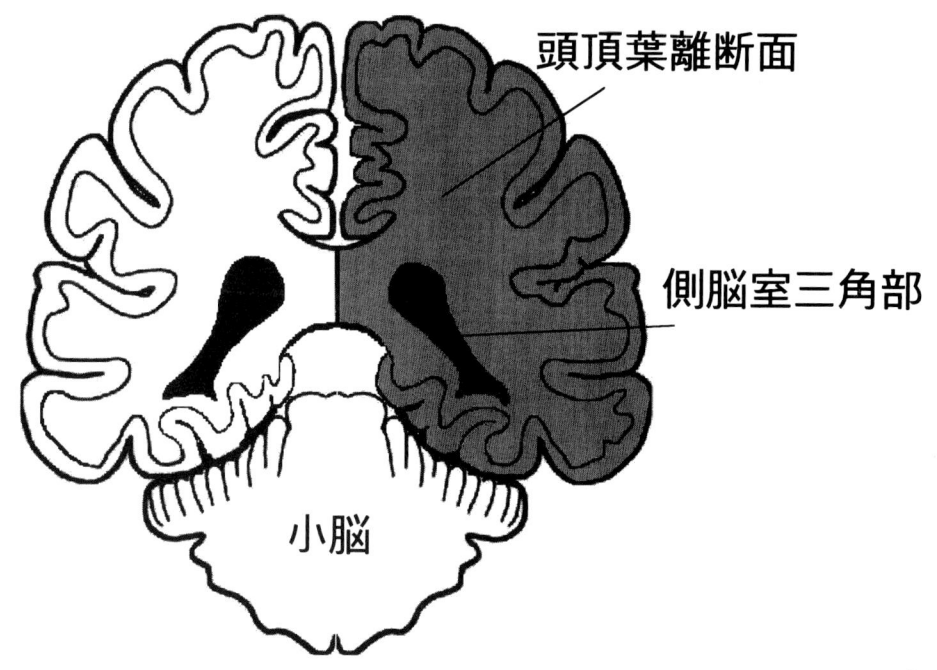

図 8.69 切断面が側脳室三角部に及ぶときは，外側と底面を切断したのち，内側は脳梁膨大部を切断する．

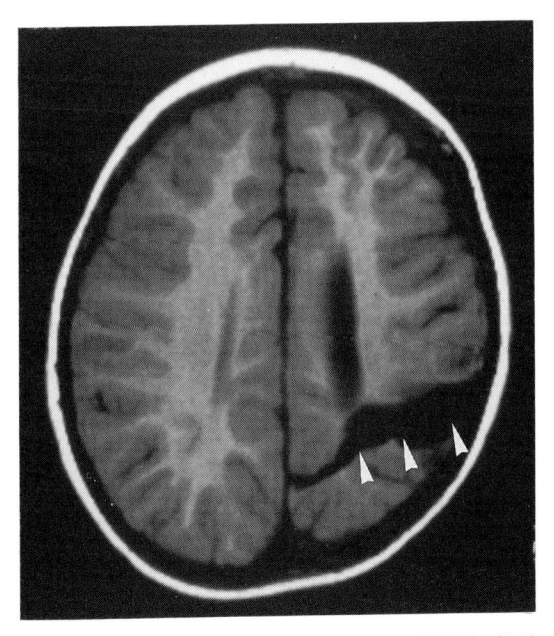

図 8.70 手術後1年以上経過した MRI T_1 強調像．離断面（矢尻印）が拡大し，分離された後頭葉は，生きた組織として温存されている．

術後の MRI では，離断部分より後方は生きた組織として残存する（図 8.70）．また，頭皮脳波でもてんかん性活動が残存することがあるが，対側や前方に伝播することはない．

文献

Rasmussen T : Commentary : extratemporal cortical excisions and hemispherectomy. In : Surgical Treatment of the Epilepsies (Engel J Jr, ed), Raven Press, New York, 1987, pp 417-424.

Salanova V, Andermann F, Olivier A, Rasmussen T, Quesney F : Occipital lobe epilepsy : electroclinical manifestations, electrocorticography, cortical stimulaiton and outcome in 42 patietns treated between 1930 and 1991. *Brain* 115 : 1655-1680, 1992.

Sveinbjornsdottir S, Duncan J : Parietal and occipital lobe epilepsy : a review. *Epilepsia* 34 : 493-521, 1993.

Williamson P, Spencer S : Clinical and EEG features of complex partial seizures of extratemporal origin. *Epilepsia* 27 (Suppl 2) : S 46-S 63, 1986.

8.8 運動野と補足運動野の手術

（1）概論

運動野と補足運動野の手術において重要なことは2つある．1つは，手術時の機能的部位の同定である．運動野の機能としては，ペンフィールドの運動野と感覚野の侏儒（sensory and motor homunculus）(Penfield, Jasper, 1954)（図8.71）が有名であるが，これはPenfieldが局所麻酔下に開頭して，手術中に電気刺激を反復して得られた貴重な臨床データから作られたものである．現在でも，大脳の機能マッピングの目的で，局所麻酔下にてんかん外科を施行しているセンターもあるが，多大な外科医の忍耐と患者の協力が必要なことはいうまでもない．

これに代わる運動野の同定法としては，現在3つの方法がある．1つは，硬膜下グリッド電極を埋め込みベッドサイドで電気刺激を反復する方法で，extraoperative cortical functional mapping (Lesserら，1987)と称される．術中の検索としては，正中神経刺激による感覚誘発電位（sensory evoked potential, SEP）の記録が手軽に短時間に施行できるので，現在最も普及している（Woodら，1988）．Suzukiら（1990）は，術中に電気刺激をして，反応筋電図の閾値を測定することから中心溝を同定する方法を報告している．これはきわめて正確な方法であるが，ある程度の生理学的知識と操作に対する習熟が要求される．

運動野とその近傍の手術においてもう1つ重要な点は，切除可能な部位の判断である．一般に運動野では，顔面の領域は感覚野も含めて切除可能である（Rasmussen, 1987; Lehmanら，1994）．しかし，運動野の中央を占めている手の領域を損傷すると，指の運動が完全に障害される．また，手首の運動も不可能となる．運動野の上部から大脳間裂面にかけては，肩から下肢の運動をつかさどっている．この部位の損傷では完全な麻痺は生じないが，肩は水平より上方の挙上は不可能となり，足は引きずって歩くようになる．

運動野の直前で，帯状回より上の間裂面から一部 area 6 の表面に及ぶ領域は補足運動野（supplementary motor area）と呼ばれる（図8.72）．この部分が刺激されると言語や運動の停止などの抑制的な発作（Penfield, Welch, 1951; Lüdersら，1988）のほかに，四肢の強直性体位（tonic posturing of the extremities）などがみられる．意識は一般に保たれるが，2次性全般化に伴って向反発作となり意識を消失に至る（Morrisら，1988; Bassら，1995）．

この補足運動野は運動野と単シナプスの密接な連絡を構成しているが（Baumgartnerら，1996），切除しても，一時的に筋緊張の増大，寡動寡言，強制把握などが出現するのみで，たいがいは1カ月以内に回復する（Wieserら，1992）．しかし，補足運動野の処理に当たっては，運動野の循環障害をきたさないように慎重な操作が必要である．また間裂面では，しばしば運動野の下肢の領域が前方に傾斜していることがあるので，補足運動野の内側切除の角度は前方に45度ぐらい傾けたほうが安全である（Rasmussen, 1987）．

（2）手術手技

運動・感覚野を十分に露出するには，かなり後方まで開頭をする必要があるので，体位は側臥位が適している．側臥位にして頭頂を少し挙上すると良好な視野が得られる．操作が正中線近くに及ぶときは，腹臥位として前頭を挙上する必要がある．あらかじめ，術野と対側の手首に刺激電極を巻き，正中神経刺激による誘発電位が記録できるように準備をしておく．

運動野の焦点を中心に広く開頭する．硬膜を切開後，脳表の形態をよく観察し，中心溝と思われる部位を中心に帯状電極を乗せ，SEPを記録する．SEPは，0.5 msecのパルス幅で，刺激頻度は0.4〜2/sec，中等度の母指の屈曲が起きる強さの電気刺激を与える．帯状電極は中心溝に対して，約70度の角度をなす前上がりの傾斜をつけると，中心溝より後方でN 20-P 30，中心溝より前方でP 20-N 30の鏡像をなすきれいな波形が得られる（Woodら，1988）（図8.73）．

中心溝が同定できたら，皮質脳波を記録する．

8.8 運動野と補足運動野の手術

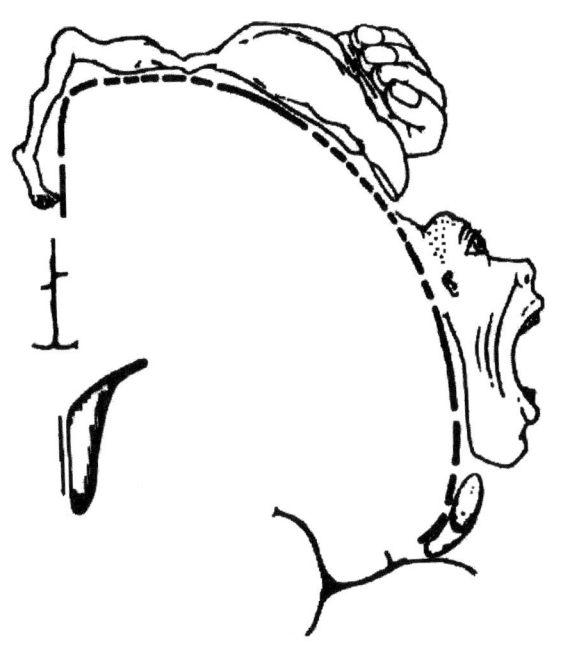

図 8.71 Penfield により作られた運動野の支配領域を示した homunculus（こびと）．

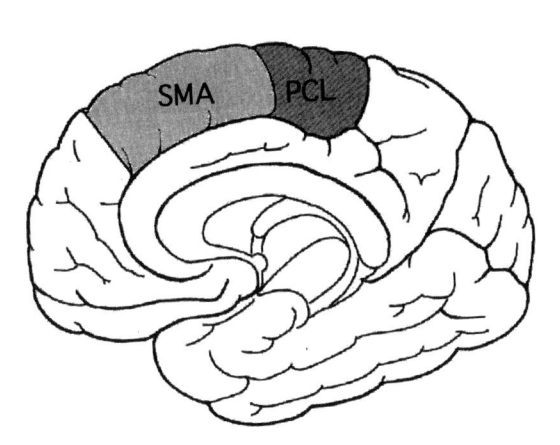

図 8.72 運動野と補足運動野の関係．補足運動野（supplementary motor aea, SMA）は，運動野の直前の大脳間裂面で，帯状回より上方を占める．正中から，一部 area 6 の外側に及んでいる．
SMA : supplementary motor area, PCL : paracentral lobule.

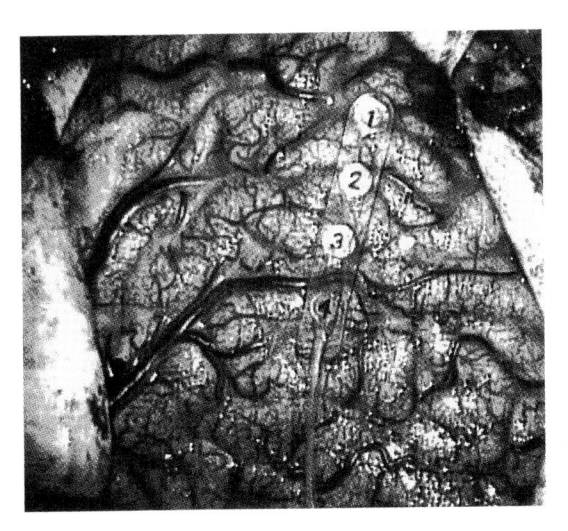

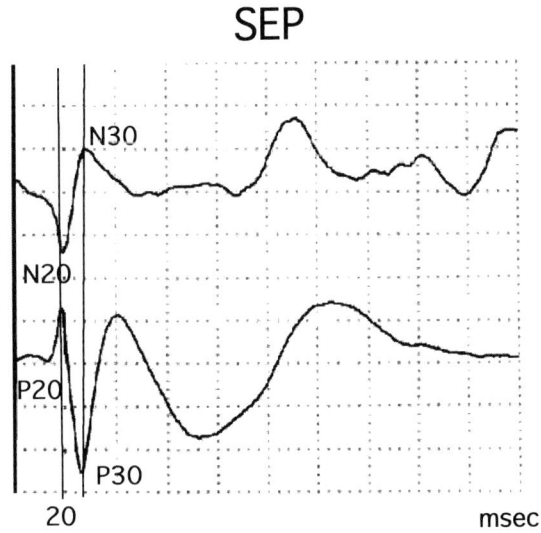

図 8.73 正中神経刺激による感覚誘発電位（SEP）による中心溝の同定．中心溝をはさんだ前後で，N 20-P 30（20 msec に出現する陰性波と 30 msec に出現する陽性波）と P 20-N 30（20 msec に出現する陽性波と 30 msec に出現する陰性波）が，鏡像を形成する．電極は中心溝に対して 70 度の角度で前方が上方に傾斜したほうが，きれいな鏡像が得られる．

一般に運動野では比較的小さなスパイクでもてんかん発作につながるので，脳のほかの部位の焦点よりは，厳格に異常波を同定する必要がある．そのためには，脳波計の感度を通常の2倍にあげたり，てんかん波の賦活をはかったりなどの工夫が必要なこともある．焦点部位が同定できたら，その範囲をスケッチし糸で囲むのは，通常通りである．

局所麻酔下に厳密に電気刺激をしない限りは，顔面の領域と母指の領域の境界を正確に同定するのは困難であるが，だいたいの目安として，シルヴィウス裂から3cm上方ぐらいまでは顔面の領域として安全に切除できる．それより上方は，皮質切除に代えて，MSTを用いるのが安全である．焦点に対する処理が終了したら再び皮質脳波を反復し，遺残焦点を残さないように十分注意する．

(3) 手術効果

運動野の焦点は完全に処理しないと発作が残存する危険性がある．とくに，画像上明確な器質的病変を伴っておらず，頭蓋内電極や皮質脳波を頼りに焦点の処理をする場合は，不十分な処置に終わらないように十分肝に銘じておく必要がある．しかし，運動野に広範囲に分散した焦点でも，丹念にMSTを加えると予想以上に良好な結果が期待できる場合もある．いずれにせよ，運動野は切除に大幅な制限があるのみならず，下肢の領域は橋静脈で防御された大脳間裂面にあるので，外科的治療が最も困難な部位の1つである．

運動野の場合，しばしば持続性部分てんかん(epilepsia partialis continua)をきたすことが知られている (Kojewnikow, 1895)．剖検例によれば，持続性部分てんかんは，大部分が運動野かその近傍を含んでおり，顔面や四肢の筋肉がとくに侵されやすい (Thomasら，1977)．原因としては，脳梗塞などのほかには，ラスムッセン脳炎 (Rasmussenら，1958)や皮質形成異常が原因となることが多い (Andermann, 1992; Fuscoら, 1992; Desbienら, 1993; Kuzniecky, Powers, 1993)．これまでの報告やわれわれの経験では，ラスムッセン脳炎も皮質形成異常も，MSTに反応する場合と反応しない場合があり (Sawhnyeら，1995)，対処に苦渋することも少なくない．いずれにせよ，運動野の焦点に対しては，わずかな焦点の取り残しもないように，用意周到な対策と手術操作が要求される．

文 献

Andermann F : Epilepsia partialis continua and other seizures arising from the precentral gyrus : high incidence in patients with Rasmussen syndrome and neuronal migration disorders. *Brain Dev* **14** : 338-339, 1992.

Bass N, Wyllie E, Comair Y, Cotagal P, Ruggieri P, Holthausen H : Supplementary sensorimotor area seizures in children and adolescents. *J Pediatr* **126** : 537-544, 1995.

Baumgartner C, Flint R, Tuxhorn I, Van Ness P, Kosalko J, Olbrich A, Almer G, Novak K, Lüders H : Supplementary motor area seizures : propagation pathways as studied with invasive recordings. *Neurology* **46** : 508-514, 1996.

Desbien R, Berkovic S, Dubeau F, Andermann F, Laxer K, Harvey S, Leproux F, Melanson D, Robitaille Y, Kalnins R, Olivier A, Fabinyi G, Barbaro N : Life-threatening focal status epilepticus due to occult cortical dysplasia. *Arch Neurol* **50** : 695-700, 1993.

Fusco L, Bertini E, Vigevano F : Epilepsia partialis continua and neuronal migration anomalies. *Brain Dev* **14** : 323-328, 1992.

Kojewnikow A : Eine besondere Form von corticaler Epilepsie. *Neurol Centralbl* **14** : 47-48, 1895.

Kuzniecky R, Powers R : Epilepsia partialis continua due to cortical dysplasia. *J Child Neurol* **8** : 386-388, 1993.

Lehman R, Andermann F, Olivier A, Tandon P, Quesney L, Rasmussen T : Seizures with onset in the sensorimotor face area : clinical patterns and results of surgical treatment in 20 patients. *Epilepsia* **35** : 1117-1124, 1994.

Lesser R, Klem HL, Dinner D, Morris H, Hahn J, Wyllie E : Extraoperative cortical functional localization in patients with epilepsy. *J Clin Neurophysiol* **4** : 27-53, 1987.

Lüders H, Lesser R, Dinner D, Morris H, Wyllie E, Godoy J : Localization of cortical function : new information from extraoperative monitoring of patients with epilepsy. *Epilepsia* **29** (Suppl 2) : S 56-S 65, 1988.

Morris H III, Dinner D, Lüders H, Wyllie E, Kramer R : Supplementary motor seizures : clinical and electroencephalographic findings. *Neurology* **38** :

1075-1082, 1988.

Penfield W, Welch K : The supplementary motor area of the cerebral cortex. A clinical and experimental study. *Arch Neurol Psychiatry* **66** : 289-317, 1951.

Penfield W, Jasper H : Epilepsy and the Functional Anatomy of the Human Brain, Little, Brown and Company, Boston, 1954.

Rasmussen T, Olszewski J, Lloyd-Smith D : Focal seizures due to chronic localized encephalitis. *Neurology* **8** : 435-445, 1958.

Rasmussen T : Commentary : extratemporal cortical excisions and hemispherectomy. In : Surgical Treatment of the Epilepsies (Engel J Jr, ed), Raven Press, New York, 1987, pp 417-424.

Sawhney I, Robertson I, Polkey C, Binnie C, Elwes R : Multiple subpial transection : a review of 21 cases. *J Neurol Neurosurg Psychiatry* **58** : 344-349, 1995.

Suzuki I, Shimizu H, Ishijima B, Adachi N : The determination of motor cortex in epilepsy surgery : identification of motor cortex under general anesthesia. *Jap J Pschiat Neurol* **44** : 379-380, 1990.

Thomas J, Reagan T, Klass D : Epilepsia partialis continua. *Arch Neurol* **34** : 266-275, 1977.

Wieser H, Swartz B, Delgado-Escueta A, Bancaud J, Wallsh G, Maldonado H, Saint-Hilaire J : Differentiating frontal lobe seizures from temporal lobe seizures. In : Advances in Neurology (Chauvel P, Delgao-Escueta A, Halgren E, Bancaud J, ed), Raven Press, New York, 1992.

Wood C, Spencer D, Allison T, McCarthy G, Williamson P, Goff W : Localization of human sensorimotor cortex during surgery by cortical surface recording of somatosensory evoked potentials. *J Neurosurg* **68** : 99-111, 1988.

8.9 半球切除術

(1) 概論

半球切除術は，最初，悪性腫瘍の治療として，Dandyによって導入された (Dandy, 1928)．彼は悪性腫瘍の患者5人に対して，右大脳半球の亜全摘を施行した．同じ頃Lhermitteによる同様な報告が見られる (Lhermitte, 1928)．

半球切除術をてんかん外科に最初に応用したのは，カナダのMcKenzie (1938) である．彼は乳児片麻痺 (infantile hemiplegia) に起因する難治てんかんの若い女性患者に対して，右半球の"decortication"を施行した．その結果，彼女のてんかん発作が劇的に改善したのみならず，肉体的健康および精神の敏捷さも回復した．しかし，左の片麻痺は不変であった．

半球切除術をてんかんの外科的治療法として確立したのは，1950年のKrynauwの報告であろう．彼は12例の乳児片麻痺患者に半球切除術を施行し，てんかん発作のみならず精神面でも著明な改善が得られたと報告している．さらに，術後，麻痺側の痙性が改善し，動作が円滑になったと述べている．この報告の12人の患者の中で，2人はまったくてんかん発作を有しておらず，暴力的な感情爆発などの精神面の問題に対して手術が行われている．このような行動面の異常や性格的問題が半球切除によって著明に改善されるのは，病的脳から開放された健側大脳半球がその統合性を回復し，正常に機能するようになるからであろうとKrynauwは推測している．

物理的に一側の大脳半球を切除する方法は，劇的な手術効果をもたらす反面，残された大きな硬膜下腔が種々の合併症を起こすことが知られてきた．その中で，OppenheimerとGriffith (1966) により報告されたsuperficial cerebral hemosiderosisは，最も深刻な合併症であった．

Superficial cerebral hemosiderosisは術後数年経過して発症する慢性的病的機転で，徐々に神経症状が悪化して最終的には死に至る．剖検では，慢性硬膜下血腫と同様な被膜が硬膜下腔，健側の脳室壁，脊髄などを覆い，脳幹，小脳，脊髄の軟膜下に数mmに及ぶヘモジデリンの沈着がみられた (Oppenheimer, Griffith, 1966)．おそらく，軽い外傷などによる硬膜下腔への反復する小出血が原因であろうと推定されている (Falconer, Wilson, 1969)．Superficial cerebral hemosiderosisの発生頻度は報告者によりかなりのばらつきがあるが，平均すると半球切除を受けた患者の約1/4から1/3の高頻度にみられる (White, 1961; Wilson, 1970; Rasmussen, 1983)．

この重篤な合併症を予防するために，Rasmussenは，前頭葉と後頭葉の先端部を栄養血管の付着したまま温存し，機能的には周囲の脳と完全に分離した．そして運動野を含む大脳半球の中央部を中心に切除する"functionally complete but anatomically subtotal hemispherectomy"を考案した (Rasmussen, 1983)．この方法によれば，物理的半球切除術と同様の手術効果が得られ，しかも長期追跡でsuperficial cerebral hemosiderosisが出現することはなかった (Tinuperら, 1988)．Rasmussenの考案した機能的半球切除術は今日最も標準的な手術法といえるが，これ以外にもいろいろな方法が報告されている．

Decorticationまたは"degloving"と呼称される方法は，灰白質と脳室の間の白質線維を切断して，ちょうど皮を剥くように大脳半球の灰白質のみを切除する方法である (Hoffmanら, 1979; Winstonら, 1992; Carsonら, 1996)．この方法では脳室は開放されないので，長期の追跡でもsuperficial cerebral hemosiderosisの合併は報告されていない (Carsonら, 1996)．

Adams (1983) は，物理的半球切除術を施行した後，硬膜を大脳鎌に縫いつけて，硬膜下腔を可及的にせばめ，大部分を硬膜外腔にすることで，慢性期の合併症を予防した．

また，物理的半球切除後，硬膜下腔から腹腔にシャント手術を行う方法も報告されている．これによれば，死腔の小出血を洗い流すことができるが，シャントの感染などの合併症が問題になってくる (Villemureら, 1993)．

最近では，機能的半球切除術よりも皮質の切除

範囲を狭くして，線維の切断を主体とする侵襲の少ない手術法が考案されている（Schrammら, 1995；Villemure, Mascott, 1995；Shimizu, Maehara, 1995）．今後は，これらの手術法が次第に主流を占めていくことと思われる．

（2）適　応

半球切除術の適応となる疾患として，HHE（hemiconvulsion-hemiplegia-epilepsy）syndrome（Krynauw, 1950；White 1961；Wilson 1970），Sturge-Weber disease（Falconer, Rushworth, 1960；Hoffmanら, 1979, Ogunmekanら, 1989），ラスムッセン脳炎（Villemure, Rasmussen, 1993；Carsonら, 1996），片側巨脳症（Vigevanoら, 1989；Tahaら, 1994），半側大脳半球の広範囲に及ぶ皮質形成異常（Carsonら, 1996），外傷，血管障害などに起因する一側大脳半球の広範囲障害，などがあげられる．

この場合，薬物による抑制困難な難治てんかん発作が存在すること，患側脳の運動機能が廃絶していること，言語機能が健側大脳半球に存在することの3つが絶対的条件となる．一側の大脳半球の運動機能を喪失した慢性的状態では，手指の巧緻運動障害と手首の運動機能障害が特徴的で，肩関節は水平位まで挙上可能，下肢も跛行しながら歩くことができる．

しかし，乳幼児の片側巨脳症やその他の皮質形成異常などでは，手指の運動機能がかなり保たれていることが多いが，このような例は，術後も片麻痺は悪化することは少なく，もし1次的に麻痺の悪化がみられても，早晩術前の状態までは回復する．

一般に脳の可塑性は1歳以下ではきわめて旺盛で，半側大脳半球による両側性支配がかなり期待できる．また，この時期に手術を施行すると，てんかん波による健側脳の荒廃もあまり進んでいないので，精神運動発達の上からもよい結果が期待できる．

片麻痺に加えて半側の視野障害が存在するのが半球切除術の理想的条件であるが，たとえ視野障害がなくても，てんかん発作の難治性が高度であれば，一側の視野を犠牲にしても手術の適応は存在する．したがって，半側の視野障害は相対的条件といえよう．

脳波上，発作間欠期および発作時のてんかん性発射が患側脳に限局している場合は，きわめて良好な手術結果が期待できる．てんかん性発射が両側同期性に出現する場合も，患側半球から健側へ波及している場合が多く，やはり良好な予後が期待できる（Smithら, 1991）．問題は，左右独立したてんかん性異常波が出現する場合や，逆に健側優位に異常波の見られる場合である．統計的にはこのような症例の手術成績はやや劣るが，術後発作が完全に消失する例も存在することから，脳波のみで手術適応を完全に決定することはできない．

（3）手術手技

今日用いられている半球切除術は大別すると，1）物理的半球切除術，2）decortication, 3）機能的半球切除術，4）線維切断を主体とする半球切除術，の4つに分けられる．半球切除の対象患者が次第に乳幼児期の若年層に移行している今日の傾向を考えるとき，なるべく手術侵襲が少なく，術中の出血量を最少限に抑えることができる術式が望ましいことはいうまでもない．したがって，ここでは脳実質の切除が最も少ない線維切断を主体とする半球切除法について述べる．

半球切除術の対象となる疾患を大脳の形態から分類すると，萎縮性病変と肥大性病変に大別できる．萎縮性病変の場合は，線維切断の操作をすべて経脳室的に施行することが可能である．しかし，片側巨脳症などでは，半球の実質が極端に厚いので，一部切除操作を加えたほうが，オリエンテーションがつけやすく，操作が容易になる．われわれは，患側半球が萎縮性か，肥大性かによって，以下のように2種類の線維切断的半球切除術を使い分けている．患側半球が対側とほぼ同様な大きさの場合は，術者の好みによりどちらの術式を用いても構わない．

1) 萎縮性半球疾患に対する半球切除術

外傷，血管障害，HHE症候群などの，患側半球の著明な萎縮がある例（図8.74）では，経脳室的に純粋に線維切断による半球切除術が比較的容易である．

a．開　頭

頭位はほぼ水平位とする．通常の側頭葉切除の皮膚切開を後上方にやや膨らませる程度で十分である．骨窓は正中に及ぶ必要はない．側頭葉内側への接近は上側頭回から行うので，通常の側頭葉切除の開頭より，側頭葉先端，外側底部は骨の削りを少なくしてよい（図8.75）．しかし，側頭葉は意外に低い位置にあるので，皮切，開頭をあまり手加減すると，術野の下端にシルヴィウス裂がくるようなことになるので注意を要する．

b．側頭葉内側切除

側頭葉下角への接近は上側頭回経由で行う．シルヴィウス裂の外側で，上側頭回の長軸に沿って皮質切開を置く．病理標本を採取する場合は，上側頭回から中側頭回に及ぶ脳組織をen blocに切除すれば，この窓から下角に達することができる（図8.76）．標準的な側頭葉切除では，シルヴィウス裂のくも膜面に沿って灰白質を吸引しながら側頭幹に向かうが，この方法は出血が多く操作も煩雑なので，白質のみを経由して下角に達するほうがよい．中頭蓋底の中央よりやや内側に向かう見当で白質を吸引していくと，比較的容易に下角の天井が開放される（図8.77）．この場合，頭位が水平であると方向づけが難しいので，手術台を縦転させて頭部を高くするとよい．

下角の天井が開放されたら，視野を広げ海馬，扁桃体を十分露出する．海馬，扁桃体は超音波吸引器を用いて吸引除去する．後に内包を切断する目的で，側脳室と下角を連絡させるので，下角の先端の内側構造は十分に切除して，ここに大きい空洞を作っておく（図8.78）．

c．脳室のunroofing

側頭葉内側の切除が終了したら，脳室の走行に沿って脳表に皮質切開を置きながら，脳表と脳室を垂直に交通させていく．つまり脳室の屋根を開放することになるので，この操作をunroofingと呼ぶ．側頭葉下角から三角部にかけてのunroofingにおいては，脳室の後縁に沿ってなるべく後方で脳室を開放するように心がける（図8.79）．前方で脳室を開放すると，島の表面に切り込み，多数の動脈が視野に現れ，余計な出血の原因となる．基本的には，表面の動静脈は電気凝固切断して構わないが，ラッベ静脈やシルヴィウス静脈に注ぐ太い静脈は1，2本残して，術後の循環障害を予防する．静脈を温存するには，静脈の下の白質にトンネルを掘って皮質切開の線とつなげるようにする．

三角部から前方に弧を描きながら，脳室体部に沿ってunroofingを継続する．脳室の床の脈絡叢がモンロー孔に入っていくのが確認されたら，次第に体部から前角に移行することになる．前角の最前端までの脳室のunroofingを施行する（図8.80）．

d．経脳室的脳梁離断

経脳室的に脳梁離断を施行するためには，脳梁と脳室の解剖学的関係を明確に把握しておく必要がある．脳梁は脳室の天井を形成しているので，脳室内から間裂面のくも膜腔に向かって脳室の天井を切断すればよい．この操作を確実に行うには，頭位を水平のまま，手術台を縦転してやや頭を低くする．脳室体部の後方寄りで，正中近くで脳室天井すなわち脳梁下面を吸引していくと大脳鎌に当たり，比較的容易に大脳間裂面を確保することができる（図8.81）．このとき方向が水平になると脳梁線維を対側方向に限りなくたどることになるし，下方に向かうと反対側の脳室が開放される．頭位をやや下げることにより，脳梁の離断を上方に向けることができる．間裂腔に達して脳梁の表面が確認されたら，後は前後にこの面と脳室腔をつなげていけば脳梁は自然に切断される．

e．前頭葉の遮断

前頭葉の外側面を圧排して，蝶形骨縁（sphenoid ridge）を確認する．脳室前角と蝶形骨縁をつなげるように皮質切開をおく．この切開線に沿って超音波吸引器で白質を切断し，蝶形骨小翼の下端につなげる（図8.82）．この操作は，前頭葉の水平線維の切断が目的であるから，内側と底

面の灰白質が出現したらそれ以上深い操作は不要である．

f．内包の切断

最後に内包と島から発する線維を切断すれば，一側半球からの線維は完全に遮断されることになる．内包線維を切断するには，側脳室体部の外側縁と下角を交通させて，介在する白質線維を切断すればよい．この操作を容易にするためには，まず手術台を縦転で挙上し，上方から線維の走行に沿って見下ろす体勢をとる．

次にディスポーザブルの5mlの注射器の外筒を適当な長さに切断して，下角の長軸に沿って挿入する．シャント用の脳室穿刺針を側脳室外側端から，下角に留置したシリンジに向けて当て，これに沿って白質の切断を施行する（図8.83）．このとき，片方の手でシリンジを触れながら，もう一方の手で穿刺針を進めていくと比較的容易に両者を交通させることができる．

白質の切断は，双極凝固ピンセットで挟むようにして凝固切断していけば容易である．脳室体部の前後にわたって完全に切断すると，切断された内包を含む前頭弁蓋と島が完全に遊離した塊となる．この塊は中大脳動脈で栄養されているので，生きた組織として残存することになる．以上の操作をシェーマで示すと，図8.84のようになる．

2）肥大性半球疾患に対する半球切除術

皮質形成異常，とくに片側巨脳症などのように患側半球が巨大化している場合（図8.85）は，純粋に線維切断のみで半球切除を行うのはかなり困難である．本法のように，前頭弁蓋を大きく切除し，この窓を利用して線維を切断すると，操作が非常に容易となる．また，中大脳動脈の主要な枝が切断されるので，出血が少なく手術侵襲が少ない利点もある．

a．開頭

頭位は，仰臥位で肩枕を入れ，患側を上にした完全な水平位とする．皮膚切開は耳介上で，pterionを中心に，後方に弧状に膨らませる（図8.86）．シルヴィウス裂が骨窓の下1/3くらいにくるようにする．前方は極端に蝶形骨縁を削る必要はない．側頭葉は上側頭回が見えていれば十分である．

b．前頭弁蓋切除術

硬膜を切開したら，手術台を縦転させて頭部を挙上する．やや上方から前頭弁蓋を見下ろすようにすると，後の操作において解剖学的位置関係が把握しやすい．シルヴィウス静脈の上縁でくも膜と前頭弁蓋に向かう動静脈を凝固切断しながら，島の上半分の表面を露出する．島を覆う前頭弁蓋を上方に挙上しながら，島を覆うほぼ全範囲を切除する．後方は一部頭頂弁蓋に及ぶ（図8.87）．肥大性病変の程度が強い場合は，この弁蓋部の窓を十分に広く形成しておけば，後の操作が容易となる．

c．下角の開放と扁桃体の切離

弁蓋切除によりできた空洞（弁蓋腔と呼ぶ）から，島表面とほぼ平行に島後面に沿って下方に白質を吸引していくと，側頭幹（temporal stem）に達し，これを破ると下角が開放される（図8.88）．この操作は，弁蓋腔のあまり前から行うと，直接扁桃体の実質に達して脳室腔が確認しにくいので，注意を要する．下角が開放され海馬が確認されたら，側頭幹の白質を切断しながら前方に進み，扁桃体を見つける．扁桃体に達したらこれを吸引除去する（図8.89）．このとき，側頭幹を前縁まで完全に切離して，鉤状束を離断する．側頭鉤の前方に中大脳動脈本幹が上行してくるので，これを損傷しないように十分な注意を払う必要がある．以上の操作が終了したら，後方に向かって下角の天井である側頭幹を切断していけば，側頭葉から内側に向かう線維は完全に遮断される．海馬，海馬傍回などの側頭葉内側構造は切除する必要はない．

d．脳弓の切断

脳室三角部まで脳室の天井を開放すると，海馬と海馬采が脳弓へと移行するのが確認できる．海馬と海馬采または脳弓を双極凝固ピンセットで挟んで鈍的に凝固切断する（図8.90）．これにより，海馬から皮質下組織に向かう線維連絡は完全に遮断されたことになる．

e．内包の切断

脳室三角部から脳室体部へと操作が移行する段階で，手術台を縦転させて，今度は逆に頭位を下

げて，弁蓋腔から脳室の天井を見上げるようにする．弁蓋腔と脳室との交通を，脳室体部に沿って上方に持続すれば，この間に介在する内包線維が自動的に切断されていく（図8.91）．脳室前角に達するまで，弁蓋腔と脳室を確実に交通させる．

f．経脳室的脳梁離断

弁蓋腔と脳室体部の交通をつけていく過程で，術野の底に脳室の白い天井が見えてくる．脳室の天井は脳梁で構成されているから，この白い部分は，脳梁を後面から見ていることになる．脳室体部のほぼ中央で，なるべく正中よりで脳梁を裏面から吸引していくと，大脳間裂面のくも膜腔に達し，大脳鎌が確認できる．脳梁裏面から表面を確認するように脳梁を前後に切断していく（図8.92）．後方では膨大部に沿って脳梁を切断していくと，ガレン静脈が内側下方に確認される．また，前方では，脳梁膝に沿って切断していくと前大脳動脈がより明瞭に確認されるようになるが，これを傷つけないよう注意しつつ下端まで完全に切断する．

g．前頭葉水平線維の切断

側脳室前角外側縁から，弁蓋腔の前縁を経由して蝶形骨縁に向かう角度で，白質を前下方に切断する．下方の灰白質が出現したら，それ以上下方まで操作を進める必要はない．灰白質に切り込めば不必要な出血を招くだけで，前頭葉の水平線維の切断に対する手術効果に差はないからである．この操作は，経脳室的線維切断による半球切除術の場合とまったく同様である．以上の操作により，患側半球から発するすべての連絡線維が切断されたことになる（図8.93）．

（4）閉頭と術後管理

半球切除術では，開頭範囲が広く，対象が乳幼児などが多いので，とくに髄液漏などをきたさないように硬膜を緊密に縫合するとともに，フィブリンゲルとジェルフォームで完全に防水する．また，皮膚も成人と比較して菲薄なので皮下縫合を密に行い，皮膚自体は循環障害をきたさない程度に縫い代に余裕をもたせる．

術後は，乳幼児の場合術中に輸血をしているので，新鮮凍結人血漿を用いて，血液の膠質浸透圧を保つとともに，凝固因子の補強をはかる必要がある．また乳幼児では，術前の反復する発作で栄養状態が予想外に悪化している場合が多いので，中心静脈栄養を術後早期に開始するのが望ましい．栄養管理がきちんとなされていれば，術後の脳浮腫や腫脹は通常グリセオールを必要としない程度に抑えられる．

（5）手術効果

手術対象の選択が適切であれば，半球切除はきわめて手術効果が高い．Wilson（1970）は半球切除術を施行した50例を6年以上長期追跡した結果，68％が発作消失（32％は服薬中止），14％が実質的な改善を認めたと報告している．また，Smithら（1991）の機能的半球切除術の1～15年の追跡例では，80％以上で発作が消失している．19～38年のきわめて長期にわたって術後成績を追跡したDaviesら（1993）によると，半球切除施行17例中8例（47％）が発作消失，8例（47％）でほとんど発作が消失している．Hemidecorticationを施行したCarsonら（1996）の報告では，2～20年の追跡の結果，48人中26人（54％）で完全に発作が消失し，そのうち19人は服薬を中止できた．また，20人（42％）で発作の減少が確認され，効果がみられなかったのはわずか2人に過ぎなかった．われわれの半球切除施行例では，1年以上の追跡を行った11例についてみると，6例が発作完全消失，3例がきわめてまれな発作で，やはり80％以上でほぼ発作の完全抑制が得られている．

半球切除術は，劇的な発作抑制効果のみならず，健側の大脳機能の著しい改善をもたらすことでも知られている．最初に乳児片麻痺に対して半球切除の12例のシリーズ報告をしたKrynauw（1950）は，全例において，人格，行動，精神的活動について著明な改善が観察されたと述べている．

とくに，片側巨脳症などのように生下時から一側大脳半球の広範囲に奇形があるように例では，手術後精神運動発達の著明な改善が期待できる．

8.9 半球切除術

[萎縮性半球疾患に対する半球切除術]（図 8.74-8.87）

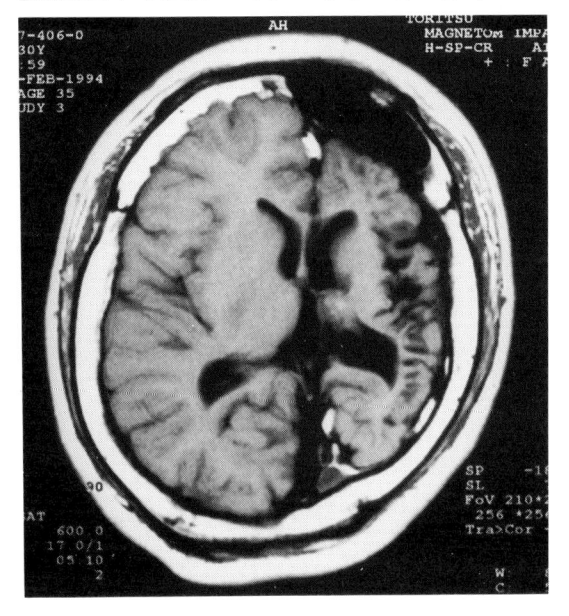

図 8.74 萎縮性半球疾患対する半球切除術の適応となる頭部外傷後遺症の右半球萎縮例．

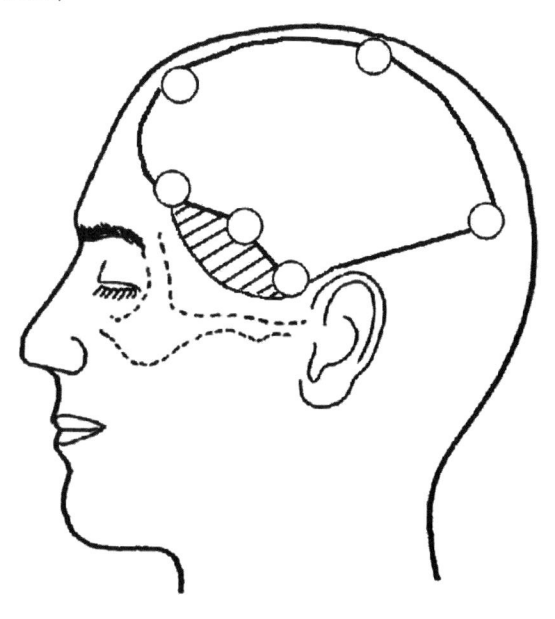

図 8.75 線維切断的半球切除術では，側頭葉の先端と後方を十分に広げる．

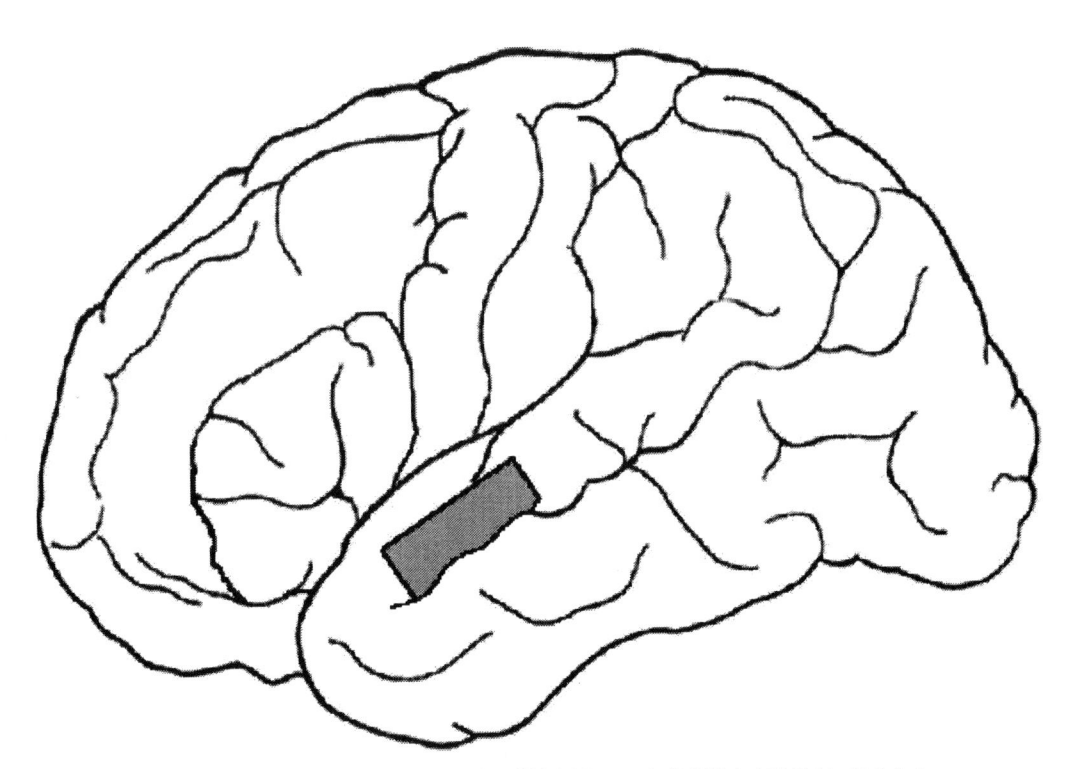

図 8.76 側頭葉の前半部で上側頭回に皮質切開を置く．この切除組織を病理標本に提出する．この窓から側頭葉下角に達する．

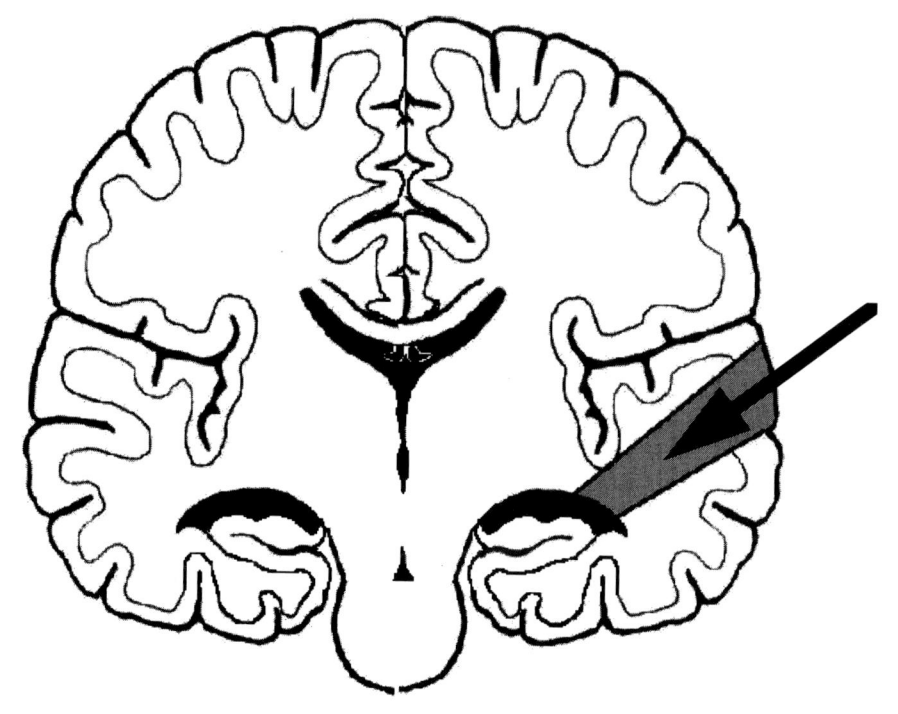

図 8.77 側頭葉外側の皮質切除部位からほぼ脳表に垂直に白質を吸引していくと側頭幹（temporal stem）に達し，これを破ると脳室が開放される．

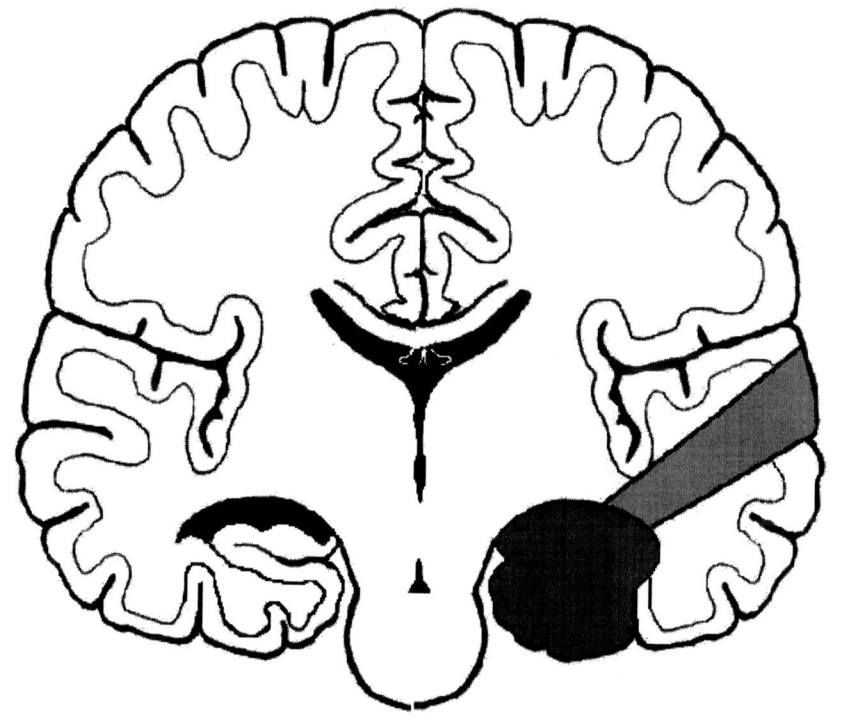

図 8.78 扁桃体，海馬などの側頭葉内側構造を十分に吸引して，下角の前端に大きな空洞を作っておく．後に内包線維切断の操作のときにこの空洞が役に立つ．

8.9 半球切除術

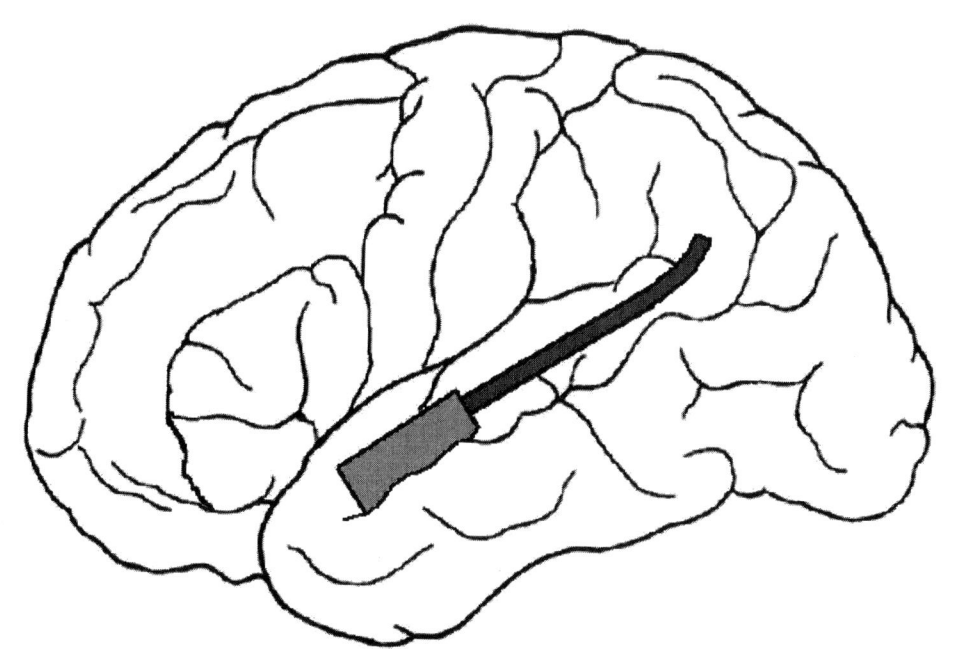

図 8.79 下角と脳表を交通させるように，側脳室の unroofing を側頭葉の長軸に沿って側脳室三角部まで進める．

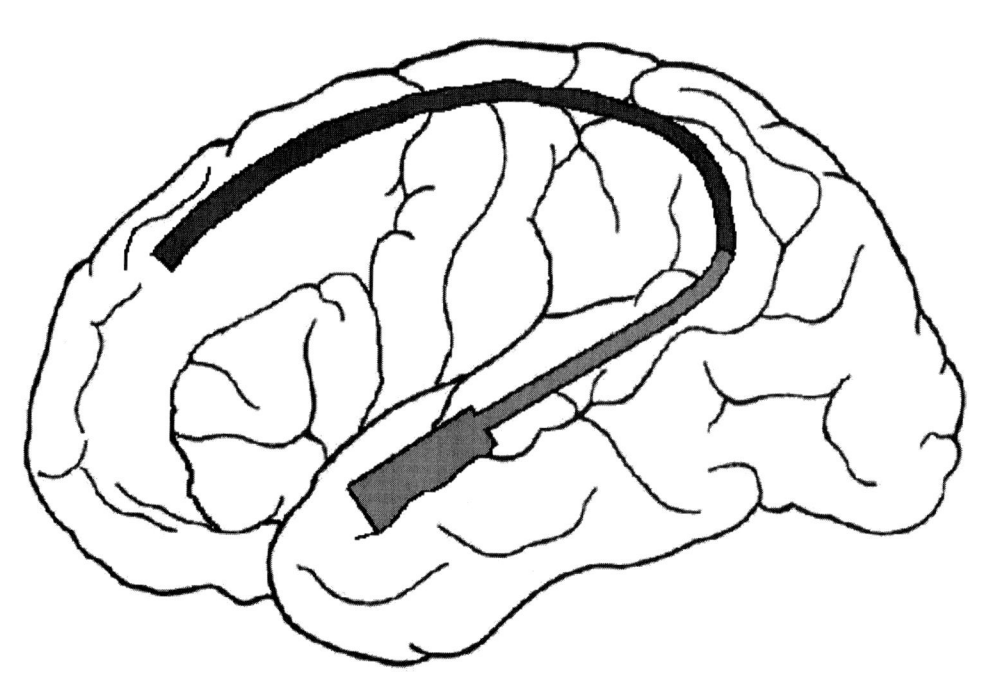

図 8.80 三角部に達したら，なるべく後方に大きく弧を描くように U ターンして，側脳室体部に沿って前方に向かう．この U ターンが前に寄り過ぎると，島表面の動脈群が視野に出現して出血の原因となる．

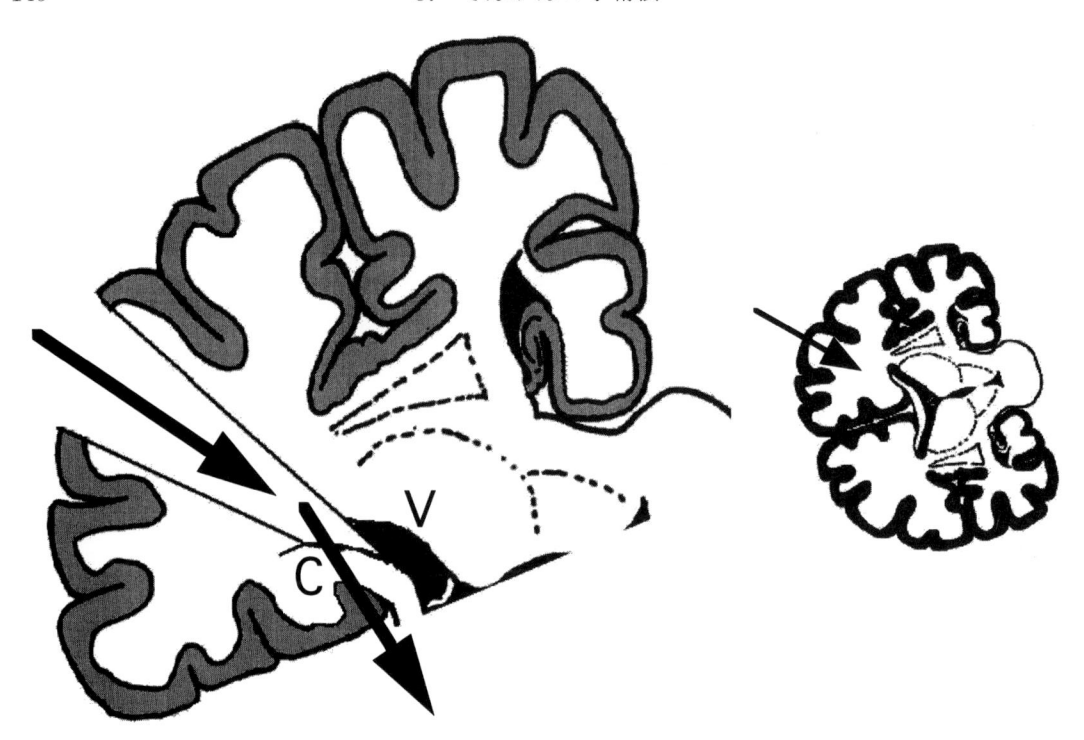

図 8.81 経脳室的脳梁離断．頭位を水平とし，縦転でさらに頭位を下げる．脳室の天井が脳梁の裏面を形成することをよく頭に入れて，脳室の天井と間裂面を交通させる．脳室体部の後方でこの操作を行うと，間裂面の大脳鎌が視野に出現してわかりやすい．脳室と間裂面の交通を前後に拡大すれば，脳梁の体部は自動的に切断される．
C: corpus callosum, V: lateral ventricle.

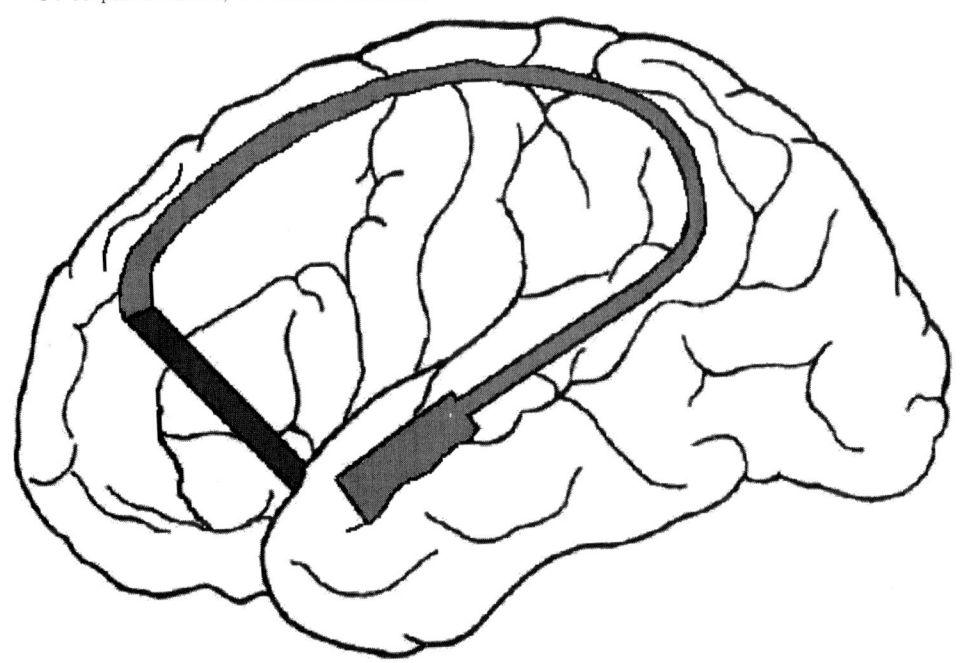

図 8.82 側脳室前角縁と蝶形骨縁を結ぶように皮質と白質を切断し，下端は蝶形骨小翼に向けて切り下ろす．この操作は，前頭葉水平線維の切断が目的であるから，内側と底面の灰白質が出現するまで白質を切断すれば十分である．

8.9 半球切除術

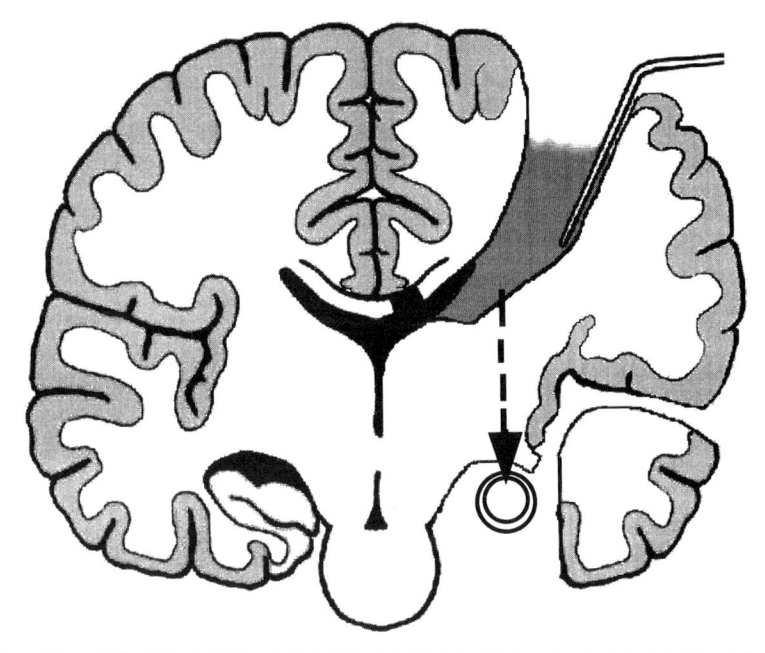

図 8.83 内包の切断．側脳室体部の上縁と下角を交通させるようにして，内包を全長にわたって切断する．この操作により島から発する線維も離断される．内包の切断を容易にするためには，5ccのディスポーザブルシリンジの外筒を適当な長さに切断して下角に挿入する．このシリンジに向けて切断を進めれば，方向を見失うことなく，容易に内包が切断できる．

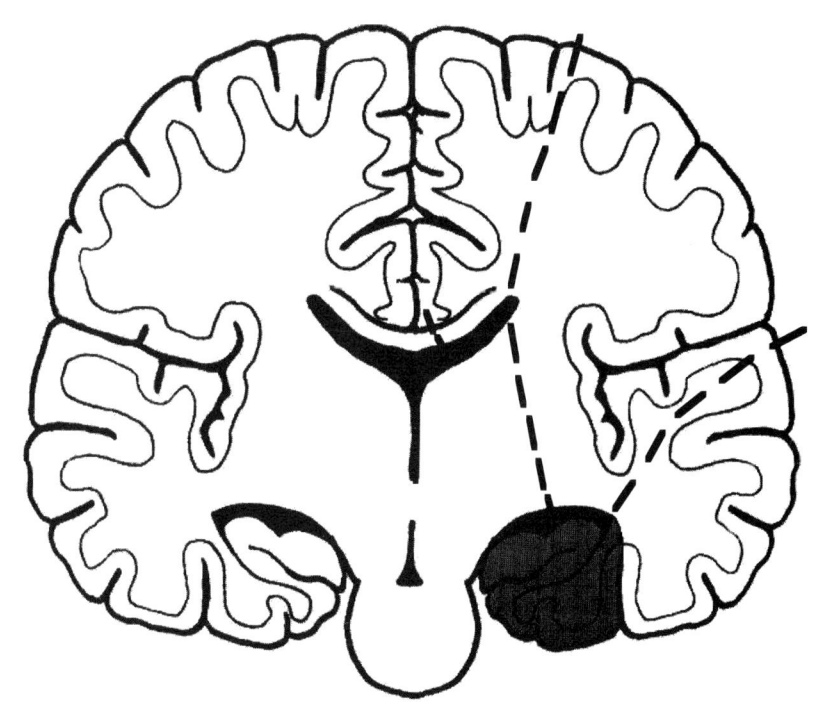

図 8.84 経脳室的に線維切断を主体とする半球切除術のシェーマ．破線は線維の切断部分を示す．側頭葉内側構造，側頭幹，脳梁，内包，前頭葉水平線維がすべて切断される．

[肥大性半球疾患に対する半球切除術]（図8.85-8.93）

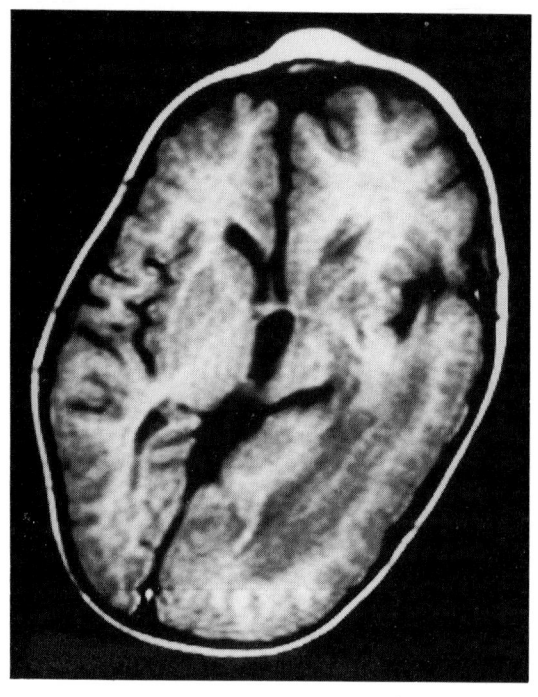

図 8.85 肥大性半球疾患に対する半球切除術の適応となる左半球の片側巨脳症．このような例は脳室，脳梁などの形態が正常と異なっており，線維切断のみにより患側半球の離断は困難である．

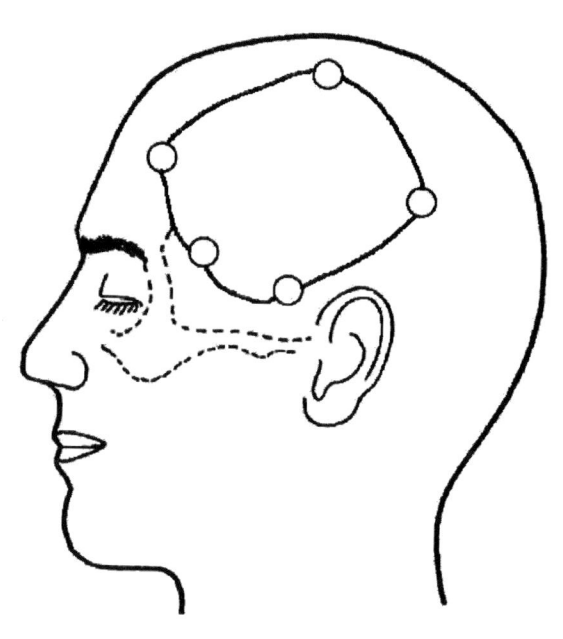

図 8.86 肥大性半側疾患に対する半球切除術の開頭．開頭野の下1/3にシルヴィウス裂がくる見当とする．

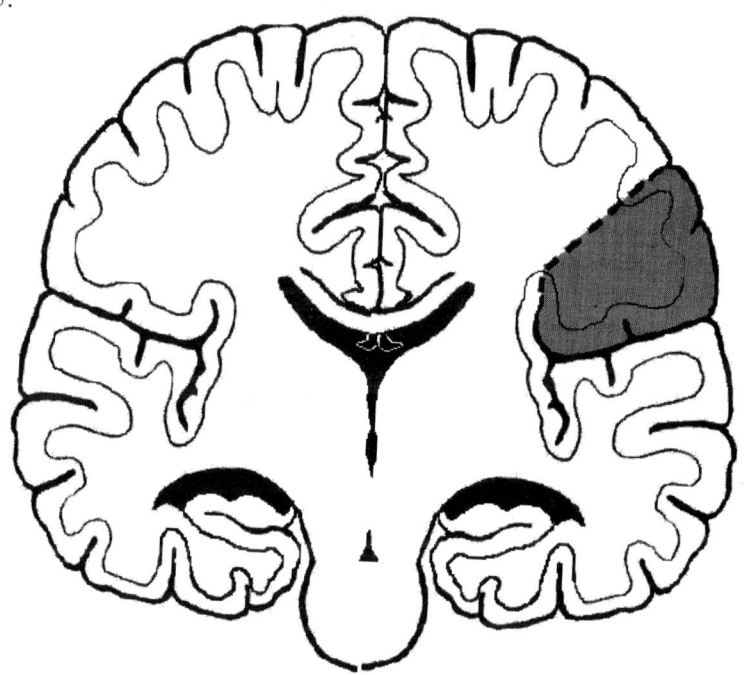

図 8.87 前頭弁蓋を島の深さまでen blocに切除する．なるべく前後に長い範囲で切除するのがポイント．また，片側巨大脳症などで患側脳の肥大の程度が著しい場合は，切除の範囲を上下に広くすると後の操作が容易となる．

8.9 半球切除術

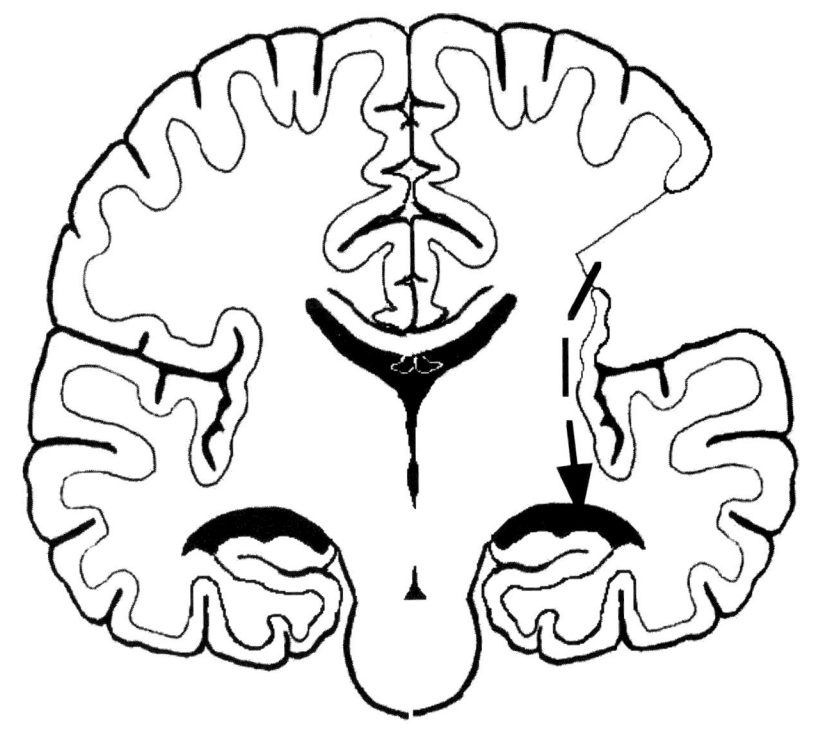

図 8.88 島灰白質の後縁に沿って白質を吸引し，側頭幹（temporal stem）を経て，ド角を開放する．

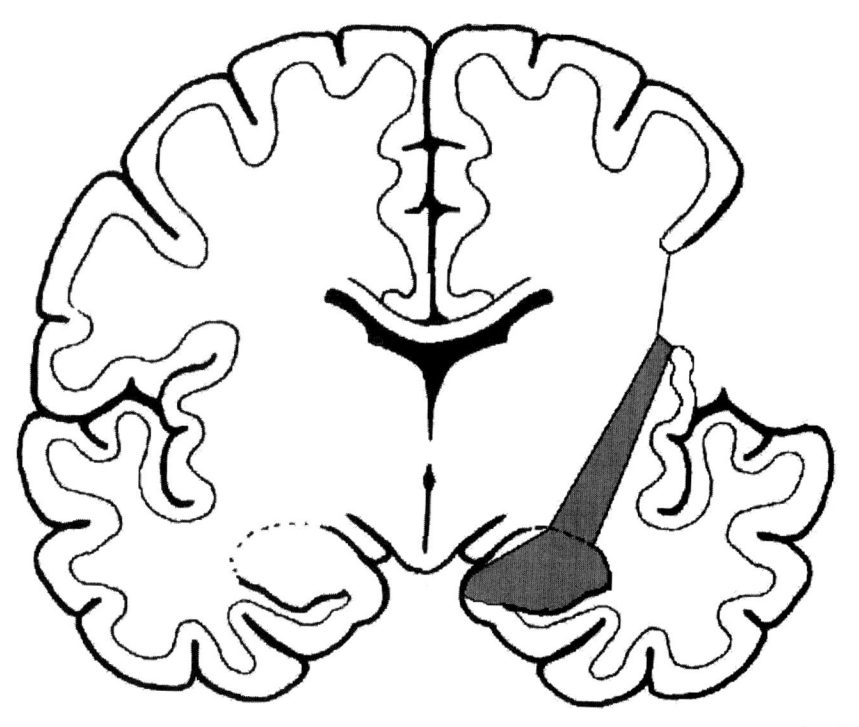

図 8.89 扁桃体を確認し，これを切除することにより，側頭葉内側構造から皮質下組織への連絡を遮断する．

144   8. てんかんの手術法

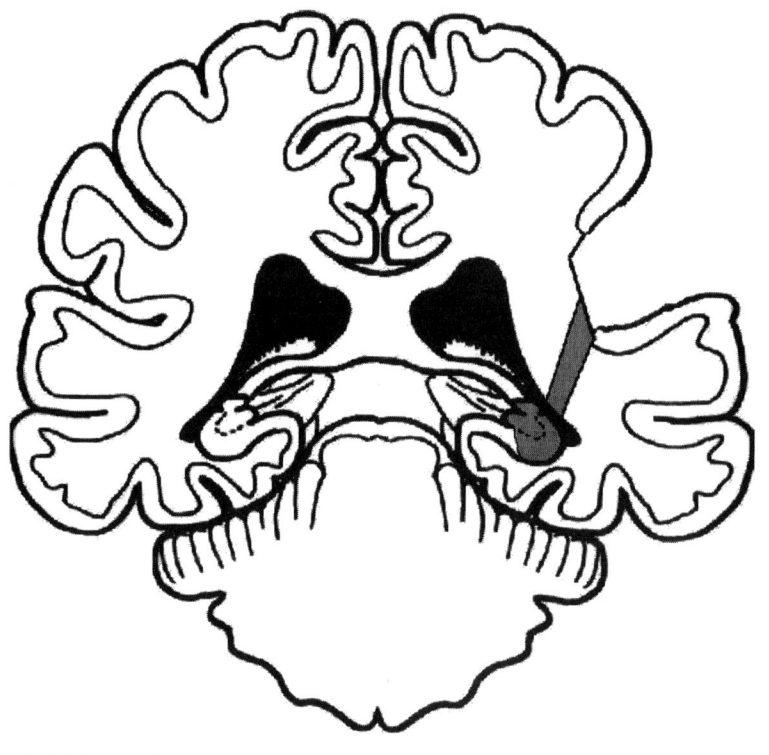

図 8.90 側頭幹を後方に切断していき，三角部近傍で，脳弓に移行する直前の海馬采と海馬を切断する．

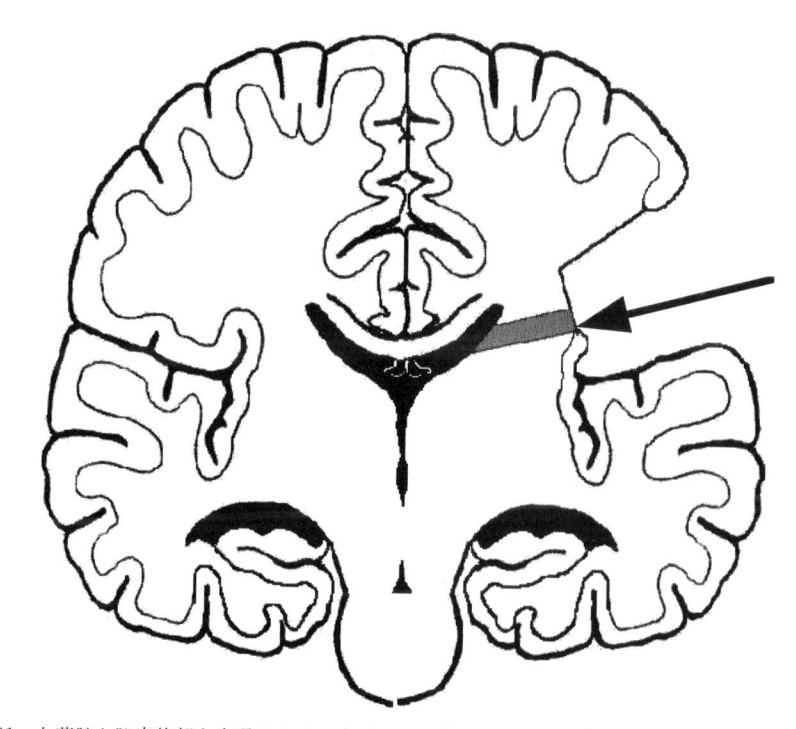

図 8.91 弁蓋腔と脳室体部を交通させていけば，この間に介在する内包線維が自然に切断されていく．

8.9 半球切除術

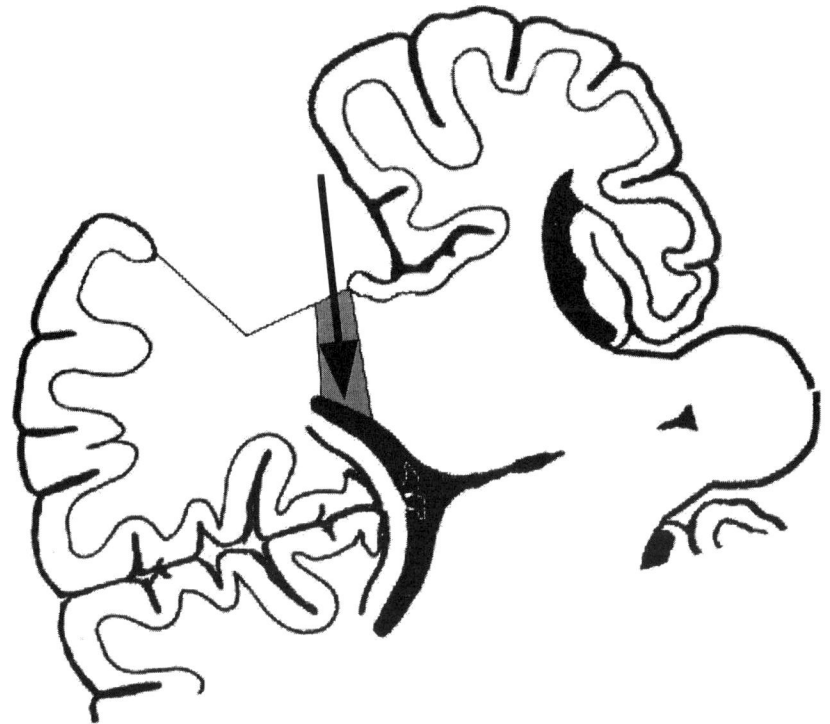

図 8.92 頭位を水平位より縦転で軽度下降させる．これにより側脳室の天井（脳梁の裏面）を見上げる形となるので，容易に経脳室的に脳梁離断が可能となる．

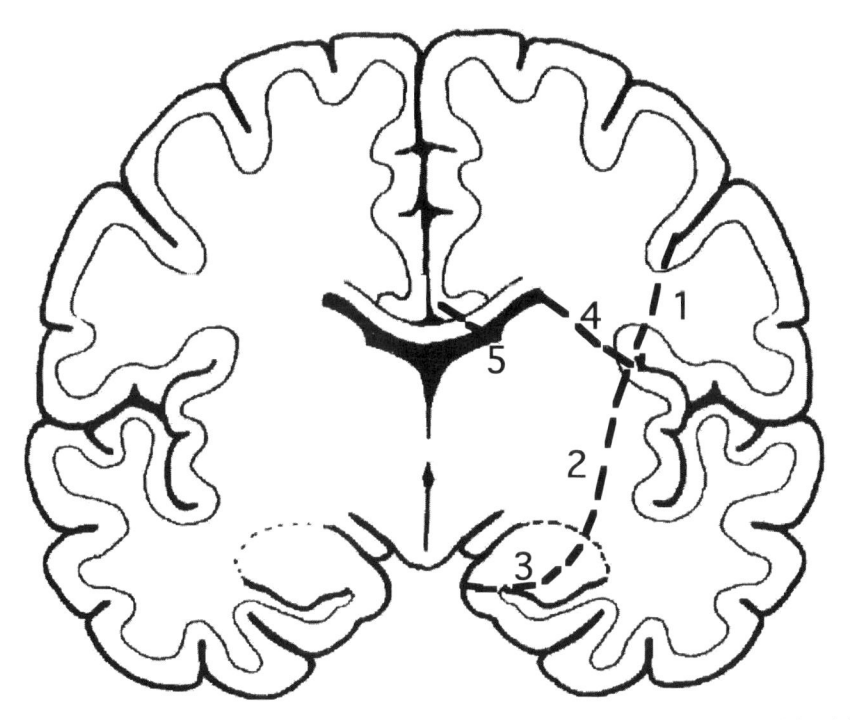

図 8.93 弁蓋切除腔からの半球切除のシェーマ．弁蓋 (1)，側頭幹 (2)，扁桃体と海馬 (3)，内包 (4)，脳梁 (5) と前頭葉水平線維が切断されることにより，一側半球から発する連絡線維が完全に遮断される．

8. てんかんの手術法

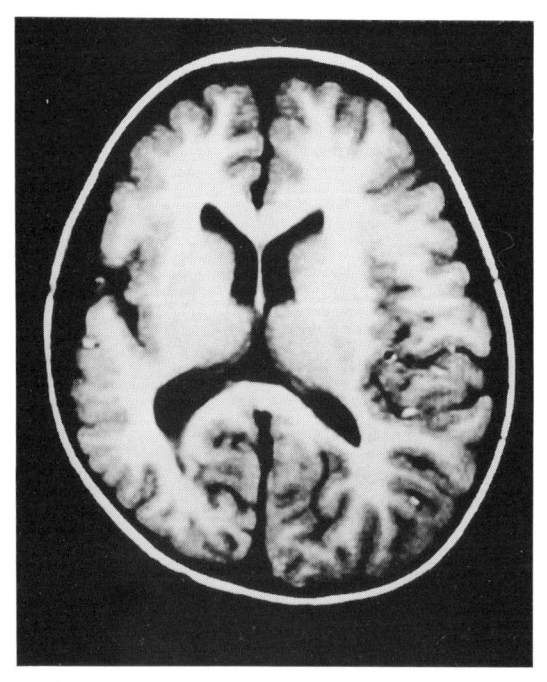

図 8.94 一側半球の広範囲形成異常の術前 MRI T_1 強調像.

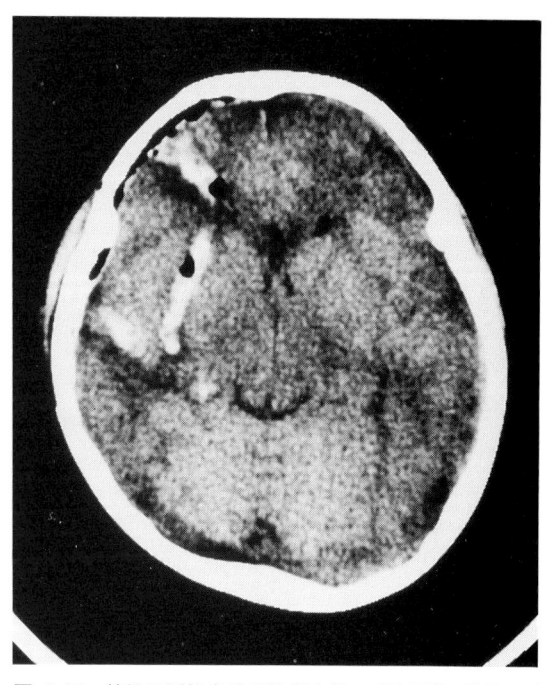

図 8.95 線維切断的半球切除術直後の CT 画像. 線維切断された部分が高吸収域に描出されている.

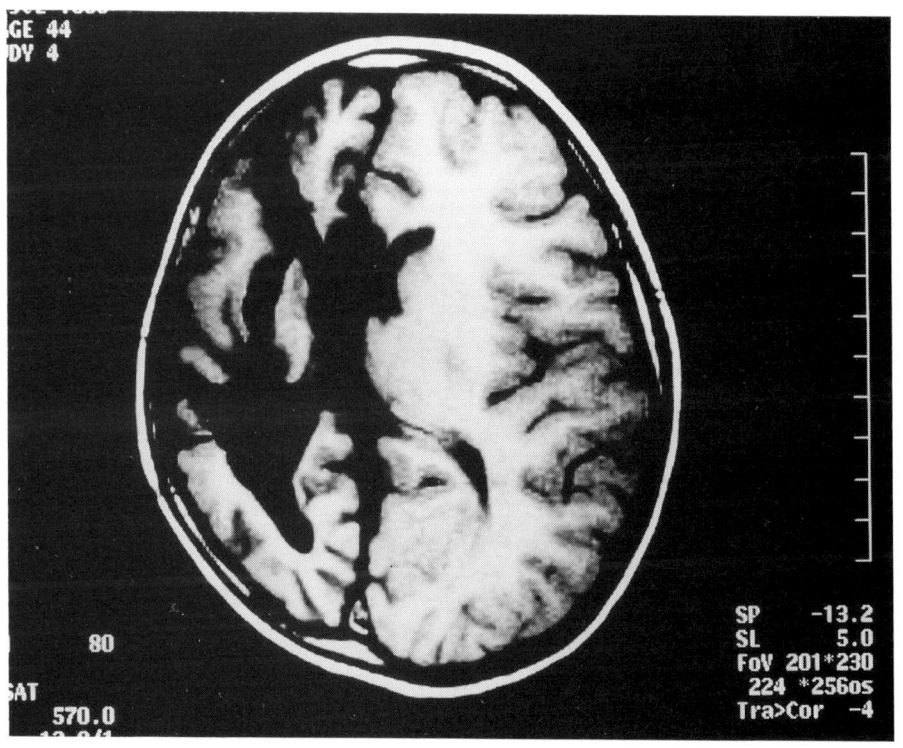

図 8.96 手術後1年4カ月の MRI T_1 強調像. 線維切断された患側脳が血流を保った状態で萎縮し, 健側半球が逆に拡大してきている.

手術効果は，患者の年齢が若いほど劇的であり，6カ月以内に手術されると，直後より運動麻痺はほとんど悪化せず，次第に両側を含めて運動機能が著しく改善されてくる．

図8.94～8.96は，経脳室的線維切断による半球切除術前後の画像を示しているが，患側半球が早期に離断されると，発作の抑制とともに大脳機能の劇的な改善がみられ，それとともに健側半球が次第に容積を増していくのが観察される．

1歳を過ぎるとこのような手術効果はやや鈍化し，3歳以上まで放置された重症例は，術後精神運動発達の改善はそれなりにみられるが，到達ゴールが低い段階にとどまることは避けられない．

しかし，Krynauw（1950）が報告しているように，どの年齢でも，半球切除によって発作が抑制されると，性格，行動，精神運動機能の面で大なり小なり改善がみられることは確実であり，"bad brain"を分離することの重要性を，術後改めて痛感させられることが多い．

Wilsonの報告（1970）によれば，1歳半から31歳（平均13歳）の患者50人中36人（72％）で家庭内や施設での生活を困難にする行動障害が術前に観察された．その内容は，感情の爆発，多動，頑固な拒否症などとともに，集中力低下，学習困難などであった．手術後，53％でこのような行動障害が消失し，さらに40％で改善がみられた．1例のみ変化がなかったが，悪化例はなかった．

Tahaら（1994）によると，片側巨脳症5例に対して，3例は2歳以前に手術をし，2例は薬物療法を行った結果では，手術を施行した3例は，2例で発作が消失，1例で劇的改善を示したのみならず，精神運動発達面でも保存的治療の2例を凌駕した．薬物療法の2例のうち，1例は4歳でてんかん重積状態で死亡し，1例は5歳の現在，頻回の発作と重篤な発達遅延を残している．

(6) 合併症

手術の合併症としては，術中の大量出血がある．とくに，対象が乳幼児の場合は，わずかな出血でも致命的な結果となりうるので注意を要する．片側巨脳症では，正常と脳血管の状態が異なっており，異常な巨大静脈が存在したりして，思わぬ大出血をきたし，心停止や出血死を招く危険性もある（Andermannら，1991）．

術後では，感染，脳浮腫などに対する注意深い観察が必要である．とくに乳幼児では，全身の栄養状態が悪い例が多いので，きめの細かい全身管理が要求される．

物理的半球切除術では，術後数年以上経過してsuperficial cerebral hemosiderosisをきたすことはよく知られているが，その他の術式を採用すれば，この合併症は避けることができる．Decorticationと機能的半球切除を比較すると，前者のほうが術後の水頭症が多いことが知られている（Villemureら，1993）．

線維切断を主体として，患側大脳半球のほとんどを残す術式では，原理的にはsuperficial cerebral hemosiderosisも水頭症も予防できるはずであるが，結論を出すためには，今後の長期的観察が必要である．

文　献

Adams CBT: Hemispherectomy. A modification. *J Neurol Neurosurg Psychiatry* **46**: 617-619, 1983.

Andermann F, Rasmussen T, Villemure J-G: Hemispherectomy: results for control of seizures in patients with hemispherectomy. In: Epilepsy Surgery (Lüders H, ed), Raven Press, New York, 1991, pp 625-632.

Carson BS, Javedan SP, Freeman JM, Vining EPG, Zuckerberg AL, Lauer JA, Guarnieri M: Hemispherectomy: a hemidecortication approach and review of 52 cases. *J Neurosurg* **84**: 903-911, 1996.

Dandy W: Removal of right cerebral hemisphere for certain tumors with hemiplegia: preliminary report. *JAMA* **90**: 823-825, 1928.

Davies KG, Maxwell RE, French LA: Hemispherectomy for intractable seizures: long-term results in 17 patients followed for up to 38 years. *J Neurosurg* **78**: 733-740, 1993.

Falconer MA, Rushworth RG: Treatment of encephalotrigeminal angiomatosis (Sturge-Weber disease) by hemispherectomy. *Arch Dis Child* **35**: 433-447, 1960.

Falconer MA, Wison PJE: Complications related to delayed hemorrhage after hemispherectomy. *J Neurosurg* **30**: 413-426, 1969.

Hoffman HJ, Hendrick EB, Dennis M, Armstrong D:

Hemispherectomy for Sturge-Weber syndrome. *Childs Brain* **5** : 233-248, 1979.

Krynauw RA : Infantile hemiplegia treated by removing one cerebral hemisphere. *J Neurol Neurosurg Psychiatry* **13** : 243-267, 1950.

Lhermitte J : Làblation complète de l'hémisphère droit dans les cas de tumeur cérébrale localisée compliquèe d'hémiplègia : la décérébration suprathalamique unilatèlare chez l'homme. *Encéphl* **23** : 431-323, 1928.

McKenzie KG : The present status of a patient who had the right cerebral hemisphere removed. *Proc Am Med Ass Chicago* **111** : 168, 1938.

Ogunmekan AO, Hwang PA, Hoffman HJ : Sturge-Weber-Dimitri disease : role of hemispherectomy in prgnosis. *Can J Neurol Sci* **16** : 78-80, 1989.

Oppenheimer DR, Griffith HB : Persistent intracranial bleeding as a complication of hemispherectomy. *J Neurol Neurosurg Psychiatry* **9** : 229-240, 1996.

Rasmussen T : Hemispherectomy for seizures revisited. *Can J Neurol Sci* **10** : 71-78, 1983.

Schramm J, Begrens E, Entzian W : Hemispherical deafferentation : an alternative to functional hemispherectomy. *Neurosurgery* **36** : 509-516, 1995.

Shimizu H, Maehara T : New method of hemipsherectomy. *Epilepsia* **36**(Suppl 3) : S 23, 1995.

Smith SJM, Andermann F, Villemure J-G, Rasmussen TB, Quesney LF : Functional hemispherectomy : EEG findings, spiking from isolated brain postoperatively, and prediction of outcome. *Neurology* **41** : 1970-1794, 1991.

Taha JM, Crone KR, Berger TS : The role of hemispherectomy in the treatment of holohemispheric hemimegaloencephaly. *J Neurosurg* **81** : 37-42, 1994.

Tinuper P, Anermann F, Villemure J-G, Rasmussen TB, Quesney LF : Functional hemispherectomy for treatment of epilepsy associated with hemiplegia : rationale, indications, results, and comparison with callosotomy. *Ann Neurol* **24** : 27-34, 1988.

Vigevano F, Bertini E, Boldrini R, Bosman C, Claps D, Di Capua M, Di Rocco C, Rossi GF : Hemimegalencephaly and intractable epilepsy : benefits of hemispherectomy. *Epilepsia* **30** : 833-843, 1989.

Villemure J-G, Adams CBT, Hoffman HJ, Peacock WJ : Hemispherectomy. In : Surgical Treatment of the Epilepsy (Engel J Jr, ed), Raven Press, New York, 1993, pp 511-518.

Villemure J-G, Rasmussen T : Functional hemispherectomy in children. *Neuropediatrics* **24** : 53-55, 1993.

Villemure J-G, Mascott CR : Peri-insular hemispherotomy : surgical principles and anatomy. *Neurosurgery* **37** : 975-981, 1995.

White HH : Cerebral hemispherectomy in the treatment of infantile hemiplegia. Review of the literature and report of two cases. *Confin Neurol* **21** : 1-50, 1961.

Wilson PJE : Cerebral hemispherectomy for infantile hemiplegia. A report of 50 cases. *Brain* **93** : 147-180, 1970.

Winston KR, Welch K, Adler JR, Erba G : Cerebral hemicorticectomy for epilepsy. *J Neurosurg* **77** : 889-895, 1992.

8.10 迷走神経刺激術

(1) 概　要

動物実験において，迷走神経刺激術は睡眠脳波の sleep spindle をブロックする（Zanchetti ら，1952），あるいは脳波の脱同期（desynchronization）をもたらす（Chase ら，1967）ことから，同期性のてんかん発射が抑制される可能性が示唆された．その後の研究の結果，ラットやイヌにおいて，迷走神経刺激が現実にてんかん発作を抑制することが証明された（Zabara, 1985；Woodbury, Woodbury, 1990；Woodbury, Woodbury, 1991）．迷走神経刺激がてんかん発作を抑制する機序については，迷走神経の求心線維が大脳皮質，海馬，視床，小脳などの広範囲に分布していることが関連していると推測されている（Rutecki, 1990）．しかし，その正確なメカニズムについては不明であり，迷走神経刺激による脳幹毛様体の賦活を示唆する報告も見られる（McLachlan, 1993）．

その機序は正確に解明されていなくても，迷走神経刺激がてんかん発作を抑制する事実は確実なことから，てんかん患者における臨床応用が試みられた．まずサルにおいて，慢性的迷走神経刺激が施行され，てんかん発作に対する有効性が確認されたが，脳波上のスパイクに関しては明確な影響はみられなかった（Lackard ら，1990）．慢性刺激に関しては，NCP（neurocybernetic prosthesis）が考案され，体外から電気刺激の条件がパソコンを用いて微調整できるようにするとともに，迷走神経に装着するリード線も断線を起こしにくいものに改善されていった（Terry ら，1990）．初期の人に対する臨床応用の結果，コントロールと比較して明らかに有意な刺激効果とその安全性が確認された（Penry, Dean, 1990；Uthman ら，1990；Wilder, Uthman, 1991；Uthman ら，1993）．その後，迷走神経刺激は徐々に多数の患者を対象に行われ，低頻度刺激よりも 20～50 Hz の高頻度刺激のほうが有効性が高いことも明らかになってきた（George ら，1994；The Vagus Nerve Stimulaiton Study Group, 1995）．現在欧米では，迷走神経刺激は難治てんかんの治療法の 1 つとして，政府から正式に認可されている．

(2) 適　応

迷走神経刺激の対象は，部分発作であり，とくに薬物抵抗性の複雑部分発作はよい適応となる．筆者らの治験の結果でも，複雑部分発作や 2 次性全般発作に対して有効であることが確認されている（Shimizu ら，1995）．迷走神経刺激の有効性は，1 年の刺激で発作の減少率が約 40％，1 年半の刺激で約 50％である（Holder ら，1993）．この結果は，従来の薬物では発作抑制が困難な難治てんかん患者を対象としていることを考慮すると，これだけ有効性の高い新薬はないといえる．しかし，側頭葉てんかんの外科的治療の有効性は，発作消失約 70％，改善は 90％を凌ぐ結果（Engel ら，1993）と比較すれば，従来の外科的治療よりはその効果は相当に低いといわざるをえない．

したがって，薬物による発作抑制が困難な難治てんかんに対して従来の術前検査を十分に行い，外科的治療が可能な場合は，まず手術を優先すべきであろう．しかし，手術による後遺症が危惧される例（側頭葉てんかんにおける術後の強い健忘症候群）や，焦点が両側性などで手術的効果が期待できない例では，迷走神経刺激術がよい適応となる．また，側頭葉切除術を施行したが手術効果が不十分な例や，脳梁離断術後に部分発作が残存する場合なども，迷走神経刺激療法を考慮する余地があるであろう．

(3) 手術手技（Reid, 1990；Landy ら，1993）

患者を仰臥位とし，頸椎の前方固定の場合と同様に，肩枕を入れ首を軽度進展し，軽く右側にひねる．首の切開線は，鎖骨上約 1.5 横指で，正中線から左方に胸鎖乳突筋に及ぶ水平方向 6 cm くらいとする．胸鎖乳突筋の前縁に沿う縦切開も可能であるが，術後の瘢痕を考えた場合，横切開のほうが望ましい．また，電極を装着する迷走神経は必ず左側でなければならない．右側の迷走神経刺激は強い徐脈をきたす危険性がある．胸部の刺

激装置を入れるための皮下ポケット作成のためには，鎖骨下約3横指で，8cmの水平皮膚切開を加える（図8.97）．

最初に頸部から開始する．闊頸筋（platysma）と浅頸筋膜を鋭的に切断したのち，中頸筋膜を鈍的に分けて頸動脈鞘を露出する．頸動脈鞘を開放すると，総頸動脈と内頸静脈の間で，やや深いところに迷走神経が出現する．迷走神経の剥離は手術用顕微鏡下に行ったほうが安全である．周囲の結合組織から完全に遊離させ，神経の下にゴムのシーツを敷き，リード線の装着を容易にすることがコツである（図8.98）．

迷走神経の剥離が終わった段階で，胸部の皮下ポケットの作成にかかる．筋膜上で十分に広く皮下の空間を作成する．刺激装置を皮下ポケットに納めたのち，胸部から頸部の切開線まで，パッサーを用いてリード線を皮下トンネルを通して導く．手術用顕微鏡下に，プラスとマイナス，それにアンカーとなる3本のリード線を迷走神経に巻きつける（図8.99）．リード線の巻きつけ部分は渦巻き状になっており，これを狭い術野で神経に巻きつけるには少し慣れを要する．

リード線が神経に完全にとりつけられたのち，システムのインピーダンスを測定し，断線のないことを確認する．リード線は胸鎖乳突筋の筋膜にループをつくって固定する（図8.100）．こうすれば頸部の運動によりリード線が直接神経を引っ張る危険性がなくなる．上下の切開部は，十分に皮下縫合を行い，皮膚は4-0バイクリルを用いて，連続埋没縫合を行う．術後，胸部写真を撮って，頸部の迷走神経に装着した電極，胸部の刺激装置の位置を確認する（図8.101）．

（4） 刺激条件と手術効果

約1カ月，手術創が完全に安定するのを待って電気刺激を開始する．刺激のパラメーターとして，電流（0.5～12mA），周波数（1～143Hz），パルス幅（250～1000μsec）などを調整することにより，刺激条件を設定する．日本人の場合，外人と比較して刺激条件が弱い傾向があるが，電流が0.25～1mA，周波数が20～50Hz，パルス幅が250～500μsecの範囲が一般的である．刺激の強さの目安としては，頸部に軽い違和感を覚える程度がよい．喉が締めつけられるほど苦しかったり，むせ込んだり，極端に嗄声となるようでは刺激が強すぎる．また，まったく刺激を感じないのは逆に刺激が弱すぎる．刺激は通常30～60秒行い，5～10分休止する．この常時刺激とは別に，マグネットを胸部に当てることにより，臨時に刺激を送ることもできる．発作に前兆を伴う場合はマグネットの使用は非常に有効である．

迷走神経刺激は，刺激の長期継続により徐々に効果が高まってくるので，直後に効果がみられなくても，最低1年は刺激を継続する必要がある．これまでの報告では，6カ月の刺激で発作の減少率が約30％，1年以上の刺激では40～50％の発作減少率が期待できる（Holderら，1993；Ben-Menachemら，1994；Georgeら，1994）．しかしながら，発作の減少に伴う脳波の改善は，人間ではみられていない（Salinsky, Burchiel, 1993）．また，成人だけではなく，小児でも十分刺激に耐えることができたという報告がある（Murphyら，1995）．

（5） 合併症と問題点

迷走神経刺激の合併症として，とくに重篤なものはなく，多くは嗄声，咳，頸部の違和感などである（Penry, Dean, 1990；Uthmanら，1993；Ramsayら，1994）．迷走神経刺激を受けている最中に心筋梗塞で死亡した例も報告されているが（The Vagus Nerve Stimulation Study Group, 1995），全体の死亡率はてんかん患者の突発性死亡率（Tennisら，1995）と比較してとくに高いものではない．

迷走神経刺激の利点は，外科的治療ではあるが脳に直接処置を施さないことから，術後の神経脱落症状の危険性がないことである．むしろ，小児などでQOLの改善などがみられることが知られている．また，通常，痛みに対する電気刺激療法などの場合は，長期刺激により慣れの現象が生じて，次第に効果が低下する場合が多いが，迷走神経刺激では，逆に刺激が長期化するほどよりよい

8.10 迷走神経刺激術

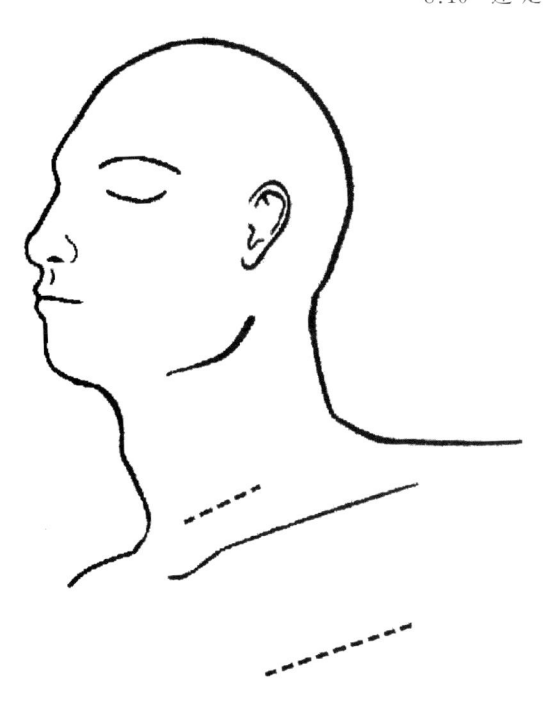

図 8.97 迷走神経刺激術のための皮膚切開．迷走神経刺激は必ず左の頸部迷走神経を用いて行う．左胸鎖乳突筋前縁を中心に，鎖骨上 1.5 横指に約 6 cm の水平切開をおき，迷走神経を露出する．さらに鎖骨下 3 横指に刺激装置をしまう皮下ポケット作成のための約 8 cm の皮膚切開をおく．

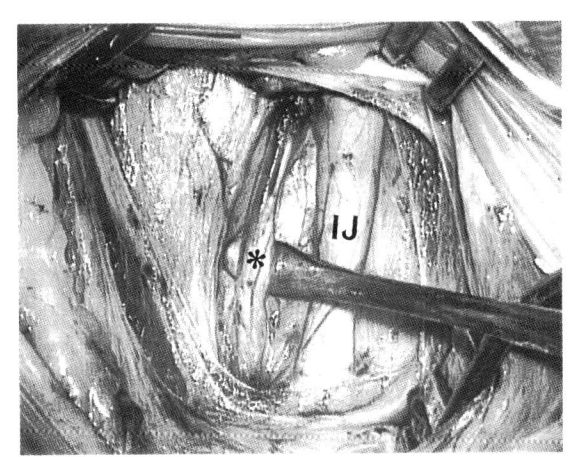

図 8.98 手術用顕微鏡下に，左頸部で頸動脈鞘を開いて迷走神経を露出したところ．
＊印：迷走神経，IJ：内頸静脈．

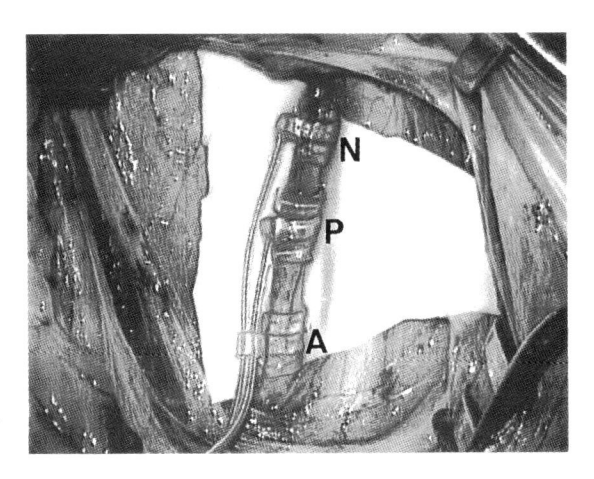

図 8.99 迷走神経にらせん電極を装着したところ．
N：(−) 電極，P：(＋) 電極，A：アンカー．

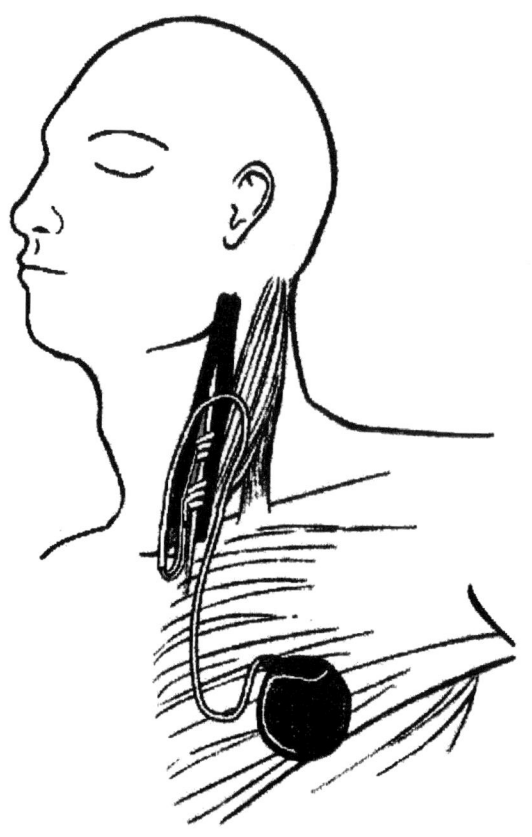

図 8.100 迷走神経に電極を装着したのち，リード線はループを描かせて筋膜に固定する．さらにリード線の末端は胸部で刺激装置に固定される．

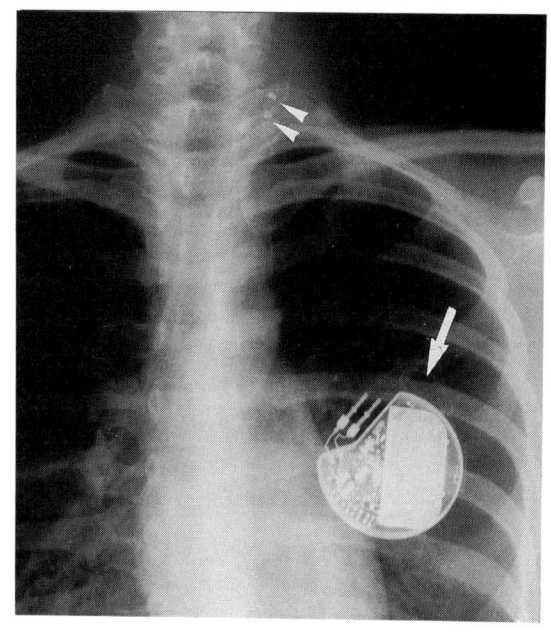

図 8.101 術後の X 線写真．胸部の刺激装置（矢印）と左頸部の迷走神経に装着された電極（矢尻印）．

効果が期待できるのも利点の1つである．

しかし，頸部や胸部に瘢痕が残るのは，未婚の女性などにとっては抵抗を覚える可能性がある．また，刺激装置は約5年で電池の寿命が切れることから，そのたびに胸部の手術を必要とするのも今後解決する必要のある問題点であろう．

迷走神経刺激は根治を期待できる治療法ではないが，外科的治療の可能性が少ない患者にとっては，今後大きな福音となる可能性を秘めている．また，手術による後遺症が危惧されるような症例では，まず迷走神経刺激を試みるのも1つの選択肢になるかもしれない．今後，薬物療法と従来の外科的治療法の架け橋的存在としての本治療法は意義あるものといえよう．

文 献

Ben-Menachem E, Manon-Espaillat R, Ristanovic R, Wilder B, Stefan H, Mirza W, Tarver W, Wernicke J, Firtst International Vagus Nerve Stimulation Study Group: Vagus nerve stimulaiton for treatment of partial seizures. 1. A controlled study of effects on seizures. *Epilepsia* **35**: 616-626, 1994.

Chase M, Nakamura Y, Clemente C, Sterman M: Afferent vagal stimulation: neurographic correlates of induced EEG synchronization and desynchronization. *Brain Res* **5**: 236-249, 1967.

Engle J Jr, Van Ness P, Rasmussen T, Ojemann L: Outcome with respect to epileptic seizures. In: Surgical Treatment of the Epilepsies (Engel J Jr, ed), Raven Press, New York, 1993.

George R, Salinsky M, Kuzniecky R, Rosenfeld W, Bergen D, Tarver W, Wernicke J, Firtst International Vagus Nerve Stimulation Study Group: Vagus nerve stimulation for treatment of partial seizures: 3. Long-term follow-up on first 67 patients exiting a controled study. *Epilepsia* **35**: 637-643, 1994.

Holder L, Wernicke J, Tarver W: Long-term follow-up of 37 patients with refractory partial seizures treated with vagus nerve stimulation. *J Epilepsy* **6**: 206-214, 1993.

Landy H, Ramsay R, Slater J, Casiano R, Morgan R: Vagus nerve stimulation for complex partial seizures: surgical technique, safety, and efficacy. *J Neurosurg* **78**: 26-31, 1993.

Lockard J, Congdon W, DuCharme L: Feasibility and safety of vagal stimulation in monkey model. *Epilepsia* **31**(Suppl 2): S 20-S 26, 1990.

McLachlan R: Suppression of interictal spikes and seizures by stimulation of the vagus nerve. *Epilepsia* **34**: 918-923, 1993.

Murphy J, Hornig G, Schallert G: Left vagal nerve stimulation in children with refractory epilepsy. Preliminary observations. *Arch Neurol* **52**: 886-889, 1995.

Penry K, Dean J: Prevention of intractable partial seizures by intermittent stimulation in humans: preliminary results. *Epilepsia* **31**(Suppl 2): S 40-S 43, 1990.

Ramsay R, Uthman B, Augustinsson L, Upton A, Naritoku D, Willis J, Treig T, Barolat G, Wernicke J, Firtst International Vagus Nerve Stimulation Study Group: Vagus nerve stimulation for treatment of partial seizrues: 2. Safety, side effects, and tolerability. *Epilepsia* **35**: 627-636, 1994.

Reid S: Surgical technique for implantation of the neurocybernetic prosthesis. *Epilepsia* **31**(Suppl 2): S 38-S 39, 1990.

Rutecki P: Anatomical, physiological, and theoretical basis for the antiepileptic effect of vagus nerve sitmulation. *Epilepsia* **31** (Suppl 2): S 1-S 6, 1990.

Salinsky M, Burchiel K: Vagus nerve stimulatin has no effect on awake EEG rhythms in humans. *Epilepsia* **34**: 299-304, 1993.

Shimizu H, Ishijima B, Nakamura K, Asakura T, Ohtsuki T, Yoshimoto T, Taira T, Kawamura H, Takakura K: Effect of vagus stimulation on intractable epilepsy. *Psychiat Clin Neurosci* **49**: S 524-S 525, 1995.

Tennis P, Cole T, Annegers J, Leestma J, McNutt M, Rajput A: Cohort study of incidence of sudden unexplained death in persons with seizure disorder treated with antiepileptic drugs in Saskatchewan, Canada. *Epilepsia* **36**: 29-36, 1995.

Terry R, Tarver B, Zabara J: An implantable neurocybernetic prosthesis system. *Epilepsia* **31**(Suppl 2): S 33-S 37, 1990.

The Vagus Nerve Stimulation Study Group: A randomized controlled trial of chronic vagus nerve stimulation for treatment of medically intractable seizures. *Neurology* **45**: 224-230, 1995.

Uthman B, Wilder B, Hammond E, Reid S: Efficacy and safety of vagus nerve stimulaiton in patients with complex partial seizures. *Epilepsia* **31** (Suppl 2): S 44-S 50, 1990.

Uthman B, Wilder B, Penry J, Dean C, Ramsay R, Reid S, Hammond E, Tarver W, Wernicke J: Treatment of epilepsy by stimulation of the vagus nerve. *Neurology* **43**: 1338-1345, 1993.

Wilder B, Uthman B, Hammond EJ: Vagal stimulation for control of complex partial seizures in medically refractory epileptic patients. *PACE* **14**: 108-115, 1991.

Woodbury D, Woodbury J: Effects of vagal stimulation on experimentally induced seizures in rats. *Epilepsia* **31**(Suppl 2): S 7-S 19, 1990.

Woodbury J, Woodbury D: Vagal stimulaiton reduces the severity of maximal electroshock seizures in intact rats: use of a cuff electrode for stimulating and recording. *PACE* **14**: 94-107, 1991.

Zabara J: Time course of seizure control to brief, repetitive stimuli [abstract]. *Epilepsia* **26**: 518, 1985.

Zanchetti A, Wang S, Moruzzi G: The effect of vagal stimulatin on the EEG pattern of the cat. *Electroencephalogr Clin Neurophysiol* **4**: 357-361, 1952.

9. 手術後の管理

（1） 手術直後の管理

てんかんの術後管理は，術中から始まる．皮質脳波の記録が終了して，閉頭にとりかかったら麻酔医に依頼して10%フェノバールの筋注を行う．

手術終了後は，術前の患者の発作の程度，服薬状況を考慮に入れて投薬を検討する．原則的には術前の夜の1回分の投薬でよいが，遺残発作が予想されるような例は，手術当日は少し多めに投薬しておいたほうが無難である．

小児や意識の回復が悪い例では，胃管を使って注入する．抗てんかん薬の中には，クロナゼパムのように，突然中止すると全身けいれんを誘発するものもあるので，術後の投薬には細心の注意をはらう．

一般に，てんかんの術後は脳腫瘍の術後のように脳浮腫をきたすことは少ないので，グリセオールのような脳圧降下剤は不要である．上半身をやや高めに維持し，過度の水分補給をしないように注意すれば十分である．術前の栄養状態が悪い例や小児では，術後ビタミンBなどの欠乏をきたさないように，栄養面の管理には十分注意する．

（2） 長期的管理

手術後数カ月は，脳は不安定な状態にあり，風邪を引いて高熱をだしただけで，全身けいれんを起こしたりすることがある．したがって，手術後のきわめて順調な経過が予測される例でも，抗てんかん薬の減量は慎重であるべきである．原則的には，術後1年は術前とほぼ同程度の服薬を維持することが望ましい．しかし，術前の投薬量がきわめて多い場合は，予測される経過に応じて投薬量を加減することは必要なことである．また，病巣の範囲が狭い器質的疾患などで，きわめて良好な予後が予測される場合は，比較的短期間の減薬も可能と思われる（Walker, 1975）．

われわれの基本方針は，術後半年と1年の脳波結果が良好で，この間まったく発作がなかったら，慎重な抗てんかん薬の漸減を開始する．この場合，患者のおかれている社会的状況，生活パターンなどを考慮に入れて，服薬の減量を計画する．会社勤務を開始した場合は，発作が失職につながりかねないので，とくに慎重さが要求される．また，単に服薬内容だけでなく，規則正しい睡眠，過度の精神的疲労を避ける，過度の飲酒を避ける，などの生活指導にも配慮する．

（3） 発作の再発

発作の再発は，患者にとっても医師にとっても意気を損なうものである．しかし，精神的にいちばん落胆しているのは患者とその家族であるから，治療する側はあくまでも冷静に対処して，再発の原因を客観的に究明する努力が必要である．

一般に，手術後1年以内に発作の再発がみられた場合は，手術の効果が乏しかったと考えるべきであり，術前と同様に薬物に対して抵抗性を示す可能性がある．脳波，画像所見から遺残焦点が予測されるようであれば，再手術を考慮することも必要となる．再手術で良好な結果が期待できるのは，最初の手術部位の処置が不十分な場合で，他の部位に別の焦点がみられるものは再手術で好結果が期待しにくい（Wylerら，1989）．側頭葉てんかんの発作再発の原因は，海馬の不十分な切除が最も多いが（田中ら，1989；Germanoら，1994；Wylerら，1995），対側側頭葉や側頭葉外の遺残焦点が関係することも少なくない．

術後1年が無事に経過すれば，その後に発作が再発する危険性は15%以下であり，たとえ再発しても，薬物でコントロールできる場合が多い

(Wingkun ら, 1991). 術後2年間発作なく経過すれば, その後の再発はきわめてまれとなる(松田, 三原, 1994). したがって, 慎重な減薬がとくに要求される例では, 2年の経過をみるのが安全といえるかもしれない.

文献

Germano IM, Poulin N, Olivier A : Reoperation for recurrent temporal lobe epilepsy. *J Neurosurg* **81** : 31-36, 1994.

松田一己, 三原忠紘 : 術後管理のポイント. てんかんの最新外科治療(朝倉哲彦, 菊池晴彦, 森竹浩三, 編), 医学書院, 東京, 1994, pp 230-234.

田中達也, 米増祐吉, Olivier A, Andermann F : 複雑部分発作再手術例の検討. 脳神経外科 **17** : 933-937, 1989.

Walker A : Critique and perspectives. In : Advances in Neurology, vol 8 (Purpura D, Penny J, Walter R, ed), Raven Press, New York, 1975, pp 333-350.

Wingkun E, Awad I, Lüders H, Awad C : Natural history of recurrent seizure after resective surgery for epilepsy. *Epilepsia* **32** : 851-856, 1991.

Wyler A, Hermann B, Richey E : Result of reoperation for failed epilepsy surgery. *J Neurosurg* **71** : 815-819, 1989.

Wyler A, Hermann B, Somes G : Extent of medial temporal resection on outcome from anterior temporal lobectomy : a randomized prospective study. *Neurosurgery* **37** : 982-991, 1995.

10. てんかん焦点の病理

（1） てんかん焦点の病理像

　てんかん焦点の病理像として，グリオーシスと神経細胞の脱落が種々の程度に存在することは一様に認められている（Scheibelら，1974）．また，その原因となる病態としては，海馬硬化症，脳奇形，腫瘍，炎症性瘢痕，梗塞巣，などが知られている（Armstrong, 1993）．

　側頭葉てんかんについてみてみると，その原因の大半に海馬硬化症が関連していることがSanoとMalamud（1953），MargerisonとCorsellis（1966）らにより次第に確立されていった．海馬硬化症では海馬の錐体細胞の減少がみられ，多くは海馬頭に顕著であるが，側頭葉切除で発作が抑制されない例では，海馬全体に錐体細胞の減少が及んでいる（Babbら，1984）．そして，この錐体細胞の減少は，それまでの発作歴との相関がないことから，発作の反復による2次性変化ではなく，側頭葉てんかんそのものの原因であることが示されている．

　このような細胞の脱落を示すてんかん焦点の細胞の形態をゴルジ染色でより詳細に検討すると，実験てんかんで樹状突起における強い変化が報告されている（Westrumら，1964）．樹状突起の枝の減少，彎曲，腫脹，スパインの減少などの変化は，側頭葉てんかんにおける錐体細胞でも同様に証明されており，種々の変性段階が同一の焦点の中に観察される（Scheibelら，1974）．その後，mossy fiberの増生，sprouting，再シナプス構成などが，側頭葉てんかんの切除標本で証明され，これらとてんかん原性との関連が検討されている（Represaら，1989；Sutulaら，1989）．

　最近の側頭葉てんかんの病理に関する報告で興味を引くのは，切除した側頭葉外側皮質にmicrodysgenesisが，非常に高頻度に認められることである（Hardimanら，1988；Araiら，1995）．これらはneuronal ectopia, neuronal clustering, subpial gliosisなどの病理像として観察されるが，対照群の側頭葉に認められなかったという．このような脳の形成期の異常が海馬における線維連絡に変化をもたらし，てんかん原性の促進の原因となることが推測されている（Armstrong, 1993）．

　側頭葉てんかんが脳の形成異常と関連している可能性を示唆する事実として，海馬硬化と皮質形成異常が同時に存在するdual pathology（Lévesqueら，1991；Jayら，1993；Raymondら，1994；Zentnerら，1995）や，海馬硬化とganglioglioma, dysembryoplastic neuroepithelia tumor（DNT），low-grade gliomaなどの腫瘍との共存（Praysonら，1993）が報告されており，病理的観点からのみならず，外科的治療の上からも重要である．

　側頭葉てんかん以外のてんかん焦点においても，最近は皮質形成異常の重要性が次第に認識されてきている（Farrellら，1992；Robitailleら，1992；Vitalら，1994）．全身けいれんの患者の剖検で8例中7例でmicrodysgenesisが認められたという報告（Meencke, Janz, 1984）があり，MRI画像で示されないが，病理的に確認される形成異常を含めれば，難治てんかんの原因のかなりに，このような脳の奇形的要素が関与している可能性が高い．

（2） 自験例の病理所見

　参考までに，われわれがこれまで施行した手術例の中で，病理像が確認された例について，側頭葉てんかんと側頭葉外てんかんに分けて表に示す（表10.1, 10.2）．われわれの施設では，画像上異

表 10.1 側頭葉てんかんの病理	
海馬硬化症	93 (51%)
グリオーシス	37 (20%)
Ganglioglioma	10 (5%)
Glioma	7 (4%)
Cortical dysplasia	7 (4%)
DNT	3 (2%)
正常	10 (5%)
その他	16 (9%)
合計	183(100%)

表 10.2 側頭葉外てんかんの病理	
グリオーシス	52 (36%)
Cortical dysplasia	51 (35%)
正常	21 (15%)
Glioma	4 (3%)
Microdysgenesis	3 (2%)
血管腫	2 (1%)
Ganglioglioma	1 (1%)
その他	10 (7%)
合計	144(100%)

Dual pathology, 共存例は両方に含めてある.
DNT: dysembryoplastic neuroepithelial tumor.

常所見が見られない場合でも，頭蓋内電極や術中皮質脳波を用いて焦点診断を行い，積極的に外科治療を施行している．その結果，腫瘍などの器質的疾患が少なく，海馬硬化症，グリオーシスなどが大半を占めている結果につながっていると思われる．また，最近では小児の手術例が増加しており，それが側頭葉外てんかんの中で皮質形成異常が多数を占めている理由と考えられる．表中でグリオーシスと分類した項目には，GFAP (glial fibrillary acidic protein) 陽性所見を示すのみで，厳密には astrocyte の増生であり，astrocytosis と分類するほうが正確な例も相当数含まれているが，煩雑さを避ける意味からすべてグリオーシスと分類した．

文献

Arai N, Shimizu H, Maehara T, Oda M: Frequent occurrence of microdysgenesis in temporal lobe of epilepsy patients. *Epilepsia* **36** (Suppl 3): S 55, 1995.

Armstrong D: The neuropathology of temporal lobe epilepsy. *J Neuropathol Exp Neurol* **52**: 433-443, 1993.

Babb T, Brown W, Pretorius J, Davenport C, Lieb J, Crandall P: Temporal lobe volumetric cell densities in temporal lobe epilepsy. *Epilepsia* **25**: 729-740, 1984.

Farrell M, DeRosa M, Curran J, Lenard S, Cornford M, Comair Y, Peacock W, Shields W, Vinters H: Neuropathologic findings in cortical resections (including hemispherectomies) performed for the treatment of intractable childhood epilepsy. *Acta Neuropathol* **83**: 246-259, 1992.

Hardiman O, Burke T, Phillips J, Murphy S, O'Moore B, Stauunton H, Farrell M: Microdysgenesis in resected temporal neocortex: incicence and clinical significance in focal epilepsy. *Neurology* **38**: 1041-1047, 1988.

Jay V, Becker L, Otsubo H, Hwang P, Hoffman H, Harwood-Nash D: Pathology of temporal lobectomy for refractory seizures in children. Review of 20 cases including some unique malformative lesions. *J Neurosurg* **79**: 53-61, 1993.

Lévesque M, Nakasato N, Vinters HV, Babb T: Surgical treatment of limbic epilepsy associated with extrahippocampal lesions: the problem of dual pathology. *J Neurosurg* **75**: 364-370, 1991.

Margerison J, Corsellis J: Epilepsy and the temporal lobes. A clinical, electroencephalographic and neuropathological study of the brain in epilepsy, with particular reference to the temporal lobe. *Brain* **89**: 499-530, 1966.

Meencke H, Janz D: Neuropathological findings in primary generalized epilepsy: a study of eight cases. *Epilepsia* **25**: 8-21, 1984.

Prayson R, Estes M, Morris H: Coexistence of neoplasia and cortical dysplasia in patients presenting with seizures. *Epilepsia* **34**: 609-615, 1993.

Raymond A, Fish D, Stevens J, Cook M, Sisodiya S, Shorvon S: Association of hippocampal sclerosis with cortical dysgenesis in patients with epilepsy. *Neurology* **44**: 1841-1845, 1994.

Represa A, Robain O, Tremablay E, Ben-Ari Y : Hippocampal plasticity in childhood epilepsy. *Neurosci Lett* **99** : 351-355, 1989.

Robitaille Y, Rasmussen T, Dubeau F, Tampieri D, Kemball K : Histopathology of nonneoplastic lesions in frontal lobe epilepsy. Review of 180 cases with recent MRI and PET correlations. In : Advances in Neurology (Chauvel P, Delgado-Escueta A, Halgren E, Bancaud J, ed), Raven Press, New York, 1992, pp 499-513.

Sano K, Malamud N : Clinical significance of sclerosis of the cornu ammonis. *Arch Neurol Psychiatry* **70** : 40-53, 1953.

Scheibel M, Crandall P, Scheibel A : The hippocampal-dentate complex in temporal lobe epilepsy. A Golgi study. *Epilepsia* **15** : 55-80, 1974.

Sutula T, Cascino G, Cavazos J, Prada I, Ramirez L : Mossy fiber synaptic reorganizaiton in the epileptic human temporal lobe. *Ann Neurol* **26** : 321-330, 1989.

Vital A, Marchal C, Loiseau H, Rougier A, Pedespan J, Rivel J, Vital C : Glial and neuronoglial malformative lesions associated with medically intractable epilepsy. *Acta Neuropathol* **87** : 196-201, 1994.

Westrum L, White L, Ward AJ : Morphology of the experimental epileptic focus. *J Neurosurg* **21** : 1033-1046, 1964.

Zentner J, Hunfnagel A, Wolf H, Ostertun B, Behrens E, Campos M, Solymosi L, Elger C, Wiestler O, Schramm J : Surgical treatment of temporal lobe epilepsy : clinical, radiological, and histopathological findings in 178 patients. *J Neurol Neurosurg Psychiatry* **58** : 666-673, 1995.

11. 参考資料

(1) 「てんかん発作」の国際分類 (Clinical and Electroencephalographic Classification of Epileptic Seizures, International League Against Epilepsy, 1981)

I. **Partial (focal, local) seizures**
  A. Simple partial seizures (consciousness not impaired)
    1. With moter signs
    2. With somatosensory or special-sensory symptoms
    3. With autonomic symptoms or signs
    4. With psychic symptoms
  B. Complex partial seizures
    1. Simple partial onset followed by impairment of consciousness
    2. With impairment of consciousness at onset
  C. Partial seizures evolving to secondarily generalized seizures
    1. Simple partial seizures evolving to generalized seizures
    2. Complex partial seizures evolving to generalized seizures
    3. Simple partial seizures evolving to complex partial seizures evolving to generalized seizures

II. **Generalized seizures (convulsive or nonconvulsive)**
  A.
    1. Absence seizures
    2. Atypical seizures
  B. Myoclonic seizures, myoclonic jerks (sigle or multiple)
  C. Clonic seizures
  D. Tonic seizures
  E. Tonic-clonic seizures
  F. Atonic seizures (astatic)

III. **Unclassified epileptic seizures**
  Includes all seizures that cannnot be classified because of inadequate or incomplete data and some that defy classification in hitherto described categories.
  This includes some neonaltal seizures, e.g., rhythmic eye movements, chewing, and swimming movements.

文献

Commission on Classification and Terminology of the International League Against Epilepsy: Proposal for revised clinical and electroencephalographic classification of epileptic seizures. *Epilepsia* **22**: 489-501, 1981.

（2） 「てんかんとてんかん症候群」の国際分類 (Classification of Epilepsies and Epileptic Syndromes, International League Against Epilepsy, 1989)

1. **Localization-related (focal, local, partial) epilepsies and syndromes**
    1.1 Idiopathic (with age-related onset)
    At present, the following syndromes are established, but more may be identified in the future :
    ・Benign childhood epilepsy with centrotemporal spike
    ・Childhood epilepsy with occipital paroxysms
    ・Primary reading epilepsy
    1.2 Symptomatic
    ・Chronic progressive epilepsia partialis continua of childhood (Kojewnikow's syndrome)
    ・Syndromes characterized by seizures with specific modes of precipitation
    1.3 Cryptogenic
    Cryptogenic epilepsies are presumed to be symtomatic and the etiology is unknown.
    This category thus differs from the previous one by the lack of etiologic evidence.
2. **Generalized epilepsies and syndromes**
    2.1 Idiopathic (with age-related onset—listed in order of age)
    ・Benign neonatal familial convulsions
    ・Benign neonatal convulsions
    ・Benign myoclonic epilepsy in infancy
    ・Childhood absence epilepsy (pyknolepsy)
    ・Juvenile absence epilepsy
    ・Juvenile myoclonic epilepsy (impulsive petit mal)
    ・Epilepsy with grand mal (GTCS) seizures on awakening
    ・Other generalized idiopathic epilepsies not defined above
    ・Epilepsies with seizures precipitated by specific modes of activation
    2.2 Cryptogenic or symptomatic (in order of age)
    ・West syndrome (infantile spasms, Blitz-Ncik-Salaam Krämpfe)
    ・Lennox-Gastaut syndrome
    ・Epilepsy with myoclonic-astatic seizures
    ・Epilepsy with myoclonic absences
    2.3 Symptomatic
        2.3.1 Non-specific etiology
        ・Early myoclonic encephalopathy
        ・Early infantile epileptic encephalopathy with suppression burst
        ・Other symptomatic generalized epilepsies not defined above
        2.3.2 Specific syndromes
        ・Epileptic seizures may complicate many disease states.
        Under this heading are included diseases in which seizures are a presenting or predominant feature

3. **Epilepsies and syndromes undetermined whether focal or generalized**
   3.1 With both generalized and focal seizures
   ・Neonatal seizures
   ・Severe myoclonic epilepsy in infancy
   ・Epilepsy with continuous spike-waves during slow wave sleep
   ・Acquired epileptic aphasia (Landau-Kleffner syndrome)
   ・Other undetermined epilepsies not defined above
   3.2 Without unequivocal generalized or focal features
   All cases with generalized tonic-clonic seizures in which clinical and EEG findings do not permit classification as clearly generalized or localization related, such as in many cases of sleep-grand mal (GTCS) are considered not to have unequivocal generalized or focal features.

4. **Special syndromes**
   4.1 Situation-related seizures (Gelegenheitsanfälle)
   ・Febrile convulsions
   ・Isolated seizures or isolated status epilepticus
   ・Seizures occurring only when there is an acute metabolic or toxic event due to factors such as alcohol, drugs, eclampsia, nonketotic hyperglycemia

文 献

Commission on Classification and Terminology of the Internationnal League Against Epilepsy : Proposal for revised classification of epilepsies and epileptic syndromes. *Epilepsia* **4** : 389-399, 1989.

（3） 脳波の導出法

International Federation of Societies for Electroencephalography and Clinical Neurophysiology（国際脳波学会連合）により，1957年に標準的導出法として推奨されたもので，10-20電極法（ten-twenty electrode system）と呼ばれている．

鼻根（nasion）と後頭極（inion）を基準にとり，この2点間の距離の10%の長さnasionより上をFp（frontal pole），それより後方にそれぞれ20%の長さの部位に，F（frontal），C（cental），P（parietal），O（occipital）の各点を定める．

横方向は，耳介前点（耳朶の直前，頬骨弓上の最後部で押すとへこむ点）とCを結ぶ線上で，両側耳介前点間の距離の10%と20%だけ耳介前点より上方の点に，左はT3，C3，右はT4，C4の導出点がくる．後は同じ比率で前後に合計21ヵ所の導出点を定める．

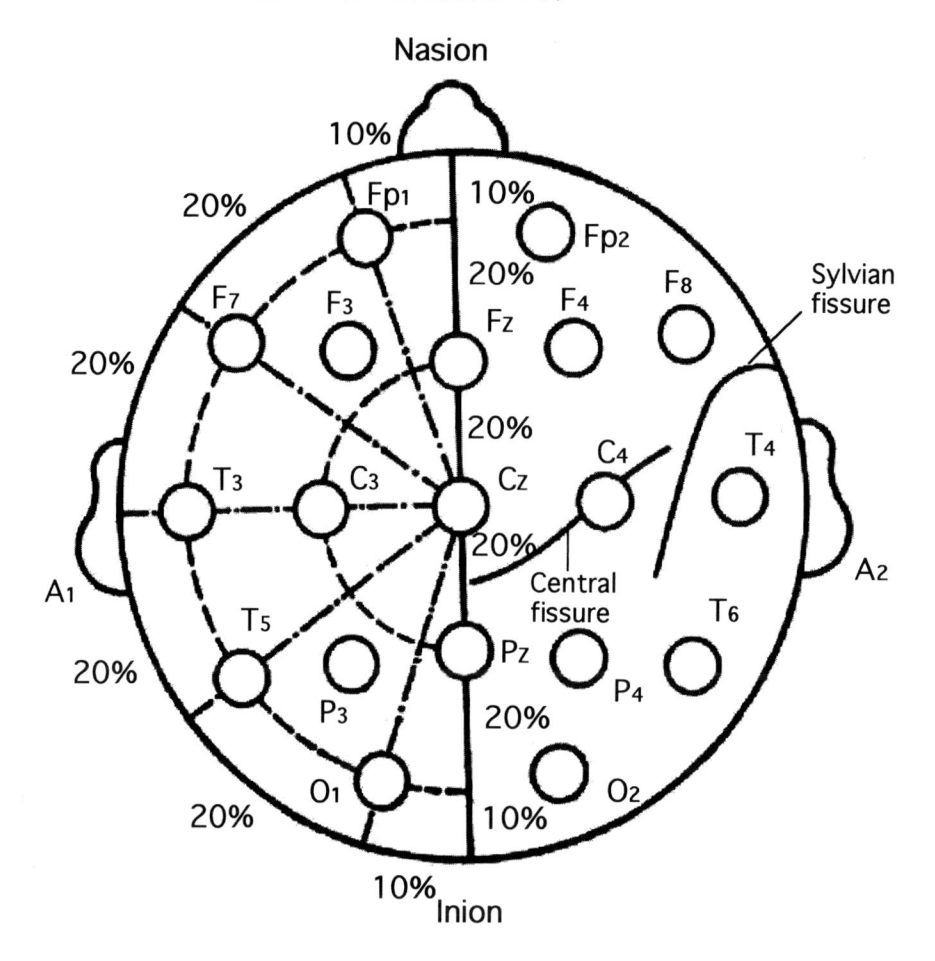

文献

大熊輝男：臨床脳波学，第2版，医学書院，東京，1970．
原 常勝，秋山泰子，星 昭輝，横山尚洋，石田哲浩：脳波検査依頼の手引き〈所見をどう読むか〉，医事出版社，東京，1996．
時実利彦，藤森聞一，島薗安雄，佐野圭司：新脳波入門，第2版，南山堂，東京，1970．

（4）手術結果の評価法—エンゲルの分類—(Classification of Postoperative Outcome)

Class I : Free of disabling seizures[a]
- A. Completely seizure-free surgery
- B. Nondisabling simple partial seizures only since surgery
- C. Some disabling seizures after surgery, but free of disabling seizures for at least 2 years
- D. Generalized convulsion with antiepileptic drug withdrawal only

Class II : Rare disabling seizures ("almost seizure-free")
- A. Initially free of disabling seizures but has rare seizures now
- B. Rare disabling seizures since surgery
- C. More than rare disabling seizures after surgery, but rare seizures for at least 2 years
- D. Nocturnal seizures only

Class III : Worthwhile improvement[b]
- A. Worthwhile seizure reduction
- B. Prolonged seizure-free intervals amounting to greater than half the follow-up period, but no less than 2 years

Class IV : No worthwhile improvement[b]
- A. Significant seizure reduction
- B. No appreciable change
- C. Seizure worse

[a] Excludes early postoperative seizures (first few weeks).
[b] Determination of "worthwhile improvement" will require quantitative analyses of additional data such as percent seizure reduction, cognitive function, and quality of life.

文 献

Engle J Jr, Van Ness P, Rasmussen T, Ojemann L : Outcome with respect to epileptic seizures. In : Surgical Treatment of the Epilepsies, Second ed, Raven Press, New York, 1993.

（5）ブロードマンの脳地図

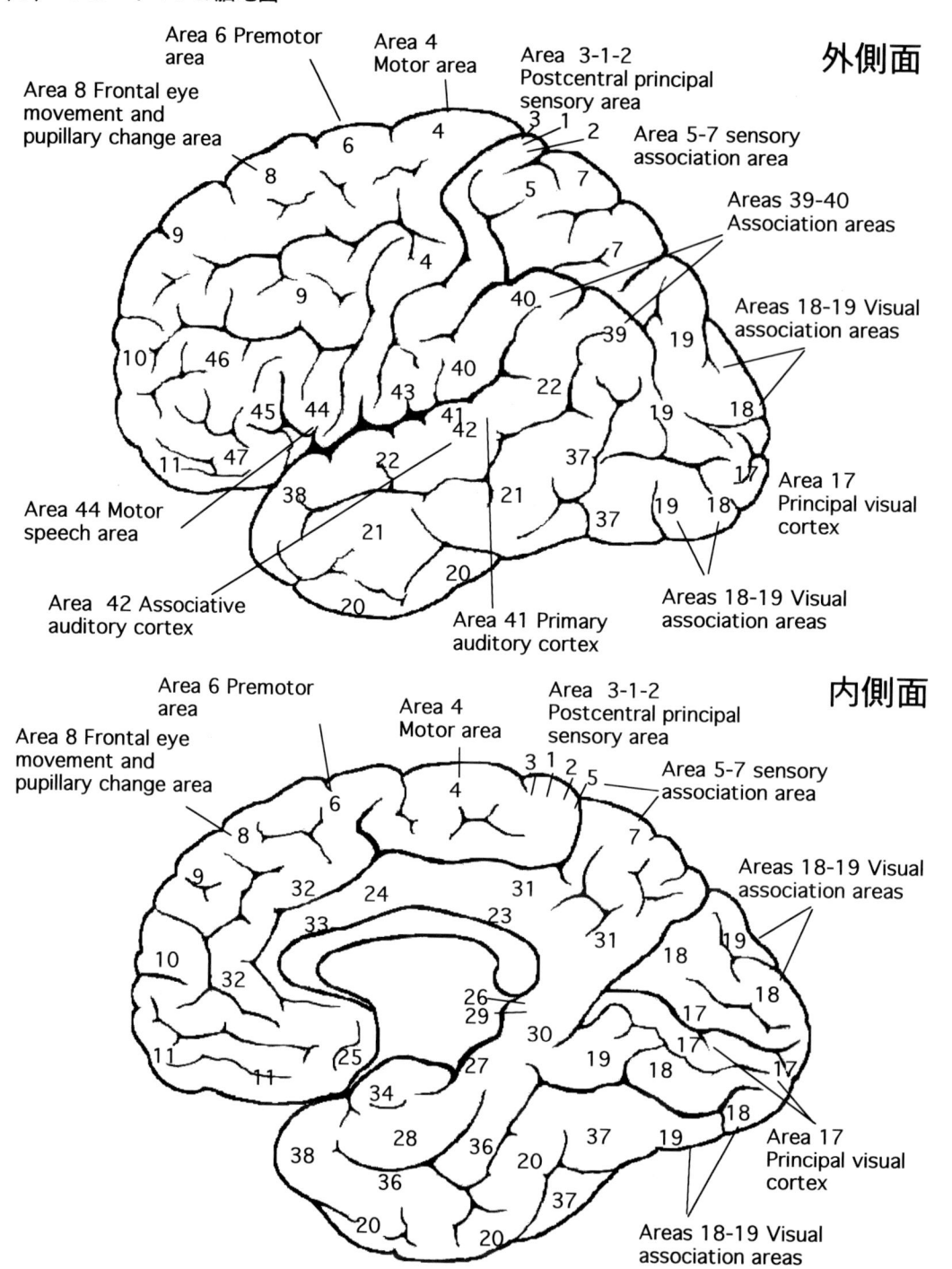

外側面

- Area 8 Frontal eye movement and pupillary change area
- Area 6 Premotor area
- Area 4 Motor area
- Area 3-1-2 Postcentral principal sensory area
- Area 5-7 sensory association area
- Areas 39-40 Association areas
- Areas 18-19 Visual association areas
- Area 17 Principal visual cortex
- Area 44 Motor speech area
- Area 42 Associative auditory cortex
- Area 41 Primary auditory cortex
- Areas 18-19 Visual association areas

内側面

- Area 8 Frontal eye movement and pupillary change area
- Area 6 Premotor area
- Area 4 Motor area
- Area 3-1-2 Postcentral principal sensory area
- Area 5-7 sensory association area
- Areas 18-19 Visual association areas
- Area 17 Principal visual cortex
- Areas 18-19 Visual association areas

文献

Chusid JG: Correlative Neuroanatomy and Functional Neurology, 15 th ed, Maruzen, Tokyo, 1974.
平山恵造, 河村　満：MRI脳部位診断, 医学書院, 東京, 1993.

索　引

和　文　索　引

あ　行

アミタールテスト　5, 54

遺残焦点　154
意識減損　7
萎縮性半球疾患　134
異所性灰白質　35

運動野　109, 128

エンゲルの分類　163
炎　症　75

嘔吐発作　7

か　行

外傷後(てんかん)　75
海　馬　81
海馬溝　81
海馬硬化症　31, 156
海馬采　31, 81
海馬采ヒモ　81
海馬傍回　81
下　角　81
可塑性(脳の)　2
滑脳症　35
感覚野　128

既経験感　7
既視感　7
基底核　16
機能的半球切除　132
偽発作　16
記銘力低下　81

グリオーシス　31, 75, 156
グリッド電極　64

血管奇形　75
血管腫　26

血管障害　75
結節性硬化症　26, 35
言語機能　5
言語障害　83
言語性記銘力低下　80
言語野　109
健忘症候群　81, 95

攻撃性　7
後頭葉切除　124
後頭葉てんかん　23
後頭葉離断術　124
厚脳症　35
後発射　64
向反発作　16
口部食餌性自動症　6
硬膜外電極　56
硬膜下電極　56
古典的側頭葉切除　80
ゴルジ染色　156

さ　行

持続性部分てんかん　130
ジャクソンてんかん　16
視野欠損　83
視野障害　124
10-20電極法　162
手術適応　1
樹状突起　156
術中皮質脳波　5, 67
小児の手術適応　2
静脈性血管腫　31
自律神経発作　8, 17
診断ステップ　4
新皮質焦点　64
深部電極　56

錐体細胞(海馬)　156

石灰化　26

選択的扁桃体海馬切除術　80, 83
前頭極　17
前頭前野　117
前頭葉眼窩面　17
前頭葉切除　122
前頭葉内側面　17
前頭葉の複雑部分発作　16
前頭葉辺縁系　117

側頭幹　31, 82
側頭葉鉤　81
側頭葉新皮質焦点　8
側頭葉切除術　80
　──の合併症　83
側頭葉てんかん　7
側頭葉内側硬膜下電極　57
側頭葉内側焦点　8
側頭葉の複雑部分発作　6
側頭葉辺縁系　81
側副溝　31
側副隆起　31

た　行

帯状回　16
体性感覚発作　23
大脳機能マッピング　64
多極グリッド電極　56
多小脳回症　35
単純部分発作　7

蝶形骨誘導　8

てんかん及びてんかん症候群の分類
　6, 160
てんかん原性病巣　75
てんかん発作の分類　6, 159
転倒発作　1, 14, 100

頭蓋内電極　4, 56
頭頂葉の発作　23

透明中隔板　99

な　行

内側後頭側頭回　81
軟膜下切除術　71
軟膜下皮質多切術　109

2次性全般化　14
乳児片麻痺　132

粘着性　7

脳梗塞巣　31
脳腫瘍　75
脳の可塑性　2
脳梁幹　98, 100
脳梁峡　98, 100
脳梁膝　98, 99
脳梁吻　98
脳梁膨大　98, 100

脳梁離断術　1, 97

は　行

半球切除術　132
瘢痕形成　31
皮質形成異常　75, 130
皮質焦点切除術　71
皮質脳波　73, 75
肥大性半球疾患　134
非定型欠伸　14, 17
非てんかん性発作　1
標準的前側頭葉切除術　82
病巣切除術　75
複雑部分発作　7
　前頭葉特有の――　16
部分てんかん重積状態　16
ブロードマンの脳地図（マップ）　117, 164

分裂病様症状　95
片側巨脳症　35, 133
扁桃体　81

紡錘状回　81
補足運動野　16, 64, 128
発作の再発　154

ま　行

迷走神経刺激術　149

ら　行

ラスムッセン脳炎　16, 109, 130, 133
離断脳症候群　97
両側性焦点　81

裂脳症　35

欧　文　索　引

A

absence seizure　159
adversive seizure　16
after discharge gyrus　64
ambulatory automatism　6
anterior cingulate　14
anteromedial temporal lobectomy　81
atypical absence　17

B

band heterotopia　50
basal temporal language area　64
bicycling movement　16
bimanual movement　16
bipedal movement　16

C

cheerleader posture　16
columnar organization　109
complex partial seizure　159
crossed cerebral dominance　97
CT scan　26

D

decortication　132
déjà-vécu　7

déjà-vu　7
disconnection syndrome　97
dual pathology　156
dysembryoplastic neuroepithelial tumor（DNT）　31, 75

E

eloquent cortex　110
epigastric uprising sensation　6
epilepsia partialis continua　130
extraoperative cortical functional mapping　56, 128

F

FLAIR　31, 35
focal hemimegalencephaly　50
forme fruste of tuberous sclerosis　50
frontal lobectomy　122
frontal polar region　14, 17

G

ganglioglioma　26, 31, 75
generalized seizure　159
genu（corpus callosum）　98
gestrual automatism　6
glioma　31, 75

H

hemiconvulsion-hemiplegia-epilepsy（HHE）syndrome　133
hemimegalencephaly　35
heterotopic gray matter　35
holohemispheric hemimegalencephaly　50

I

ictal amaurosis　23
ictus emeticus　7
initial motionless staring　6
interictal aggression　7
intermediate dorsolateral frontal region　14
intermediate medial frontal region　14
intracarotid sodium amobarbital test　54
isthmus（corpus callosum）　98

J

Jacksonian epilepsy　16

L

lateral temporal polar approach　81
lesionectomy　75

lissencephaly 35

M

microdysgenesis 35, 75, 79, 156
mossy fiber 156
multiple subpial transection (MST) 109
myoclonic seizure 159

N

negative response 64
neurocybernetic prosthesis (NCP) 149
NIH Consensus Conference 1

O

operculo-insular region 14
orbitofrontal surface 14
oroalimentary automatism 6

P

pachygyria 35
partial seizure 159
pelvic thrusting 16

PET 4, 50
polymicrogyria 35
postictal confusion 7
prefrontal area 117
prolonged confusion 14, 17
pseudoseizure 16

R

rolandic cortex 26
rostrum (corpus callosum) 98

S

schizencephaly 35
selective amygdalo-hippocampectomy 80, 83
sensory and motor homunculus 128
sensory evoked potential (SEP) 128
sevoflurane 67
simple partial seizure 159
SPECT 4, 50
splenium (corpus callosum) 98
standard anterior temporal lobectomy 82

status epilepticus partialis 16
stereotaxic electroencephalography 56
subpial resection 71
superficial cerebral hemosiderosis 132
superior temporal approach 83
supplementary motor area 14, 16, 128

T

taenia fimbria 81
temporal stem 31, 82
ten-twenty electrode system 162
tonic posturing of the extremities 23
truncus (corpus callosum) 98
tuberous sclerosis 35

U

ulegyria 31

W

Wada test 54

MEMO

MEMO

MEMO

著者略歴

清水 弘之（しみずひろゆき）

1944年　東京都に生まれる
1970年　東京大学医学部卒業
現　在　東京都立神経病院脳神経外科部長
　　　　医学博士

図説 てんかんの診断と手術（普及版）　定価はカバーに表示

1997年10月25日　初　版第1刷
2006年6月30日　普及版第1刷

著　者　清　水　弘　之
発行者　朝　倉　邦　造
発行所　株式会社 朝倉書店
　　　　東京都新宿区新小川町6-29
　　　　郵便番号 162-8707
　　　　電話 03(3260)0141
　　　　FAX 03(3260)0180
　　　　http://www.asakura.co.jp

〈検印省略〉

© 1997〈無断複写・転載を禁ず〉　　中央印刷・渡辺製本

ISBN 4-254-32226-7　C 3047　　Printed in Japan